高等医学院校创新实践教材

供临床、预防、护理、检验、口腔、药学等专业使用

医学科研设计与科研写作教程

主 编 陈 锋

主 审 吴移谋

副主编 让蔚清 龙鼎新

编 委 （以姓氏笔画为序）

龙 颖（南华大学公共卫生学院）　　陈 锋（南华大学公共卫生学院）

龙理良（南华大学公共卫生学院）　　陈 新（南华大学公共卫生学院）

龙鼎新（南华大学公共卫生学院）　　陈裕明（中山大学公共卫生学院）

让蔚清（南华大学公共卫生学院）　　奉水东（南华大学公共卫生学院）

吕 媛（湖南师范大学医学院预防医学系）　贺性鹏（南华大学公共卫生学院）

李 军（湘南学院预防医学与医学检验系）　贺栋梁（南华大学公共卫生学院）

李东阳（南华大学公共卫生学院）　　贺莉萍（湘南学院预防医学与医学检验系）

吴成秋（南华大学公共卫生学院）　　袁秀琴（南华大学公共卫生学院）

张朝晖（南华大学公共卫生学院）

秘 书 李 程

U0300440

人民卫生出版社

图书在版编目（CIP）数据

医学科研设计与科研写作教程/陈锋主编. —北京：
人民卫生出版社，2010.8
ISBN 978-7-117-13299-2

Ⅰ.①医… Ⅱ.①陈… Ⅲ.①医学-科学研究-研究
方法-教材②医学-论文-写作-教材 Ⅳ.①R-3
②H152.3

中国版本图书馆 CIP 数据核字（2010）第 148206 号

门户网：**www. pmph. com**	出版物查询、网上书店
卫人网：**www. ipmph. com**	护士、医师、药师、中医师、卫生资格考试培训

医学科研设计与科研写作教程

主　　编：陈　锋
出版发行：人民卫生出版社（中继线 010-59780011）
地　　址：北京市朝阳区潘家园南里 19 号
邮　　编：100021
E - mail：pmph @ pmph. com
购书热线：010-59787592　010-59787584　010-65264830
印　　刷：北京铭成印刷有限公司
经　　销：新华书店
开　　本：787×1092　1/16　印张：19.5
字　　数：498 千字
版　　次：2010 年 8 月第 1 版　　2023 年 8 月第 1 版第 12 次印刷
标准书号：ISBN 978-7-117-13299-2/R · 13300
定　　价：37.00 元

打击盗版举报电话：**010-59787491**　E-mail：**WQ @ pmph. com**
（凡属印装质量问题请与本社市场营销中心联系退换）

前　言

　　全面实施科教兴国战略,大力推动科技进步,加强科技创新,是事关祖国富强和民族振兴的大事,是事关我国综合国力和国际地位提升的大事。国家科学技术的进步,有赖于科技人才的培养,本科生和研究生教育是科技人才培养的一个重要阶段,医学科研基本方法与技能是科技工作者必须具备的基本方法学,本教材基于这一指导思想构思编写。

　　《医学科研设计与科研写作教程》一书,是编者在广泛查阅国内外文献、总结长期教学经验的基础上编写而成的。力求符合高素质创新人才培养目标,达到培养学生的科研意识、科研精神、创新思维能力,具备独立科研能力的基本目的。编写中坚持立足"三基"(基础理论、基本知识、基本技能)的原则,力求内容的思想性、科学性、通俗性、指导性和实用性,注意理论与实践相结合、突出知识和技能并重。编写内容上,注重深浅适宜,概念准确统一,知识更新,简明易懂,重点突出。

　　本书着重阐述了医学科研的基本理论,即医学科研特点、分类、统计学原则、科研设计原理,使学生在掌握基本理论、基本概念、基本知识的基础上,熟悉现代医学科学研究全过程中各个环节,掌握文献查阅,医学信息查询、科研选题立题,标书写作,研究设计,数据整理和分析,质量控制,科研成果与专利申请和写作,书写学术论文等基本方法和技能,了解科研成果申报和专利申请书撰写,申请程序和方法。通过教学和基本功训练,培养学生科研素质与科研基本技能,提高综合分析能力和发现问题、解决问题能力。

　　本教材共分 25 章,适用于临床医学、基础医学、预防医学、护理、检验、口腔、麻醉及药学等专业本科生和硕士研究生使用,也可供临床医师、医学科研工作者、管理人员参考。

　　本书在南华大学主管校长吴移谋教授亲自关切下,与读者见面了。编写过程中,得到了中山大学、湖南师范大学、湘南学院等专家教授关心与支持,得到南华大学校领导、教务处、公共卫生学院等领导支持,在此谨致以由衷的感谢!

　　作者编写宗旨是向同仁奉献一部新颖、简明、实用的教材。由于时间紧迫,加之本书涉及的知识面广,以及本人水平所限,难免有不足与疏漏之处,恳盼同仁和读者拨冗垂顾,不吝指正。

陈　锋

2010 年 7 月 5 日

目　录

绪论 ··· 1
　　第一节　医学科研的类型、任务与特点 ·································· 1
　　第二节　医学科学研究的基本程序和方法 ······························ 4
　　第三节　科研素质与技能培养 ·· 5

第一篇　医学科研基本知识与技能

第一章　医学科技文献信息获取方法与途径 ··························· 9
　　第一节　概述 ·· 9
　　第二节　医学文献信息检索的主要工具 ································ 11
　　第三节　查阅文献的基本原则和方法 ··································· 15
　　第四节　Internet 医学文献信息检索与利用 ························· 16
　　第五节　生物信息数据库及信息检索 ··································· 32

第二章　医学科研的选题与课题申报 ································· 45
　　第一节　医学科研选题的原则 ·· 45
　　第二节　医学科研工作假说 ··· 47
　　第三节　医学科研课题的来源 ·· 49
　　第四节　医学科研的选题思路和方法 ··································· 52
　　第五节　医学科研立题的基本程序 ······································ 54
　　第六节　医学科研课题申报方法 ··· 55

第三章　实验误差的分析与控制 ··· 59
　　第一节　实验误差分析 ··· 59
　　第二节　质量控制方法 ··· 64

第四章　医学科研数据处理和分析 ····································· 69
　　第一节　科研资料的整理 ·· 69
　　第二节　有效数字与运算规则 ·· 70
　　第三节　缺项与未检出值估计 ·· 72
　　第四节　极端值与极端值处理 ·· 73

第五章　文献综述写作和 meta 分析 ……………………………………………………… 75

　第一节　文献综述写作 ……………………………………………………………………… 75

　第二节　meta 分析 ………………………………………………………………………… 77

第六章　医学科研论文的撰写 ……………………………………………………………… 88

　第一节　概述 ………………………………………………………………………………… 88

　第二节　医学科研论文的分类 …………………………………………………………… 90

　第三节　医学科研论文的撰写步骤 ……………………………………………………… 92

　第四节　医学科研论文的撰写格式 ……………………………………………………… 93

　第五节　医学科研论文写作内容与方法 ………………………………………………… 93

　第六节　英文摘要的书写技巧 …………………………………………………………… 101

第七章　EndNote 在科研写作中的应用 ………………………………………………… 103

　第一节　EndNote 简介 …………………………………………………………………… 103

　第二节　EndNote Library 介绍 ………………………………………………………… 103

　第三节　搜寻在线资料库 ………………………………………………………………… 105

　第四节　在 Microsoft Word 中使用 EndNote 撰写文章 …………………………… 107

第八章　医学科研成果申报 ……………………………………………………………… 113

　第一节　概述 ……………………………………………………………………………… 113

　第二节　医学科技成果鉴定 ……………………………………………………………… 116

　第三节　医学科技成果的申报 …………………………………………………………… 120

第九章　医学科研专利申请 ……………………………………………………………… 123

　第一节　概述 ……………………………………………………………………………… 123

　第二节　专利授权条件与申请范围 ……………………………………………………… 124

　第三节　授予专利权的程序 ……………………………………………………………… 126

第二篇　实验设计原理与方法

第十章　医学科研设计的基本要素与统计学原则 ……………………………………… 130

　第一节　医学科研的基本要素 …………………………………………………………… 130

　第二节　实验设计的基本原则 …………………………………………………………… 133

第十一章　完全随机设计与配对设计 …………………………………………………… 142

　第一节　完全随机设计 …………………………………………………………………… 142

　第二节　配对设计 ………………………………………………………………………… 144

第十二章　随机区组设计 ………………………………………………………………… 148

　第一节　概述 ……………………………………………………………………………… 148

　第二节　设计方法与分析 ………………………………………………………………… 148

第十三章 拉丁方设计 ···················· 153
第一节 概述 ···················· 153
第二节 设计方法 ···················· 153
第三节 统计分析 ···················· 155

第十四章 析因设计 ···················· 158
第一节 设计原理与特点 ···················· 158
第二节 设计方法 ···················· 159

第十五章 正交设计 ···················· 164
第一节 正交设计及设计原理 ···················· 164
第二节 设计方法 ···················· 166
第三节 正交设计资料的统计分析 ···················· 168

第十六章 重复测量设计 ···················· 176
第一节 概述 ···················· 176
第二节 设计与实施 ···················· 179

第三篇 临床科研设计原理与方法

第十七章 诊断试验研究设计与评价 ···················· 182
第一节 诊断试验研究意义 ···················· 182
第二节 诊断试验研究设计与试验程序 ···················· 182
第三节 诊断试验评价指标 ···················· 185
第四节 两个诊断试验比较和统计推断 ···················· 192
第五节 提高诊断试验效能的方法 ···················· 193

第十八章 临床疗效研究与评价 ···················· 195
第一节 疗效研究设计方法和原则 ···················· 195
第二节 衡量效果的指标及疗效计算 ···················· 200
第三节 常用的临床试验方法 ···················· 207
第四节 新药的临床试验 ···················· 209
第五节 临床试验要注意的伦理道德问题 ···················· 210
第六节 治疗性研究评价的标准 ···················· 211

第十九章 疾病预后研究与评价 ···················· 213
第一节 概述 ···················· 213
第二节 疾病预后研究的方法与指标 ···················· 213
第三节 预后因素与分析方法 ···················· 218
第四节 疾病预后研究的质量控制 ···················· 221

第五节　预后研究的评价 ………………………………………………………………………… 223

第二十章　交叉设计 ………………………………………………………………………………… 226
第一节　概述 ………………………………………………………………………………………… 226
第二节　设计方法与分析 …………………………………………………………………………… 227

第二十一章　序贯试验设计 ……………………………………………………………………… 230
第一节　概述 ………………………………………………………………………………………… 230
第二节　设计与分析 ………………………………………………………………………………… 231

第四篇　调查设计原理与方法

第二十二章　调查设计与分析 …………………………………………………………………… 237
第一节　调查计划的制定 …………………………………………………………………………… 237
第二节　调查问卷设计 ……………………………………………………………………………… 239
第三节　调查工作的组织实施 ……………………………………………………………………… 246
第四节　调查质量的控制 …………………………………………………………………………… 246

第二十三章　现况调查 …………………………………………………………………………… 248
第一节　概述 ………………………………………………………………………………………… 248
第二节　研究设计与实施 …………………………………………………………………………… 251

第二十四章　队列研究 …………………………………………………………………………… 255
第一节　概述 ………………………………………………………………………………………… 255
第二节　设计与实施 ………………………………………………………………………………… 257
第三节　资料的整理与分析 ………………………………………………………………………… 260
第四节　常见偏倚及其控制 ………………………………………………………………………… 266
第五节　队列研究的优缺点 ………………………………………………………………………… 267

第二十五章　病例对照研究 ……………………………………………………………………… 268
第一节　概述 ………………………………………………………………………………………… 268
第二节　设计与实施 ………………………………………………………………………………… 270
第三节　资料的整理与分析 ………………………………………………………………………… 274
第四节　常见偏倚及其控制 ………………………………………………………………………… 279
第五节　其他类型病例对照研究的设计 …………………………………………………………… 280

参考文献 …………………………………………………………………………………………… 282

附录 1　世界医学会《赫尔辛基宣言》——人体医学研究的伦理准则 ……………………… 285

附录 2　常见统计学用表 ………………………………………………………………………… 289

绪　　论

科学研究是人类有意识地探索、揭示和利用客观规律，对客观事物进行观察与分析的认识活动，是创造知识、整理知识、修改知识、开拓知识新途径的探索工作。通过对未知事物的探索，获取新的知识，阐明新的规律，建立新的理论，发现新的事实，发明新的技术，不断地推动人类进步。

医学科学研究是以人为研究对象，从生物、心理、行为、社会、环境多维角度，揭示人体生命的真谛和疾病发生、发展机制及其规律，认识人与环境的关系、健康与疾病的转化规律。

随着现代医学模式的转变，不仅要从微观揭示疾病发生、发展、转归的机制，还要从宏观探索生态、环境、社会因素与人体健康的关系。

第一节　医学科研的类型、任务与特点

一、科学研究分类

医学科研分为基础研究、应用研究、发展研究三大类：

1. 基础研究（fundamental study）　是以发现自然规律和发展科学理论为目标，揭示生命和疾病现象的本质和机制的探索性、创造性研究活动。这类研究探索性强，研究周期长，对研究手段要求高。基础研究是医学学科发展的源泉，是医学科学研究发展的动力。通过研究可产生新观点、新信息，常常上升为普遍的原则、理论和定律。

2. 应用研究（applied study）　应用研究是基础研究的延伸，将基础研究发现的新知识、新理论、新观点用于特定目标开展的研究。应用研究侧重于将科学理论知识转化为新技术、新方法、新工艺、新产品，为发展研究提供比基础研究更为具体的指导性理论和方法。通常是为特定的应用目的或解决某种实际问题而进行的研究，它是基础研究与开发研究之间的桥梁。如疾病诊断、治疗、预防、康复的新方法与新技术的研究，新药物、新生物制品的筛选，药物和毒理研究等。

3. 发展研究（development study）　又称开发研究，是将基础研究和应用研究的成果应用于生产，研究推广新产品、新材料、新技术、新试剂、新仪器或新器械、新设计和新方法，或对之进行重大的、实质性改进的创造活动。发展研究可直接造福于人类，有明显的实用价值。发展研究既能促进科研成果的转化，又能产生社会效益和经济效益。基础研究与应用研究是为了增加和扩大科学技术知识，而开发研究则主要是为了推广和开辟新的应用领域。

按照研究的方法，医学科学研究分为观察型研究、实验型研究和调查型研究；按照学科的属性又分为基础学科研究、临床学科研究、预防医学学科研究和社会医学学科研究。

基础研究、应用研究和发展研究比较

项目	基础研究	应用研究	发展研究
概念	没有特定商业目的,以创新探索新知识、新理论、新规律为目标的研究	为特定的应用目的或解决某些实际问题而进行的研究。有明确的研究目标	利用已有的知识理论为创造新产品、新方法、新技术、新材料的研究
举例	血卟啉和光对体外细胞的生物学效应研究	卟啉光敏治疗肿瘤的机制研究	激光卟啉诊治恶性肿瘤脉冲激光光源的研制
特点	研究周期长(10～20年),成功几率小,成果不确定性大,无特定实际应用目标,短期内看不到明显社会效益和经济效益,成果意义重大	周期5～10年,成功几率大,特异性、针对性强,具有明确的应用目标,有直接社会效益和潜在经济效益	研究周期短,效益大,目标明确,指标具体,一旦开发成功,能产生显著的经济效益和社会效益
管理原则及方法	没有实际目标、计划要求;没有时间限制;不急于评价;关键是带头人水平;多数情况,费用没有固定要求;一般没有保密性	有目标、计划;有时间限制,有弹性;适当时候作出评价;选题和组织工作起重要作用;费用较多,控制较松;有一定保密性	目标具体明确,计划性强;时间控制严格;完成后立即评价;注重组织和集体的作用;费用投入较大,控制严;保密性很强
成功几率	一般为10%～20%,实现商业化、企业化的可能性不大	一般为50%～60%,实现商业化、企业化的可能性较大	一般可达90%以上,实现商业化、企业化可能性最大
成果形式	学术论文、学术专著	学术论文、专利、原理模型	专利、设计图纸、论证报告、技术专有、试产品等

二、医学科学研究的任务

　　无论是基础研究、应用研究还是发展研究,也无论是基础医学研究、临床医学研究、传统医学研究还是预防医学研究,医学科研的任务就在于揭示人体生命本质的奥秘、健康与疾病的机制,创建防病、治病、康复、保健的各种新技术手段,最终达到发展医学科学理论和医疗技术,提高人类健康素质,为全人类身心健康服务。其核心是探索未知、发现规律、寻求真理。具体任务包括以下五个方面:

　　1. 发现医学中未知事物和未知过程。
　　2. 揭示医学中已知事物的未知规律。
　　3. 探索医学中已知规律的应用。
　　4. 验证与发展医学中已有理论与学说。
　　5. 探讨环境社会因素对人类身心健康的影响。

　　人类对客观世界的认识是逐步深化的,解决了一些问题以后,又会有新的问题等待我们去解决,因此医学科学的研究是无穷无尽的,是永无止境的。这就要求我们运用科学的实践和理论思维技巧,充分发挥人类智慧,不断探索,不断创新,去发现新现象,揭示新规律、建立新理论。

三、医学科研的特点

　　医学科学研究同其他自然科学研究有其共同的特点,如多学科交叉综合性,微观研究与宏观研究相结合等,但医学科学研究更有其自身的特征与规律性,认识这些特征与规律对我们的开展研究有十分重要的意义。

1.　特殊性(particularity)　医学科研尤其是临床医学研究,绝大多数是以人体作为研究对象。尽管也有动物、器官、细胞等他生物材料作为研究对象,但其研究结果最后终究要落到人体。而实际上一些新药、新的生物制剂,新的诊疗技术,经动物实验证实无害后,正式推广应用时还必须在部分志愿者中试用。在随机分组,对照组设置,安慰剂使用、新技术应用时,都要以尊重和维护患者的利益为最高原则,即不影响病情治疗、不耽误病人诊断、不产生新的创伤和损害为研究前提。在服务和研究这对矛盾发生冲突时,要服从医疗的需要,相应改变研究设计,以患者的利益为最高准则。在涉及以人为观察对象研究时,都必须在严肃的道德准则和严格的法纪规定下进行,应体现伦理价值和道德追求,要求我们要有高尚的科研道德和严谨的科研作风。共同遵守国际上的"赫尔辛基宣言"和"人体试验准则"(见附录1)。

2.　复杂性(complexity)　人体是一个开放的复杂的多层次的递阶系统,每一级(整体、系统、器官、分子、细胞、亚细胞、分子水平、原子水平)的研究均可获得有关该级的内部信息和相互作用信息。但人体系统又是一个有机整体,存在一个整体的目标,每一级作为子系统各有其子目标。为了达到系统整体的最优,这些子目标最终服从整体总目标。整体总目标通过整体规律来实现,整体规律是多个子系统(层次)局部规律相互作用的综合产物,而不是各局部规律的简单总和。

人是世界上最宝贵最复杂的生物体。人体的每项生命活动、每个系统器官、每种组织,每个细胞、细胞器都受到严格而精细的控制与调节,任何一个环节出现问题都可能导致生理、生化改变,甚至出现病理变化而产生疾病。当前研究表明,人类有3万~4万个基因,由30亿个碱基对构成,每个基因都控制着不同的特异功能。

人体的复杂性还体现在人不但具有生物性,还具有社会性;不但有生理活动,还有心理活动。一个人健康与否不但受机体本身代偿、修复、心理、免疫功能影响,受神经、内分泌调节等内在因素影响,还受各种社会、行为、环境、地理、气象等因素影响。我们在医学科研中要看到它的复杂性,不能简单地用一般物理化学运动的规律来解释,也不能笼统地用一般生物学规律来认识、思考、分析问题,这对医学科研提出了更高的要求。

随着生命科学的发展,当前的医学科学研究已经从整体水平、器官水平、细胞水平发展到分子水平,从个体医学发展到群体医学,微观研究与宏观研究相结合已成为现代医学科研新的发展方向。

3.　变异性(variability)　变异是生物界普遍存在的共同特征。由于外界环境各种影响因素与人体内在各种因子的交互作用,使得不同的生命体内部处处存在随机涨落,表现出强烈的个体差异。不同年龄、不同性别的个体生理差别很大,病理过程也不尽相同。同一年龄、同一性别的人体,各个体间也会存在着千差万别的差异。如两个不同的个体,其两套染色体大约有1/1000的碱基对是不同的,如果把两套基因组DNA碱基对(各3×10^9bp)排列起来,将会有300余万处不同。研究发现,利用基因探针制备的"基因指纹",两个人具有相同"指纹"的概率只有1/300万亿。

生物体的变异性要求研究者在进行人体生命现象和疾病现象的研究时,要充分考虑生物的变异性这一特点。研究者要以严谨的科学态度,运用唯物辩证法的法则进行分析,处理好共性与个性的对立统一关系,既要看到它的普遍性,同时要考虑它的特殊性,才能最大限度地减少和控制研究中可能产生的偏倚和误差,提高研究结果的重现性。

第二节 医学科学研究的基本程序和方法

一、医学科研的基本程序

医学科学研究的基本程序与其他自然科学研究相同，一般需要经过选题、设计、实践、研究数据整理与分析、总结概括五个程序。

(一) 选题

科学研究过程就是提出问题和解决问题的过程，选题即提出问题，确定要研究的课题。选题是科研工作的起点，选题是否合适直接关系到科研的成败。所选课题是否可以立项，取决于其科学性、创新性、先进性、实用性和可行性。爱因斯坦曾说："提出一个问题往往比解决一个问题还重要"。作为一个科学研究工作者，要严肃认真对待，要在选题上下工夫，千万不可草率。

(二) 设计

选题解决"做什么？"而设计解决"怎么做？"研究课题确定之后，就要针对研究课题制定总体的研究方案。通过科学的、周密的设计，可提高实验结果的精确性，增加重复性，减少或消除误差，节省样本，节省时间和经费，最大限度地获得丰富可靠的资料。

广义的科研设计包括专业设计与统计学设计两部分。专业设计是指完成该课题的专业思路、技术路线和实验方法的确定，包括根据专业思想提出科研假设、立题、阐明题意，合理安排处理因素，正确选择研究对象，确立效应指标，根据专业思想提出技术路线，其功能是要解决研究课题的创新性和实用性。统计学设计是根据专业设计确定的三要素和技术路线，按照统计学原理估计样本数量，确定显著性水平，选择统计学设计的方案，设立对照组及研究对象分组方案，资料的收集整理方法，确定质量控制和减少误差的方法等。统计学设计的功能是要解决研究方案的可行性、研究结果可靠性、研究方法的效益性。通过专业设计和统计学设计所制定研究的方案要求严谨周密，明确具体，可信而可行。

(三) 实践

实践是课题研究方案的实施过程，亦称资料收集过程。科研资料收集力求具有代表性、全面性、准确性和可重复性。医学科学研究常通过调查法、观察法和实验法收集科研资料。三种方法相互穿插，互为补充，互相配合。调查法和实验法离不开观察，观察法在调查和实验中体现。

(四) 数据整理与分析

数据整理与分析是保证研究质量的重要环节。经过调查、观察和实验获得的大量数据需要科学、合理、规范整理和统计学分析。数据整理包括数据的录入、数据核查、数据筛选和数据排序。数据核查和筛选时要进行逻辑性检查、离群值处理、可疑数据质询、缺失数据处理，并进行数据质量评价。研究周期长、数据量大的课题尤其要重视定期核查和筛选。

为确保数据的完整性和准确性，应充分利用公认的计算机数据库和程序进行整理。数据录入宜双份独立录入，以减少错误概率。数据库文件必须能转换成或直接录入至统计分析软件可接受的数据格式，如 Excel、EpiData、FoxPro 等。数据库的字段名应标准化，有利于记忆和分析。

研究数据经统计学分析，可排除偶然，发现必然，从波动的数据中找出规律性。正确选用统计方法是使研究数据阐明研究结果、产生一定观点的保证。选用的统计学分析方法应是国际公认的、争议少的方法。应用统计软件分析,可获得客观、快速、准确的效果。统计分析时应尽可能选用专门的统计软件,如:SAS、SPSS、STATA 等。统计学分析时还应考查设计的合理性,组间的均衡性、可比性,数据的完整性,混杂因素干扰分析等。

(五)总结概括

经过研究获得数据只是占有材料,只是认识的起点,如果不运用正确的理论思维,把这些占有的材料上升为科学理论,以正确的科学思维从感性材料中找出本质的、规律性的认识,就只能停留在感性认识阶段,也就不能称其为科学。

总结概括就是将搜集到的感性认识材料经过综合分析后,抽象、概括、建立概念,运用概念进行判断推理,论证科学假说,得出一定的科学结论或观点,运用正确的理论思维方法把占有的材料上升成为科学理论,形成科研论文。所以总结概括是关键性的一步,是决定性的一步,是科研的最高级阶段。总结概括包括科研总结和科研论著的撰写。

二、医学科研基本方法

1. 调查法(investigational method)　调查法是医学科研中一种很重要、应用十分广泛的宏观研究方法,特别在流行病学、病因学研究中具有很重要的地位。调查研究法通常指在没有任何干预措施的条件下,研究者客观地观察和记录研究对象的现状及其相关特征,收集大量第一手资料通过统计学分析,发现疾病在时间、空间、地理等方面的分布规律,或某现象的发生、发展频率。调查研究法也可在施加一定干预因素后,观察某事物的变化规律,如实验流行病学就属于这类。调查法所获得的资料可反映在不同暴露因素下疾病发生、发展、变化、分布的真实情况。

2. 观察法(observational method)　该方法是医学科研中最早、最基本、最常用的研究方法。医学史上很多研究成果都是通过观察法获得。观察法经历了由初级到高级,由简单到复杂的发展过程。最初只能通过对疾病表面现象的直观感觉来认识疾病。随着各领域科学全面发展,科学家逐渐借助于工具来提高观察的广度、深度和精度。观察的层次可以是整体的、系统的、器官的、组织的、细胞的、亚细胞的、分子的,甚至到纳米级水平的观察。观察法要求做到客观、全面、细致,观察不同于观赏,必须在观察的同时善于思考,才可能有新的发现。

3. 实验法(experimental method)　实验法就是指人为地控制一些条件或给受试对象施加某种或几种干预因素,观察由此引起的形态、结构、功能、生化、生理、基因或疾病等的变化,从而揭示其规律,发现新问题。与调查法相比,实验法具有主动性、精确性和效率高的特点,是获取典型资料的重要手段。任何一项实验均由实验主体、实验手段、实验客体三要素组成,实验研究成功与否取决于这三个要素,其中影响最大的是实验主体,即研究者的理论水平、业务能力、逻辑思维能力、知识面、文化素养、组织能力、动手能力等。实验研究一般分为预实验、决断实验和正式实验,其中预实验十分重要,往往需占整个实验工作量的 60% 左右。实验研究要求细致观察、善于思考,尤其不能忽视一些偶然的、异乎寻常的实验结果。

第三节　科研素质与技能培养

分析当代和历史上取得重要科研成就的人物,我们会发现他(她)们有一个共同的特点,即均具备良好的科研素质和科学研究技能。

一、科研素质的养成

科学研究成败与否取决于科研人员的素质。所谓素质，《辞海》定义为："素质是完成某种活动所必需的基本条件"。广义的素质是指"个人的才智、能力和内在涵养"，即才干和道德力量，包括体能素质、品德素质、心理素质、文化素质等。

科研素质即指"在人的先天生理基础上，经过后天教育学习和科研工作实践养成相对稳定的品质，是完成科学研究活动所必须具备的基本条件"。科研素质包括内容很多，最重要的是科研道德、科研意识和科研精神。

（一）科研道德

科研道德也可称为学术道德，科技者的道德的高尚与否将决定其科研道路的长短。良好的科研道德应该具有献身精神，坚持客观、诚信、理性的精神，无偏见、尊重事实、不弄虚作假、谦虚、有团结协作精神等。现代科学技术的发展，促使了科学研究中各学科的相互交叉和渗透，各自为战的小作坊式科研模式已不适应科技发展的需要，要完成含金量高的重大科研项目，需要多学科、跨专业的协作攻关，甚至需要优化组合"大兵团"的协同作战，相互学习，取长补短才能获得成功。要发扬集体主义精神，树立团队思想，建立团结、和谐、创业、奋进的良好氛围。在科研协作中，要处理好个人与集体、自身与他人、主角与配角、奉献与名利、权威与新秀之间的关系，要以科学的态度正确对待自己和他人，谦虚谨慎，甘当人梯，严于律己，宽以待人，无私合作，不嫉贤妒能，不争名抢利。只有具备以上品德才能避免参与不道德的科研活动，切实杜绝科学不端（编造、抄袭、作假、剽窃）行为。医学科学研究很多情况下是以人为观察对象，还要求科技工作者要注意树立尊重人格的伦理观念。

（二）科研意识

从心理学角度讲，意识是一种人脑的功能，是高级神经系统高度发展的表现，是人的心理对现实生活的自觉反映。科研意识至少包括三个方面含义：科研信念与热情、科研知识与经验、科研智慧与眼光。

1. 科研信念与热情 科技人员只有以献身科研事业的热情和信念作为支撑，才有可能自觉地、有意识地去追求和探索。首先必须热爱科学研究，对科研工作要有执著、热情、忘我、不畏艰辛、孜孜以求、锲而不舍的精神。科学研究是一种特殊而艰难细致的探索活动，需要付出艰苦的努力。一项研究成果往往需要经过呕心沥血、战胜无数次失败和挫折，甚至付出毕生精力。没有乐于奉献、甘于寂寞、不惧失败、不断求索、兢兢业业、愿为科技兴国献身的高尚品德则难以成就。

2. 科研知识与经验 科研是一个综合的实践过程，科研工作仅凭热情是不够的。古往今来，但凡取得大的科研成果，除了个人天赋以外，主要依赖于知识和经验，依赖于广博而扎实的基础知识、专业理论及相邻学科的知识。

科研知识与经验，即科技人员的专业素质。专业素质是个人所从事专业工作的专业知识与能力。知识方面要求研究者具备系统的知识结构、扎实的理论根底、精深的专业知识、并不断注意知识的更新，学习相邻学科的知识。能力方面则要具备熟练的专业技能，科学研究基本技能，分析问题和解决问题的能力。具体包括学习猎取新知识的能力，搜集文献资料获取信息的能力，科研设计能力，对事物的洞察能力、发现问题能力、逻辑思维能力，运用已知理论知识思考、解决实际问题的能力，综合分析和推测判断能力等。能力需要在实践中培养，经验则在实践中积累，只有具备丰富知识和经验的人，才能更加容易产生新的联想和独到的见解，而经验有赖于长期科研实践的积累与总结,作为一个科技工作者要不断地总结成功的经验和失败的教训。

3. 科研智慧与眼光　智慧是人的一种十分重要的能力或本能。科研智慧指科技工作者的观察力、记忆力、想象力、判断力、思维力、应变力等能力或本能;眼光是人的智慧第一特征或表现,是一种智慧或知识在长期的社会实践或磨砺中所形成的认识事物的洞察力、判断力或预见性,其中还包含着极为丰富的经验或教训。智慧和眼光可以通过后天的学习或自我修养、知识积累而无限延伸、放大和增强,科技工作者应通过学习、知识积累和磨砺,极大地增强和提高本身的知识量、应用能力和应用空间;不断养成敏锐的洞察能力,丰富的想象能力,良好的分析判断能力。如果习惯于因循守旧,思想僵化,眼光迟钝,他就不可能产生探索的需要;如果不富于想象,不具备有创见的灵活的发散思维,不善于寻找有助于提高创造性的场景,不善于发现尚未解决的问题,也不可能产生探索的愿望。只有思路开阔,眼光敏锐,敢于向假设挑战,具有综合能力和应用系统分析技术能力者,才可能具备清醒的科研意识,才有可能获得成功。

(三)科学精神

科学精神是指科学主体在长期的科学活动中所陶冶和积淀的价值观念、思维方式和行为准则等的总和。科学精神是科学的精髓,也是科学的灵魂。其内涵可概括为:创新精神、求真精神和批判精神。

1. 创新精神　人类科学发展的历史就是不断创新的历史。创新的本质是人们在实践过程中不断产生新的认识、提出新的思想和新的方法的过程,体现了人类所特有的主观能动性。创新源于科技人员的创新意识,创新意识是人们根据社会和个体生活发展的需要,引起创造前所未有的事物或观念的动机,并在创造活动中表现出的意向、愿望和设想。它是人类意识活动中的一种积极的、富有成果性的表现形式,是人们进行创造活动的出发点和内在动力。创新意识以思想活跃、不因循守旧、富于创造性和批判性、具有敢于标新立异、独树一帜的精神和追求为主要表现。只有具备强烈的创新意识,才能敢想前人没想过的事,敢创前人不曾开创的业。创新意识的养成是一个长期积累的过程,要有包括科学文化知识、专业基础与专业理论及相邻学科知识在内的广博的知识作为支撑。创新能力是科研工作者素质构成的核心部分,只有注重创新意识的培养,进而形成鼎新求变的创新思维方式,才能进一步提高创新的能力。创新要求研究者在尊重客观规律前提下,充分发挥人的创造性思维和想象力,从而推动科学认识的不断进步,想象力比知识更重要,知识是有限的,而想象力是无穷的,丰富的想象力是产生源源不断创新的源泉。悟性、创造力、跳跃性思维是优秀科研人员应具备的素质,科技工作者需有积极主动的创新性思维,对大自然具有强烈的好奇心,对科学探索活动具有浓厚的兴趣。同时要大胆求异,勇于探索,敢于实践,善于纠错。

2. 求真精神　求真是科学的基础和生命。所谓求真是指作为科学认识的结果,科研结果所描述的事实和揭示的规律,必须经过严密的逻辑论证,最终成为可观察、可重复的事实,必须是对客观世界的真实反映。"求真、求实、求精、求是"是研究者必须遵循的基本准则。科学的目的是求真、求实。求真精神意味着相信科学,尊重科学,探求未知,追求真理。科研工作者要有严谨求实的科学态度,在科学研究中要遵循医学和科研自身的客观规律,以严肃认真的态度、严谨的治学精神、严密合理的设计、严格细致地操作投入科学研究。只有严谨务实、淡泊名利、尊重他人,勇于批判质疑,才能勇于求真。

3. 批判精神　合理的怀疑和理性的反思是科学精神的核心与灵魂。批判精神就是主动积极地进行合理怀疑和理性反思的精神。人们对客观世界认识的知识体系始终处于不断深化、不断进步、不断发展完善的过程中,推动这一过程的动力正是理性的怀疑和批判精神。科学的历史就是通过怀疑,提出问题并解决问题的历史。在科学的领域内,从来没有绝对的真理,也没有不可怀疑的权威;在科学探索的道路上,没有不可以怀疑的对象。在科学研究实践中,我们要尊重权威并虚心向权威学习,但绝不能迷信权威、盲从权威,而要有不相信教条、挑战权威的决心和信心。但科学的怀疑与批判精神是建立在理性基础上的,怀疑不是无原则地怀疑一切,批判也不是无根据地盲目批判。任何怀疑和批判都必须从事实出发,运用逻辑进行分析和判断,最终以可重复观察的客观事实作为怀疑和批判的标准。批判需要极大的勇气、胆识和力量,蕴含了主体的自主性、自觉性和能动性。科学研究只有唤起批判精神才能理性进步,科技人员应该养成和培养自身的批判精神。

二、科研技能的培养

科研技能是科技者在已有的知识经验基础上,掌握和运用于科学研究的专门技术之能力。科研技能是科技者素质的一个核心要素,要培养科技人才,就必须重视科研基本技能培养,将其放在与科研素质培养、知识培养同等重要的地位。一个好的科研课题完成,需要有周密合理的实验设计、严格规范的实验操作、敏锐细致的实验观察、准确翔实的实验记录以及深入的结果分析,得出科学的研究结论。这就要求研究者具备提出问题、查阅文献、实验设计、实验操作、收集材料、资料分析、得出结论、撰写论文等基本技能。技能与知识是相辅相成的,技能要以知识为支撑。上述科研技能的形成除了要具备一定的科研意识外,还需要扎实的基础知识、专业理论和广博的相邻学科知识为背景。如文献查阅技能需要有精良的外语水平;实验设计技能、资料分析技能需要具备扎实的统计学知识;提出问题技能、实验操作技能需要具有高深的专业理论和熟练的实验技术。所以科研技能的培养是一个系统的培养工程。

科研技能是经过培养和科学研究实践锻炼而形成的,科研技能的培养重在通过科研实践锻炼。

(陈 锋)

第一篇　医学科研基本知识与技能

<table>
<tr><td>第一章</td><td>医学科技文献信息获取方
法与途径</td></tr>
</table>

　　现代医学已向学科纵深发展，并向多学科领域相互渗透。医学研究人员在进行科研选题、课题研究以及论文写作时都需要掌握医学文献信息，因此，科研人员必须熟练掌握医学文献的检索与利用。本章通过对医学文献的检索工具和 Internet 医学文献检索与利用的介绍，帮助科研人员在浩如烟海的知识中方便快捷地获取最需要的知识和最有用的信息。

第一节　概　　述

一、文献的定义

　　国家标准《文献著录总则》对文献的定义为："文献（literature）是记录有知识的一切载体"。现在一般认为："凡属于人类的知识，用文字、图形、符号、声频、视频等手段记录保存下来，并用以交流传播的一切物质形态的载体，统称为文献"。

二、医学科技文献的类型

　　医学科技文献的类型可从文献内容加工深度、文献的载体、出版形式、获取难易程度等不同角度和不同标准来划分。

　　（一）根据加工层次划分

　　1. 一次文献（primary literature）　即原始文献，是科技人员根据自己的工作和研究成果写成的文章，也可称原始论文。其特点是内容有创新性。一次文献包括期刊论文、研究报告、会议论文、学位论文、专利说明书等。

　　2. 二次文献（secondary literature）　又称检索工具，是对一次文献进行收集、分析、整理并按照其外部特征或内部特征（篇名、作者、作者地址、刊名、出版年、卷、期、页、分类号、内容摘要等）按一定的规则加以编排，供读者检索一次文献之用的文献，是查找一次文献的线索和桥梁。二次文献包括目录、题录、索引、文摘等。

　　3. 三次文献（tertiary literature）　是科技人员在利用二次文献的基础上，通过对一次文献阅读、分析、归纳、整理和推理，进行概括、论述，重新组织、加工提炼成文字，供人们了解医学中某一学科或专题的进展，了解其过去、现在和预测未来的发展趋势的文献。三次文献包括综述、评论、述评、进展、动态、年鉴、专著、指南等。

4.零次文献(zero literature) 一般认为是形成一次文献之前的信息、知识、情报,即未经记录或未公开于社会的最原始的文献,或没有正式发表的文字材料。零次文献包括书信、手稿、笔记、记录等。

（二）按载体形式划分

1.印刷型(printed form) 是传统的记录知识、信息的方式,将文献印刷到纸张上保存下来。其优点是便于直接阅读,可广泛传播;缺点是体积大,存储密度低,占用空间多。

2.缩微型(micro form) 是以感光材料为载体,用摄影的方法把文献的影像体积缩小,记录在胶卷或胶片上。其优点是体积小、容量大、成本低、保存时间长,便于复制、携带。缺点是阅读不太方便,使用时必须借助专门的阅读工具。

3.视听型(audio-visual form) 是指记录声音和图像的文献,包括:唱片、录音带、录像带、幻灯片等。其优点比较直观、真切,便于理解、掌握。其缺点是必须借助于录音机、录放机、放映机、幻灯机等。

4.电子型(electronic form) 又称机读型文献,是随着计算机技术不断发展而发展起来的。此类文献是以数字形式将信息存储在磁盘、磁带、光盘或网络等介质上,并通过计算机或远程通讯进行阅读的文献。它们具有高的信息存储密度和存取速度,并具有电子加工、出版和传递功能。

（三）按文献出版类型划分

1.图书(book) 是对已发表的科研成果、生产技术的概况和总结。一般是经过著者对原始材料加以选择、鉴别和综合之后写成的。其内容比较成熟、系统、全面、可靠。科技图书一般分为两种类型:①阅读类:包括教科书、专著、文集、科普读物等。②参考工具书:包括字典、辞典、指南、人名录、机构指南、手册、年鉴、百科全书等。

2.期刊(journal,periodical) 一般是指采用统一名称(刊名)定期或不定期出版的连续性出版物(serials),有连续的卷、期号或年、月顺序号。与图书相比,期刊的出版周期短,报道速度快,数量大,学科广泛,内容新颖,流通面广,能及时反映世界医学科技发展水平,是医学文献信息主要的检索对象。

核心期刊(core journals)是科技期刊中一类特定的期刊,指刊载某学科文献密度大,载文率、被引用率及利用率较高,深受本学科专家和读者关注的期刊。目前国内外确定核心期刊和评价质量的最常用的方法有载文率法和引文法。

3.资料(material) 是非书非刊的出版物,又称特种文献。通常指那些在出版发行方面或获取途径方面比较特殊的文献,或难于搜求,或具有某些解决纠纷意义的文献。

(1)专利文献:是一种用法律形式来保护的文献。包括专利说明书、权利说明书、摘要、附图等,核心是专利说明书。专利文献涉及的技术内容广泛,比较具体可靠,能较快地反映世界各国科学技术的发展水平。

(2)科技会议文献:为科技工作者在各种学术会议上,交流科研新成果,新进展及发展趋势的讨论记录或论文等。科技会议文献内容新颖,学术性强。

(3)科技报告:是关于某项科学研究成果的正式报告,或是对研究和试验过程中各阶段进展情况的实际记录。其内容比较专、深、具体。科技报告能代表一个国家和专业的发展水平与动向。是不定期出版物,一个报告为一个单行本,有统一编号。

(4)政府出版物:是指各国政府部门所发表并由政府专设机构统一出版的文献。该文献对了解某一国家的科技政策、经济政策及其演变情况,有一定的参考价值。

（5）学位论文：为高等院校研究生、本科生所撰写的作为评定学位的论文。学位论文具有独创性，内容专一，论述详细、系统，尤其是博士论文有一定的参考价值。

（6）标准文献：是对工农业产品和工程建设的质量、规格及其检验方法所作的技术规定，是从事生产、建设的一种共同技术依据，有一定的法律约束力。

（7）产品资料：指各国厂商对定型产品的性能、构造、原理、用途、使用方法、产品规格等所作的具体说明，又称产品目录、产品样本和产品说明书。该文献是生产科研单位研究分析各国技术发展和产品水平的重要资料。

（8）技术档案：指生产建设和科学技术部门在技术活动中所形成的，有一定具体工程对象的技术文件、图样、图表、图片、原始记录和原本以及代替原本的复制本。

第二节　医学文献信息检索的主要工具

一、国内医学文献手工检索工具书

（一）目录类

1.《全国新书目》　是反映国内最新图书出版信息的刊物，月刊，由中国版本图书馆编辑。医药卫生方面的新书，可通过目次中的医药卫生类目从正文中获悉。

2.《全国总书目》　是年鉴性质的全国综合性图书目录，为《全国新书目》的年度积累本。年度出版的医学书籍，可利用当年的《全国总书目》分类目录中的医药卫生类目，从正文中找到。

（二）索引类

1.《中文科技资料目录（医药卫生）》　此目录分册创刊于 1963 年 4 月，1978 年纳入全国科技检索期刊体系。由卫生部主管，中国医学科学院主办，中国医学科学院医学信息研究所编辑出版和发行。收录的文献范围包括国内医学及医学相关的期刊、汇编和学术会议资料，以题录形式报道。收编期刊 1000 余种，学术会议资料若干。本刊为月刊，每期报道题录 5000 条左右，大约 370 页；年报道量 6 万条左右。本刊正文按学科分类编排，并附有主题索引，年末增加一册年度主题索引。编排结构大体可分为编辑说明、分类目次、正文（题录）、主题索引及附表 5 个部分。检索途径有两种：一种是以课题有关文献在学科分类中的类目为检索标志，利用分类目次查找所需文献；另一种是以课题的主题内容确定的主题词为检索标志，利用主题索引查找所需文献。

2.《中文科技资料目录（中草药）》　此目录分册于 1978 年创刊，由国家药品监督管理局主管，中草药信息中心站和国家药品监督管理局天津药物研究院主办。2001 年由季刊改为双月刊，每期报道 2400 条，全年报道 12 000 条（第 6 期为年度主题索引）。本刊文献来源为 800 种国内公开和内部发行的医药学、化学、生物学、农林科学的期刊，以及各种资料汇编，会议论文集。报道时差 4～6 个月。以题录的形式报道，编排方法以学科分类为主，主题索引为辅；结构主要为分类类目、正文（题录）和主题索引三个部分。检索方法和途径与《中文科技资料目录（医药卫生）》基本相同。

3.《国外科技资料目录（医药卫生分册）》　该目录分册于 1959 年创刊，1978 年加入全国科技文献检索刊物体系。由卫生部主管，中国医学科学院主办，中国医学科学院医学信息研究所编辑、出版并发行。是《国外科技资料目录》刊物 39 个分册中的一个分册，月刊。收编国外医学期刊 600 余种，以英语为主，兼顾日语、俄语、德语、法语等文献。其中包括世界卫生组织

(WHO)推荐的核心医学期刊 200 余种。全年报道译成中文的文献题录 6 万条。内容涉及生物医学、药学及相关交叉学科。其内容按《中国图书资料分类法》R 类(医药卫生)分类编排。读者可以从学科范畴进行检索;正文后附有《学科分类类名索引》,是通过分类类名查找分类号的途径;同时根据《医学主题词注释字顺表》和《中医药学主题词表》标引文献主题,编制主题词索引,读者利用主题法可以检索到专指文献。为及时报道国外研究的最新或热点课题,该刊2000 年起不定期地增加了《专题题录报道》栏目,以满足读者定题检索的需求。每年第一期刊登《收编期刊名单》、《供稿单位名单》,用户可以查找到收编期刊的全称及馆藏情况,可就近借阅或复制原始文献;第十二期刊登《关键词与 MeSH 主题词对应表》,内容为刊物一年中收录的出现频率较高或较新的关键词,经与美国《MeSH 主题词表》对应编排而成,供读者、文献管理者检索及期刊数据库标引人员使用。编辑结构主要包括分类索引(分类类名索引、分类目次)、正文和主题索引(主题索引首字目次、主题索引)3 部分。检索途径有分类和主题 2 种。

(三) 文摘类

1.《中国医学文摘》 1982 年创刊,由中国科技情报编译出版委员会批准出版的国内医学文献检索体系,为报道性质的医学文献的文摘类检索刊物,因分册不同,有月刊、双月刊和季刊。目前已有内科学、外科学、中医、肿瘤学、基础医学、护理、计划生育和妇产科学、老年学、儿科学、耳鼻咽喉科学、放射诊断、检验与临床、口腔医学、皮肤科学、卫生学分册、眼科学及内科学(英文版)、外科学(英文版)18 个分册。检索时,选择相应分册,再按分类、主题、著者途径检索。

2.《中国药学文摘》 1984 年创刊,由国家食品药品监督管理局主管,国家食品药品监督管理局信息中心主办编辑、出版、发行,月刊;是以中药为主的国内药学文摘的检索性刊物。以文摘为主,部分采用提要、简介、题录、按学科分类目次排列,每期附有主题索引、外文药名索引,每年有年度索引。检索途径有分类、主题、英文药名。

3.《国外医学》 其系列以综述、译文、文摘"三合一"的形式报道英、日、俄、法、德等文种医学专业的新动态、新技术和新进展,现已出版中医中药、心血管疾病、分子生物学、药学等 47个分册,因分册不同,有月刊、双月刊、季刊。可由分类途径、主题途径检索文献。

二、国外医学文献手工检索工具书

(一) 索引类

1. 美国《医学索引》(Index Medicus,IM) 创刊于 1879 年,由美国国立医学图书馆(NLM)编辑出版,为世界上一种最常用的综合性医学文献检索工具。《IM》具有历史悠久、收集文献种类繁多、报道速度快、内容较为全面、检索较为简便等优点。目前,大家认为它是医学文献来源最理想的途径。该刊于 1964 年建成以电子计算机处理的《医学索引》——《医学文献分析和检索系统》(Medical Literature Analysis and Retrieval System,MEDLARS)。检索途径主要有著者索引、主题索引。

2. 美国《科学引文索引》(Science Citation Index,SCI) 1961 年创刊,双月刊,每年出版 6期,每期出 6 册。此外,还出版年度累积索引。由美国科学情报研究所(ISI)出版。该索引可用于了解某一研究课题的发展过程,如通过其中的专利引文索引了解某一专利新的应用和改进;通过机构索引了解某科研机构最新研究动向。该索引是以一条文献为线索,检索所有引用过该文献的文献,通过文章被引用的频率可看出该论文的学术价值,进而推之,可反映一个单位的学术成就与学术地位。检索途径上,有引文索引(著者引文索引、匿名引文索引、专利引文索引)、来源索引(来源出版物、团体索引、来源索引)、轮排主题索引。

(二) 文摘类

1. 荷兰《医学文摘》(Excerpta Medica, EM)　由荷兰的医学文摘基金会编辑出版, 1947年创刊, 现有40多个分册, 成为国际上使用最广泛的权威性医学文献检索工具之一。检索系统由分类目次、主题索引、著者索引3部分组成。

2. 美国《生物学文摘》(Biological Abstracts, BA)　1926年由《细菌学文摘》与《植物学文摘》合并而成, 现由设在费城的美国生物科学情报服务社(BIOSIS)出版。收摘范围遍及生命科学的各个领域, 为查阅生命科学文献的全球性权威性检索工具, 设有著者索引、生物分类索引、属类索引和主题索引。美国《生物学文摘》的姐妹刊——美国《生物学文献/报告、评述、会议录》(简称《BA/RRM》), 是BIOSIS出版的另一种大型生命科学二次文献刊, 是对《BA》必要的补充, 同样设有著者、生物分类、属类、主题四种索引。

3. 美国《化学文摘》(Chemical Abstracts, CA)　创刊于1907年, 是由美国化学会所属的化学文摘社(CAS)编辑出版的一种用英文发表的文摘性刊物, 它收录文献量大而广, 报道快速及时, 索引体系完备, 成为当今世界用途最广泛的权威性检索工具。《CA》的索引体系包括期索引(关键词索引、专利索引、著者索引)、卷索引(著者索引、化学物质索引、普通主题索引、分子式索引、环系索引、专利索引)、累积索引和工具索引(索引指南、资料来源索引等); 具有分类途径、著者途径、主题途径、分子式途径、专利号途径等多种检索途径。

4. 其他

(1) 俄文医学文摘检索工具: 如《医学文摘杂志》、《生物学文摘杂志》。

(2) 日本医学文献检索工具: 如《医学中央杂志》、《科学技术文献速报》、《杂志记事索引》。

三、医学文献计算机检索的主要工具

计算机检索主要是通过检索各种数据库实现的。数据库的类型主要分为文献型数据库和事实型数据库两种。检索方式包括单机检索和网络检索, 单机检索包括软盘和光盘检索, 网络检索包括远程拨号登录检索和国际互联网检索。

(一) 国内医学文献主要数据库

1. 中国生物医学文献光盘数据库(CBMdisc)　是中国医学科学院医学信息研究所开发研制的综合性医学文献数据库。该数据库收录了1979年以来1600多种中国生物医学期刊, 以及汇编、会议论文的文献题录。自1994年起, CBMdisc的收录范围进一步扩大, 并增收了文摘、英文题名、关键词等字段, 加强了主题标引及分类的深度。

中国生物医学文献光盘数据库的收录范围涉及基础医学、临床医学、预防医学、药学、中医学及中药学等生物医学的各个领域。中国生物医学文献光盘数据库的全部题录均根据美国国立医学图书馆1995年版的《医学主题词表》(即MeSH词表), 以及中国中医研究院图书情报研究所出版的《中医药学主题词表》进行了重新标引; 并根据《中国图书资料分类法》第3版进行了分类标引。中国生物医学文献光盘数据库检索系统(即CBMLARS for CD), 借鉴了现有联机检索系统的经验, 注意了与目前流行的MEDLINE光盘检索系统的兼容性。该系统具有词表辅助检索功能, 建有主题词表、分类表、期刊表、索引词表等多种词表。可以用关键词、款目词、主题词或英文主题词检索, 并可进行主题词的扩展检索、预扩展检索、加权检索、主题词与副主题词的组配检索及副主题词的游离检索; 可进行分类号的扩展、概念复分及总论复分检索; 可以通过浏览记录选择检索词, 也可用单字、文本词、著者、著者单位、刊名、年代、卷期、文献类型等进行检索; 还可进行截词检索、通配符检索, 以及进行各种逻辑组配。此外尚有拷盘、灵活的打印输出,及检索策略的修改、保存、调用等功能。中国生物医学文献光盘数据库检索系统与目前流行的 MEDLINE 光盘及相应 Internet 检索(网址:www. imicams. ac. cn)系统具有良好的兼容性,具有词表辅助检索、用户界面友好、检索功能完备等特点。

2.《中文生物医学期刊数据库-CMCC》 是解放军医学图书馆数据库研究部研制开发的中文生物医学文献目录型数据库。该库收集了 1994 年以来国内正式出版发行的生物医学期刊和一些自办发行的生物医学刊物 1000 余种,文献内容涉及基础医学、临床医学、预防医学、药学、医学生物学、中医学、医院管理及医学情报等各个方面。

CMCC 以光盘为载体半月更新一次,年发行 24 期光盘,年新增文献量约 20 余万篇,其特点是更新速度较快。中文生物医学期刊目次数据库目前主要提供微机版,包括光盘和软盘。收录文献项目包括:题名、英文题名、全部作者、第一作者地址、摘要、关键词、文献类型、出处(刊名及年卷期页)、原文出处、参考文献、资助项目。

3.《中国学术期刊(光盘版)》 是我国第一部大规模、集成化的学术期刊全文数据库。经新闻出版署批准,由清华大学光盘国家工程研究中心和北京清华信息系统工程公司联合编辑制作,清华大学出版社出版。目前已收录国内中、英文核心期刊及专业期刊 2600 多种。自1997 年 1 月开始分 8 个专辑按月正式出版。用户只需根据自己的专业分类挑选相应的光盘,便可通过多种检索途径方便快速地找到分布在各种期刊上的与本人科研方向、科研课题相关的文献。具有"期刊检索"、"专项检索"或"全文检索"检索途径;提供 13 种检索方式:①整刊检索;②分类检索;③篇名检索;④关键词检索;⑤作者检索;⑥机构检索;⑦中文摘要检索;⑧英文摘要检索;⑨引文检索;⑩基金检索;⑪全文检索;⑫蕴含检索;⑬关联检索。特点是可全文检索,并可以以题录、文摘和全文的形式显示、输出,检索入口多而速度快。

4. 中国药学文献数据库(光盘版) 由国家药品监督管理局主管、国家药品监督管理局信息中心主办,是我国药学文献大型检索和查询系统。该系统于 1982 年创建,主要收载国内公开发行的 700 余种医药学及相关学科期刊中的药学文献,以文摘、题录等形式进行储存。该数据库收集了 300 余种在我国公开出版发行的药学、医药、化工、植物、微生物、医药院校学报等期刊中刊载的有关中西药学理论、药物的科研、生产技术、药剂、药理、临床试验、药物评价、药品生产管理和质量管理、制药设备、新药介绍、综述等内容的文献。

该系统拥有近 24 万条数据,其中中药文献占一半左右,本库每年以 2 万多条数据递增,且内容丰富,查询方便,可为医药生产、科研、教学、医院药房、药店、药检、情报和管理机构服务。本系统应用 TRIP 网络检索软件和智能多媒体全文检索系统功能,采用全新的系统结构和快速检索的新标法,实现了对大容量、大范围全文本信息资料的零等待智能快速查询。根据实际工作需要,实现了库、刊、网为一体的服务系统,大大提高了查全率和查准率,既可全文检索,又可从文献类型、主题词、处方药品等 12 个入口检索、查询。读者可从网络、光盘、文本三种途径获得所需要的文献。

(二)国外医学文献主要数据库

1. 医学文献分析检索系统(Medical Literature Analysis and Retrieval System,MEDLARS) 由美国国立医学图书馆研制、开发。目前 MEDLARS 拥有 40 多个数据库,收录了自 1965 年以来全世界范围内发表的生物医学文献超过 2500 万篇。Medline 数据库包括了美国《医学索引》(IM)、《国际护理索引》、《牙科文献索引》三大检索工具刊物的内容。收录了 1966 年以来世界上 70 多个国家和地区出版的 4000 余种生物医学及相关学科的期刊内容,涉及 43 种语种,其中 80%以上为英文文献,将近 80%提供了摘要的内容,可通过国际互联网进行检索(网址:www. igm. nlm. nih. gov)。

2. USPTO Web Patent Databases 系统 由美国专利与商标办公室研制。美国专利商标局 USPTO(The US Patent and Trademark Office)目前通过 Internet 免费提供 1976 年以来至最近一周发布的美国专利全文库,称为 USPTO Web Patent Databases。该系统含有 3 个数据库,即:美国专利文献全文数据库、美国专利文献数据库和艾滋病专利数据库,分别收录了 1976 年以来的相关专利。其中艾滋病专利数据库包括美国、欧洲和日本的相关专利。可通过国际互联网进行检索(网址:www. uspto. gov)。

3. SciFinder Scholar　是美国《化学文摘》(Chemical Abstracts,简称 CA)的网络版。由美国化学协会化学文摘社(CAS of ACS,Chemical Abstracts Service of American Chemical Society)编辑出版。收录世界上约 150 个国家 56 种语言的大约 18 000 种科技期刊、科技报告、会议论文、学位论文、资料汇编、技术报告、新书及视听资料等。CA 报道的内容几乎涉及了与化学化工相关的所有领域,其中除了无机化学、有机化学、分析化学、物理化学、高分子化学外,还包括冶金学、地球化学、药物学、毒物学、环境化学、生物学以及物理学等诸多学科领域。可通过光盘(CA on CD)或国际互联网进行检索(网址:www. cas. org)。

4. BA(Biological Abstracts 1990-)　是世界生物学领域最具有权威的工具书《BA》的电子出版物,收录全世界 100 多个国家 5200 多种科技期刊,其内容涵盖普通生物学、植物学、动物学、微生物学、生物物理、临床和实验医学等学科和内容,还报道生物仪器手段和技术方法的最新动态。数据库每年新增记录 350 000 条,按季度更新,从 1980 年到现在共有 580 万条记录。《BA/RRM》(BA, Review, Report, Meeting 1992-)收录了世界上有关生物学领域的评论、报道和会议录。数据库每季更新。(网址:www. biosis. org 或 www. biobis. com)

第三节　查阅文献的基本原则和方法

一、查阅文献资料的基本原则

当前科技论文数量猛增,给读者对文章的选择带来极大的困难,为了节省时间和精力,提高积累文献资料的效率,查阅文献资料一般应遵循先内后外、先近后远、先图书后期刊、先综述后单篇、先专题后广泛的原则进行。

1. 先内后外　先查阅国内有关资料后查阅国外的。国内资料一是易懂,查阅速度快,除平时已掌握的资料外,只要进一步系统化即可,而且也应当先搞清楚国内的情况;二是国内文献本身也引证了大量国外资料,为进一步查阅国外文献扩大来源。更主要的是,在查阅国内文献过程中,可以对所研究课题的专业理论和实验方法等有所了解,从而缩短与国外资料在业务上的差距。

2. 先近后远　即先从最新最近的资料开始,一般先查阅近五年的文献资料,再追溯以往的文献,可以迅速了解目前本专业发展的水平和最先进的理论观点及方法手段。而且近期文献资料常附有既往文献著录,可供选择和扩大文献查阅线索。

3. 先综述后单篇　先查阅有关的综述文章,可以迅速了解有关课题的历史和现状,以及存在的问题和展望。加之,综述文章之后多列有许多文献著录,是扩大文献资料来源的极好途径。将有关综述查阅完毕之后,对所研究的问题就有较深刻而全面的认识。在此基础上,可根据需要,有目的地查阅有关单篇论文。

4. 先图书后期刊　先查阅有关教科书、专著、会议文集、进展丛书、论文集及年报等图书,可以较快地了解有关课题的研究深度,对选题的意义得到客观的评价。因为图书为二次或三次文献,论述问题比较集中,对进一步查阅期刊有指导意义。

5. 先专题后广泛 文献资料不一定只能在自己所熟悉的专业期刊内查到，有的可刊于其他专业和综合性杂志内。因此，除专业期刊外，其他相关学科或边缘学科资料也要查阅。先专题后广泛就是要先查本专业资料，后查相关学科资料。因为本专业资料较熟悉，查阅较快，掌握准确，能迅速收集到所需资料，在专业刊物上也很可能引证相关杂志上的文献，为进一步广泛查阅提供线索。查阅和分析本专业的资料之后，可更清晰而明确还需要哪些方面的边缘资料及其他学科领域的资料。

二、检索文献的基本方法

检索文献是整个科研工作的一部分，如前所述依据文献的检索系统可分为手工检索和计算机检索。常用检索方法大体可归纳为常用法、追溯法和分段法。

1. 常用法 亦称普查法，是利用现有各种检索工具进行文献检索的方法。其过程是：分析课题的要求与范围→确立文献检索的范围→选定检索工具→确定检索途径→实际检索→获取原文。此法检索文献全面系统，不易遗漏，用起来放心，但因手工检索费时费力，常常占去科研的 1/3时间，最好使用计算机检索。常用法根据检索要求分为顺查法、倒查法及抽查法三种。所谓顺查法，就是一种从远到近，从旧到新的查找法。这种方法容易保证查全率，但费时费力。所谓倒查法，就是从近到远，从新到旧的查找法。此法省时省力，但不易保证查全率。抽查法是针对学科或课题特点，根据本课题文献发表集中的时期，抽出一段时间进行检索的方法。该法能以较少的时间获得相对较多的文献，检索效率高，但必须以熟悉本学科发展特点为前提，否则难以取得预期效果。

2. 追溯法 亦称回溯法，是一种以文献末尾所附参考文献（文献著录）为线索，逐一追踪查找的方法。其优点是在缺乏检索工具的情况下，能借助原始文献追踪查到一定数量的所需文献。缺点是检索效率不高，容易出现漏检与误检。因为文献著录中仅为作者的主要参考文献，加之原文写作角度不会与选题的角度相同，就不可能全部达到自己的目的。

用追溯法查阅文献，对于撰写篇幅不长、题目和内容范围较小的论文较为方便。但对科研选题或撰写篇幅长、容量大的论文，则有明显的欠缺。所以在查阅资料时不宜只用这一种方法。追溯法的检索工具为引文索引（Citation Index），由专门机构进行编制，免去了个人逐篇追踪检索之苦。美国费城科学情报研究所编辑出版的《科学引文索引》就是这种索引的典型代表。

3. 分段法 亦称循环法，这种方法实际是前两种方法的综合运用。在查找文献时，既要利用文献末尾所附参考文献来追溯，又要利用检索工具，分段分期进行查找，直至查到所需文献为止。这种方法仅使用于某些文献量较少的课题检索。这是一种稳妥可靠的方法，它会使所搜集的资料有深度也有广度，获得较多的全面性的资料，便于课题深入研究。

第四节 Internet 医学文献信息检索与利用

一、常用中英文搜索引擎

当所检索的内容不知道在什么数据库时，可以直接从常用综合性的中英文搜索引擎上网检索文献。直接输入所需检索内容的关键词，随后就会有大量的相关网站，供选择所要的数据库，从而查到自己需要的医学文献。目前常用的搜索引擎有：

1. Baidu（http://www.baidu.com） Baidu（百度）网站目前主要提供中文（简/繁体）网页搜索服务搜索功能，包括新闻搜索、MP3 搜索、图片搜索、Flash 搜索等。网页搜索如无限定，默认以关键词精确匹配方式搜索。支持"-"号、"."号、"|"号、"link:"、书名号"《》"等特殊搜索命令。在搜索

结果页面,百度还设置了关联搜索功能,方便访问者查询与输入关键词有关的其他方面的信息。

2. Google(http://www.google.com)　Google 的主页简洁、明晰,检索框上栏设有所有网站(Web)、图像(Images)、新闻讨论组(Groups)、网页目录(Directory)和新闻(News)五种选项;中文界面设有网站、图像、网上论坛和网页目录四种选择,用户可直接按所需内容查询。

3. Yahoo(http://www.yahoo.com)　Yahoo(雅虎)网站提要简明确切,分类目录科学、细密,归类准确。其一级类目有:艺术与人文、商业与经济、电脑与因特网、教育、娱乐、政府与政治、健康与医药、新闻与媒体、休闲与运动、参考资料、区域、科学、社会科学、社会与文化。其中雅虎中国网站（http://www.cn.yahoo.com)于 1999 年 9 月正式开通。

4. Sohu(http://www.sohu.com)　Sohu(搜狐)网站提供全球网页,新闻、商品、分类网站等搜索服务。

5. Medical Matrix(http://www.medmatrix.org/index)　Medical Matrix 是一个著名的医学专业搜索引擎,该引擎收录近 4600 个医学专业网站,按各种医学信息分为专业(Specialties)、疾病种类(Diseases)、临床实践(Clinical Practice)、文献(Literature)、教育(Education)、健康和职业(Healthcare and Professionals)、医学计算机和 Internet 技术(Medical Computing,Internet and Technology)、市场(Marketplace)等八大类。每一大类下再根据内容的性质分为新闻(News)、全文和多媒体(Full Text/Multi-Media)、摘要(Abstracts)、参考书(Textbooks)、主要网址(Major Sites/Home Pages)、操作手册(Procedures)、实用指南(Practice Guidelines/FAQS)、病例(Cases)、影像学和病理切片(Images、Path/Clinical)、患者教育(Patient Education)、教育资源(Educational Materials)等亚类。有分类检索和关键词检索两种检索方式。

6. CliniWeb International(http://www.ohsu.edu/cliniweb/)　CliniWeb International(国际临床网)是一个临床医学引擎,分为解剖学(Anatomy)、微生物学(Organisms)、疾病(Disease)、化学和药理学(Chemicals and Drugs)、诊断和治疗技术及仪器(Analytical Diagnostic and Therapeutic Techniques and Equipment)、心理学(Psychiatry and Psychology)、生物科学(Biological)等七大类。

7. Health A to Z(http://www.healthatoz.com)　Health A to Z 收集了全球范围的网上生物医学资源(以美国为主),资源类型有 Web、FTP、Gopher、讨论组和新闻组等,所有资源都经过医学专业人员人工分类和标注。可根据主题词进行检索,或疾病名的首个字母进行检索。可分类浏览疾病与状态(按字母顺序排列)、卫生与福利、卫生学主题(字顺排列)、卫生学快报、卫生新闻等。

8. Medscape(http://www.medscape.com)　Medscape 至今共收藏了近 20 个临床学科 25 000 多篇全文文献,是 Web 上最大的免费提供临床医学全文文献和继续医学教育资源(CME)的网点,可选择 Fulltext、Medline、DrugInfo、AIDSLine、Toxline、Whole、Web、News、Medical Images、Dictionary、Bookstore 等 10 多种数据库进行检索,同时还可浏览每日医学新闻,免费获取 CME 各种资源,免费获取"Medpulse",同时网上查找医学词典和回答用户咨询,提供根据疾病名称、所属学科和内容性质(会议报告、杂志文章的全文或摘要等)的英文按 26 个字母顺序进行分类检索(The Medscape Index)。

9. Achoo(http://www.achoo.com)　Achoo 收集了 7500 多个 Web 站点,主页内容包括热门 Achoo 链接(Top Achoo Links)、参考资源(Reference sources)、期刊/出版物、数据库/指南、病人/公共新闻、医学专业新闻、商业之最(健康商店)、健康商业指南(公司、产品、服务、市场、财务和经济)、人类健康与疾病指南(医学伦理学、药物、医学科学、营养学、毒物、运动与健美、疾病与状态、牙科保健、精神卫生)、机构和资源指南(计算机与医学、数据库及指南、教育机构与医院、就业、卫生职业、赞助团体)、Achoo 网络站点(CME)。提供医学新闻和新闻组信息、商业与产品、临床信息、CME 资源等,可实现分类检索和关键词检索。

二、常用网络医学文献数据库及网站

(一) PubMed(http://www.ncbi.nlm.nih.gov/PubMed)

1. PubMed 简介 PubMed 寓意 Public Medicine,是免费向公众开放的一个基于 Web 的医学资源检索系统,由美国国家医学图书馆(NLM)的国家生物技术信息中心(NCBI)开发,提供免费 MEDLINE 数据库检索服务和部分免费的全文链接服务,此外还可以访问 NCBI 维护的完整的分子生物学数据库。1997 年 6 月 26 日,PubMed 面向 Internet 用户免费检索,1999 年 8 月加入 NCBI 开发的 Entrez 通用浏览器,2010 年 2 月更换最新检索界面。

PubMed 具有医学文献期刊收录范围广、内容全、检索途径多、检索体系完备等特点,部分文献还可在网上直接免费获得全文。PubMed 收录的文献包括 OLDMEDLINE、MEDLINE、PreMEDLINE 等,其中,PreMEDLINE 为临时性数据库,文献记录由出版商直接提供,记录带有 PubMed-as Supplied by Publisher 标记;被 MEDLINE 正式收录的文献标识为 PubMed - indexed for MEDLINE。由于临时性数据库 PreMEDLINE 收录的文献,出版社一般还没有正式出版,而且部分文献还超出了 MEDLARS 数据库的收录范围,将永远不会被 PreMEDLINE 或 MEDLINE 所正式收录(如在综合性的科学杂志《Science》或《Nature》上发表的地理学文章等)。因此,检索时要把检索的范围限定在被 MEDLINE 正式收录的部分。

2. PubMed 检索方法 在 Internet 浏览器地址栏中输入 PubMed 的网址:http://www.ncbi.nlm.nih.gov/pubmed 或者 http://www.pubmed.gov 或 http://www.pubmed.com,即可立刻进入 PubMed 的界面(图 1-1)。

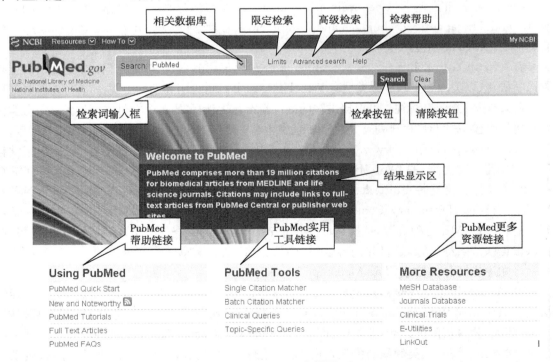

图 1-1 PubMed 主界面

（1）简单检索

1）词语（主题）检索：这时我们在 PubMed 主页的检索框中键入的是英文单词或短语（大写或小写均可）。然后回车或点击"Search"，PubMed 使用其词汇自动转换功能进行检索，并将检索结果直接显示在主页下方。例如：键入"vitamin common cold"后回车或点击"Search"，PubMed 开始检索并将检索结果显示出来。

2）著者检索：当我们所要查询的是著作者时，在检索框中键入著者姓氏全称和名字的首字母缩写，格式为："著者姓 空格 名字首字母缩写"，例如 smith ja，然后回车或点击"Search"，系统会自动到著者字段去检索，并显示检索结果。

3）刊名检索：在检索框中键入刊名全称或 MEDLINE 形式的简称、ISSN 号，例如：molecular biology of the cell，或 molbiol cell，或 1059-1524，然后回车或点击"Search"，系统将在刊名字段检索，并显示检索结果。

4）日期或日期范围检索：可以在检索框中键入日期或日期范围，然后回车或点击"Search"，系统会按日期段检索，并将符合条件的记录予以显示。日期的录入格式为 YYYY/MM/DD；如：2009/09/08，也可以不录月份和日子，如：2010 或 2009/12。

5）检索期刊子集（辑）：检索的格式为：检索词 AND jsubseta，如：neoplasm AND jsubseta。可供检索的期刊子库有 3 种：Abridged Index Medicus（有 120 种重要核心期刊）、Dental 和 Nursing。分别使用 jsubseta，jsubsetd，jsubsetn 进行限定。

6）检索带文摘的记录：检索的格式为：检索词 AND has abstract，如：liver cancer AND has abstract。要注意的是在 1975 年前出版的文章，其 MEDLINE 记录中没有文摘。

（2）高级检索：点击"Advance search"即可进入高级检索界面（图 1-2）。PubMed 检索中可以使用布尔逻辑运算符"AND"、"OR"和"NOT"进行检索式的组配检索。其使用方法同其他数据库类似，但需要注意的是，在使用中必须使用大写字母。

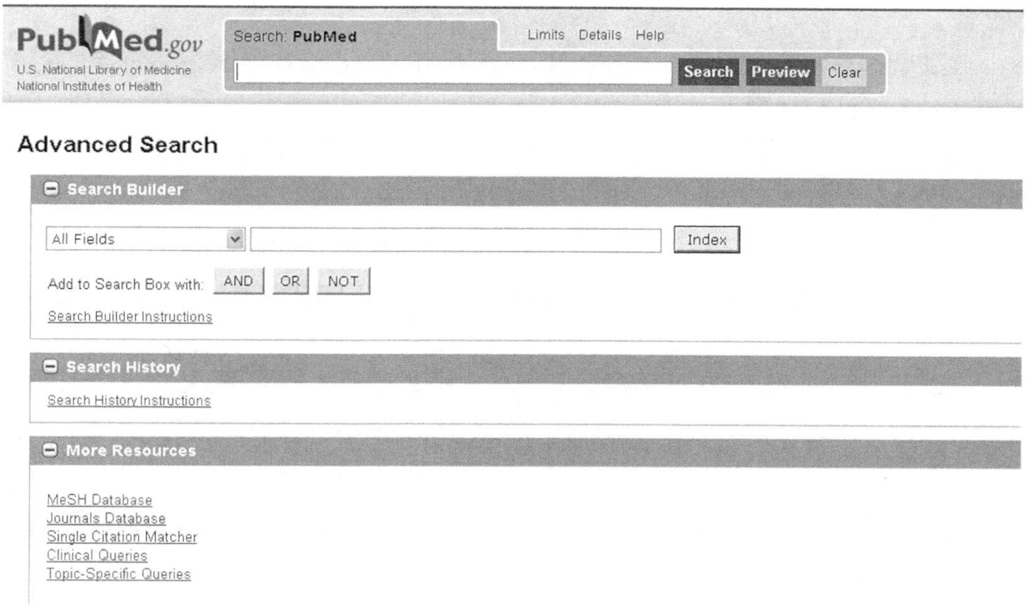

图 1-2 PubMed 高级检索界面

（3）字段检索：PubMed 在检索中还可以使用其他的一些字段标识进行检索，表 1-1 列出了 PubMed 中的一些字段标识及说明。

表 1-1　PubMed 字段标识及说明

字段标识	字段名称	简要说明
AD	Affiliation	第一责任者的工作单位、地址，合同号
ALL	All Fields	全字段
AU	Author Name	著者姓名
EDAT	Entrez Date	录入 PubMed 系统数据库的日期
IP	Issue	期刊的期号
TA	Journal Title	期刊名称或 ISSN 号
LA	Language	语言文种
MHDA	MeSH Date	标引 MeSH 主题词的日期
MAJR	MeSH Major Topic	主要 MeSH 主题词
MH	MeSH Terms	全部 MeSH 主题词
PG	Page Number	期刊页码
DP	Publication Date	文献出版日期
PT	Publication Type	文献类型包括综述、临床试验、信件等
TW	Text Words	题名词和文摘词
TI	Title words	题名词
VI	Volume	期刊卷号

（4）限定检索：点击"Limits"即可进入条件限定界面（图 1-3）。用户可对检索字段、出版类型、文献语种等多种文献的特征进行限定。

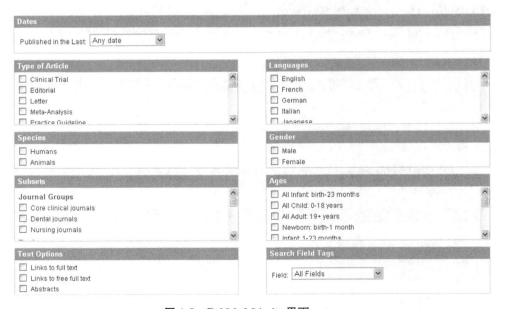

图 1-3　PubMed Limits 界面

1) 文章类型（type of article）：PubMed 中的文献出版类型有 60 余种，在文章类型列表的前面列出了 7 种选项：Clinical Trial，Editorial，Letter，Meta-Analysis，Practice Guideline，Randomized Controlled Trial，Review，其他的文章类型列在"More Publication Types"之后。

2) 原文语种（language）：列出了 PubMed 中收录文献的全部语种，选择后可以限制在特定的语种范围内检索。

3) 种类（species）：限制文献中所研究的对象，列有 Human，Animal。

4) 性别（gender）：该选项是对研究对象的性别进行的限制，列有 Male，Female。

5) 子集（subsets）：对 PubMed 数据库中收录的文献按期刊类型、文章主题等分为 Core clinical journals、Dental journals、Nursing journals、AIDS、Bioethics、Cancer、Complementary Medicine、History of Medicine、Space Life Sciences、Systematic Reviews、Toxicology、MEDLINE、OLDMEDLINE、PubMed Central 等 14 个子集。

6) 年龄（ages）：如想检索对某一特殊年龄段人群进行研究的文献，可通过 Ages 列表进行选择，PubMed 将出生到 80 岁以上分为 13 个年龄段。

7) 文本选择（text option）：有"Links to full text"、"Links to free full text"及"Abstracts"三个复选框，选中后，检索将只在可以链接到全文的、链接到免费全文的、或（和）带摘要的记录中进行。

8) 检索字段限定（search field tags）：其缺省选项为"All Fields"，可选项包括：Affiliation（联系方式）；Author（作者）；EC/RN Number（EC/RN 号）；Entrez Date（入库日期）；Filter（过滤器）；Grant Number（基金号）；Issue（期）；Journal（期刊）；Language（语种）；Mesh Date（Mesh 词标引日期）；Mesh Major Topic（主要主题词）；Mesh Subheadings（副主题词）；Mesh Terms（主题词）；Pagination（页码）；Publication Date（出版日期）；Publication Type（出版类型）；Secondary Source ID（二级来源数据库）；Substance Name（物质名称）；Text Word（文本词）；Title（标题）；Title/Abstract（标题/文摘）；Volume（卷）。选择相应的选项后，检索将仅在选择的字段中进行检索。

选择好相应的限制后，直接在检索输入框中输入检索词进行检索即可。需要注意的是：限制了出版物类型、年龄、人或动物、性别中的任何一项，检索将只在 MEDLINE 中进行检索（因为这些特征限制只有 MEDLINE 中才有）。

（5）相关文献检索：在 PubMed 中检索出的每条文献后都有一个"Related Articles"的链接，点击该链接，系统将按相关程度的高低显示与此文献相关的文献。

3. PubMed 检索结果的显示、保存及打印

（1）显示检索结果：PubMed 执行检索式后，直接在结果显示区将结果显示出来，其缺省的显示格式为 Summary 格式，每条文献记录篇名、作者、出处、PMID 等信息，每页显示 20 条记录，记录显示时按照入库日期的先后进行排列（图 1-4），可在 PubMed Central 中免费获取全文、可在其他站点免费获取全文。可以查看单（多）篇文献或改变结果的显示方式。

1) 查看单篇文献：如想查看某一篇文献的文摘信息，直接点击该文献的篇名的链接即可，除了多显示的文摘和出版类型字段外，有的文献还提供了全文的链接（不论是否免费）。改变结果显示方式：在结果显示区中有 Display 按钮和缺省状态下分别显示为 Summary、20 和 Sort 的 3 个下拉菜单，当需要改变结果的显示方式时，分别选择好文献显示的格式、每页记录条数及索引方式后，单击 Display 按钮即可。

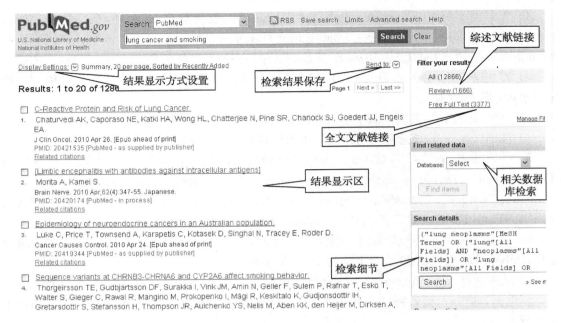

图 1-4　PubMed 检索结果界面

2) 查看多篇文献:有时我们需要同时查看多篇文献的文摘,此时可以单击所需要文献前端的复选框以选中该文献,选好后在文献显示格式的下拉菜单中选择 Abstract,点击 Display 按钮,就会显示已选中的多篇文献的文摘格式。

3) 查看综述文献:点击 Filter your results 中的 Review(N)超级链接即可查看检索出文献中的综述。

4) 查看免费全文文献:点击 Filter your results 中的 Free Full Text(N)超级链接即可查看检索出文献中的所有的免费全文。

(2) 保存检索结果:PubMed 在保存检索结果时主要使用"Send to"按钮。"Send to"按钮后的下拉菜单中包括 File、Clipboard、Collections、E-mail、Order 五种选项,除 Collections、Order(存储、订购,需要账户)之外,其他几项都可以作为保存结果的途径。

选择 File 并点击 Send to 按钮后,系统将出现提示信息,即是否保存记录、文件名(可以把文件的扩展名改为 txt 或 doc)、路径等,选择好后开始保存,能将单次检索结果长期保存于本地电脑中。如没有标记记录将保存检索到的全部文献,但最多只能保存 1 万条。

选择 Clipboard 并点击 Send to 按钮后,将把标记的记录或本页显示的全部记录添加到粘贴板中,其主要功能是将多次检索的结果放在一起,同时保存。允许一次性暂时存放从多次检索操作中获得的多至 500 条记录,超过 8 小时后系统自动将其删除。

选择 Collections 并点击 Send to 按钮后,将多次检索的结果长期保存于 PubMed 后台操作系统。首次使用前需要注册(registration)。My NCBI 是用户在 NLM 计算机系统中用于存储检索式的个人使用空间,并对检出文献进行再过滤(filters);为使用 My NCBI,用户需将其 web 浏览器设置接受 cookies 状态,并需要先将检索结果发送至 Clipboard,在 Clipboard 中将所选出的检索结果发送至 My NCBI Collections 中。每个用户名下最多能设 100 个检索标题,每个检索标题下最多能保存 1500 条记录。

选择 E-mail 并点击 Send to 按钮后,系统将显示如图 1-5 的页面,在本页中可以选择记录格式、索引方式、文件的格式、邮件的说明信息及 E-mail 地址。一次最多可以发送的记录为 500 条。通过"Format"选项设定显示的格式。如若直接以超文本 HTML 格式发送文件,则无须更改"Format"第 2 个对话框,产生的 email 文件正文中将保留文献记录中的超链接功能,方便用户进一步查看相同主题的文摘、相关文献和书籍等。若以纯文本格式发送邮件,则需更改"Format"第 2 个选择框。对大多数用户来说,纯文本格式将是他们将检索结果转存至 EndNote 的理想格式。

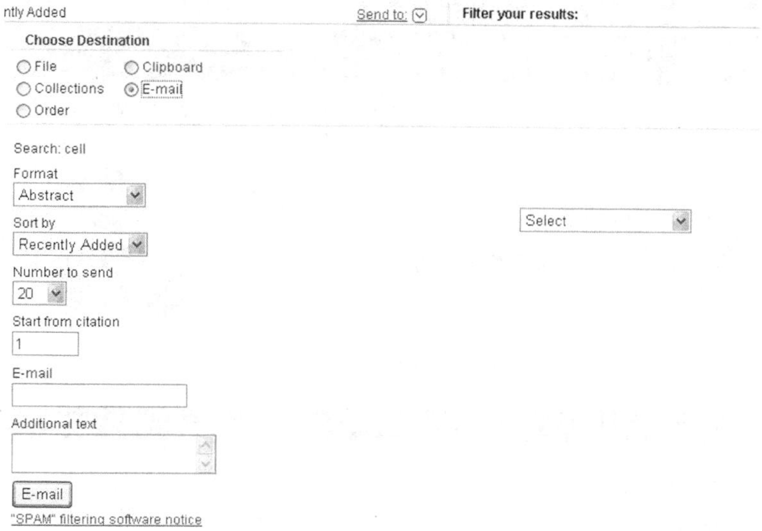

图 1-5　PubMed 保存结果界面

（3）打印检索结果:PubMed 中检索结果的打印比较简单,主要是利用浏览器的打印功能,在显示检索结果之后可以直接打印,或加入到粘贴板后进行打印,也可以在转换为文本格式（选择 Text 并点击 Send to 按钮）后进行打印。

（二）HighWire Press（http：// highwire. stanford. edu/）

1. HighWire Press 简介　HighWire Press 是提供免费全文的、全球最大的学术文献出版商之一,于 1995 年由美国斯坦福大学图书馆创立。最初,仅出版著名的周刊"Journal of Biological Chemistry"。该网站的内容涉及生命科学、医学、物理学、社会科学方面的期刊及一些非期刊性质的网络出版物,其中生命科学及医学科学的免费全文数量最大且增长速度最快。

2. HighWire Press 检索方法　在 Internet 地址栏中输入 HighWire Press 的网址:http:// highwire. stanford. edu/或 http://www. highwire. org,然后回车即可进入 HighWire Press 的界面（图 1-6）。

对 HighWire Press 收录的期刊的检索主要有 3 种方式:快速检索、高级检索和浏览。

（1）快速检索:在快速检索输入框中键入检索词即可检索结果,默认是检索词在文献中任意位置（Anywhere in Text）。快速检索主要提供以下 3 个方面的检索,但这 3 项是任选的（图 1-7）。

1）全文检索（Anywhere in Text）:输入的检索词可以是文章的题目、摘要、文中任意词。支持布尔逻辑运算,系统默认逻辑"OR",例如输入"Human diseases",系统将检索出包含

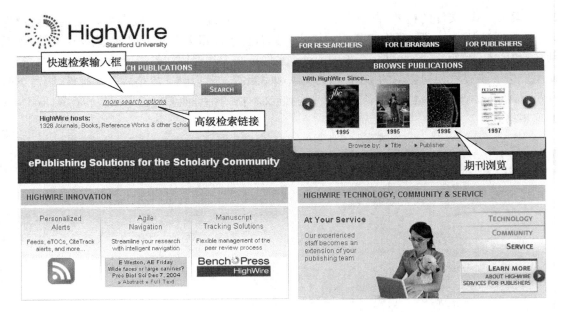

图 1-6 HighWire 主界面

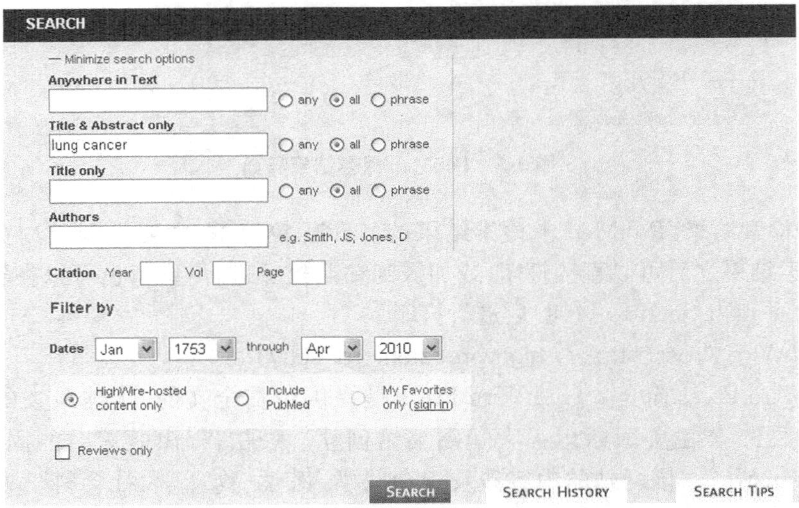

图 1-7 HighWire 快速检索界面

"Human"或"diseases"的文献；输入"Human AND diseases"将检索出同时含有"Human"和"diseases"的文献；如果只要"Human" 不要"diseases"，可输入"human NOT diseases"；如果想用词组检索先输入关键词，点击"SEARCH"，在检索结果中使用"phrase"选项，系统会检索出与词组匹配的文章。

2）字段检索（Title & Abstract only，Title only，Authors）：输入的检索词分别在对应篇名或文摘、只在篇名、作者（Title & Abstract only，Title only，Authors）字段中出现才算命中。其中在作者框内输入作者的名字，姓在前，用全称，名在后，可用缩写，例如 Smith JS。

3）引文检索（Citation）：输入要查找的期刊出版年（year）、卷（vol）、页（page）的准确信息进行查找。

4）日期限定（Dates）：输入要查找的年限范围，默认是 1753 年 1 月至今。

5）期刊范围选择：在 Dates 下面有一条灰亮带，是 Articles 字段的 3 个选项。"high wire-hosted content only"为 HighWire Press 协助出版的期刊（默认），"include PubMed"是在 HighWire Press 协助出版的期刊的基础上增加了 PubMed 期刊，"my favorite only"是读者选择的自己感兴趣的期刊（需注册并登录后方可选）。读者在进行任何一项检索的时候可选择其中的一项。

（2）高级检索："高级检索"的使用方法与"快速检索"大致相同，且一般读者使用"快速检索"均可获取所需文献，故在此不再介绍"高级检索"的使用方法。

（3）期刊浏览（Browse）：期刊浏览"Browse"有三种方式进入，分别是从篇名（Title）、出版物（Publisher）、主题（Topic）查找读者所需要的期刊文献。

进入"Free Online Full-text Articles"页面后（图 1-8），需要注意的是：列表中有些出版物名称前有"new"的标注，表示该出版物加入时间不长；在出版物名称后的第一列中，有"Info"及"Soon"两种标注（其中"Soon"表示该出版物不久将加入），点击"Info"将出现一个介绍该出版物的页面，包括入站时间提供文献的方式、提供文献的时间范围以及该出版物的简介等；点击"Soon"后，将出现该出版物的简介及预计将加入的时间，若该出版物在因特网上有其他的链接，也会列出供用户使用。

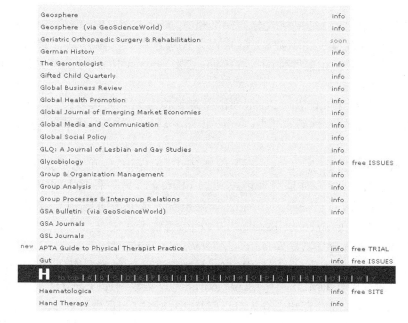

图 1-8　HighWire 期刊浏览界面

在刊名后标记"Free site"的指所有的文献都是免费的；在刊名后标记"Free Trial period"的指所有的文献在限定时间内可以免费提供原文；在刊名后标记"Free issues"的是指读者在某个时间之前可以免费索取原文，各种杂志规定的时间不定。

3. HighWire Press 检索结果的显示、保存

（1）显示检索结果：HighWire Press 执行检索式后，直接在结果显示区将结果显示出来，每条文献记录篇名、作者、出处、简单摘要等信息。每篇文献记录左侧有三种查看方式，分别是

Abstract,Full text,PDF,点击相应的超级链接查看文献信息(图1-9)。

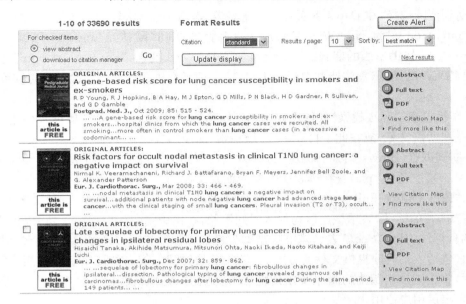

图 1-9 HighWire 检索结果界面

结果格式也可以限定。结果格式分为标准格式(standard)和压缩格式(condensed),这两种格式又分别包括每页显示文献数,文章排列方式等选项。文献排列方式有两个选项,点击 best match,显示的结果是相关性强的排在前面,点击 newest first,显示的结果是按时间排序,最近的文献排在前面。

(2) 保存检索结果:HighWire Press 在汇总标记检索结果时可以使用"download to manager"按钮。标记所选文献,然后点击"download to manager"按钮,系统会将所需文献集合到一个页面。

查到的文献在篇名左侧有"This article is FREE"的标识,则可免费获得电子全文。下载全文一般有两种格式提供,一种是网页格式(即 Full text),另一种是 PDF 格式。如果想下载浏览,就点击 PDF 进入,并点击 Download。如果想看下载下来的是 PDF 格式的文章,还需要安装一个软件,即:Adobe Acrobat Reader3.0 以上,否则无法浏览。

(三)《中国期刊网》全文数据库(http://www.cnki.net)

《中国期刊网》全文数据库(CNKI)内容包括中国期刊全文数据库(CJFD)、中国优秀博硕士学位论文全文数据库(CDMD)、中国重要会议论文全文数据库(CPCD)、中国重要报纸全文数据库(CCND)、中国基础教育知识仓库(CFED)、中国医院知识仓库(CHKD)、中国企业知识仓库(CEKD)、中国城市规划知识仓库(CCPD)、中国科学文献计量评价数据库(ASPT)等CNKI 源数据库及系列知识仓库产品。CNKI 源数据库主界面如图 1-10 所示。

1.《中国期刊全文数据库》概况 中国期刊全文数据库是目前世界上的大型中文期刊全文数据库之一,是我国第一个连续出版的学术期刊全文文献检索系统。它收录国内 6600 种核心与专业特色较强的中英文期刊的全文,积累题录 1500 万余条,全文文献 900 多万篇,分九大专辑,126 个专题文献数据库,内容覆盖自然科学、工程技术、人文和社会科学领域。收录年限为 1994 年至今。该数据库除质量高、生产速度快、检索系统功能强大等特点外,还具有引文链接功能,可用于个人、机构、论文、期刊等方面的计量与评价。

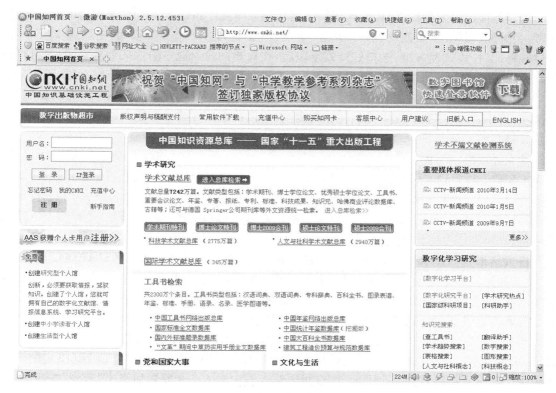

图 1-10 《中国期刊全文数据库》主界面

2.《中国期刊全文数据库》检索界面 《中国期刊全文数据库》(Web)的检索界面如图 1-11 所示。数据库检索界面由上部的"页面导航条",左上窗口的"检索区域",左下窗口的"分类导航区"和右上窗口的检索结果"概览区",右下窗口的"细览区"五个部分组成。其中,上部的"页面导航条"包含首页、返回、高级检索、中文、英文、帮助等 13 个按钮,分别起着在不同页面之间转换的作用。

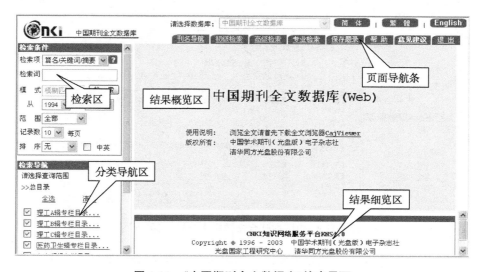

图 1-11 《中国期刊全文数据库》检索界面

检索界面的左上窗口是"检索区域"，主要包括以下几个按钮：①字段：下拉菜单中有篇名、作者、关键词、机构、中文摘要、引文、基金、全文、中文刊名、ISSN 号、年、期、主题词 13 个字段可供选择；②检索词输入框：选择好检索字段后，在检索词输入框中输入某个检索词，即可将该检索词限定在已选择的字段中进行检索；③检索：执行数据库检索；④时间范围：可从下拉菜单中自由选择检索的起止时间；⑤排序：即检索结果的排序，有"无序"、"相关度"、"更新日期"三个选项，其中，"无序"表示无序排列；"相关度"表示以检索词在检索字段内的命中频率排序，频率越高越靠前；"更新日期"表示以更新数据日期先后排序。

检索界面的左下窗口是"分类导航区"，分类导航包括九个专辑：①理工 A 辑专栏目录；②理工 B 辑专栏目录；③理工 C 辑专栏目录；④医药卫生辑专栏目录；农业辑专栏目录；⑤文史哲辑专栏目录；⑥经济政治与法律辑专栏目录；⑦教育与社会科学辑专栏目录；⑧电子技术及信息科学辑专栏目录；⑨农业辑专栏目录。检索时可以选择全选、多个专辑或选择多个下位的子栏目。

检索结果界面显示如图 1-12 所示。右上窗口为"概览区"和右下窗口为"细览区"。"概览区"主要显示检索中记录的"篇名"、"刊名"、"年"、"期"等信息。此外，还包括：①在每条信息的前部可作"原文下载"与"标记"操作："原文下载"指将所需文献的原文下载到磁盘介质上，下载时只要点击记录前面的磁盘状图标即可。"标记"指的是在所需记录前的复选框里打上钩，每次操作的记录数不能超过 10 条。如果用户要保存 10 条以上的记录，则需多次重复。②页码选择：每页自动显示 10 条记录，可直接利用页面上的翻页功能或跳转功能定位到指定的页码或记录。若想直接跳转到某个页面，则在页码输入框中输入一个整数后点击"转到"按钮即可。如果输入的页码大于总的页码，则自动跳转到最后一页，如果输入页码数为负数或其他"不合法"的符号，则自动跳转到第一页。③二次检索：在上次检索结果范围内的再次检索，这样可逐步缩小检索范围。二次检索所提供的检索字段与一次相同。④全选：可使当前页的 10 条记录全部做上标记。⑤清除：清除以前所选择的所有记录开始处理下一批数据。

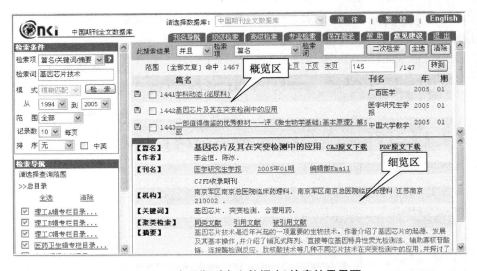

图 1-12　《中国期刊全文数据库》检索结果界面

右下窗口为细览区，在概览区点击任何一条记录的篇名，将在细览区列出该记录的详细信息，包括篇名、作者、刊名、机构、关键词、聚类检索、摘要、光盘号等。在细览区可进一步做以下操作：①点击其中某条记录的篇名或点击"原文下载"可获得该文献的全文（需要注意的是，在浏览全文前，首先需下载全文浏览器 CAJViewer）；②点击"刊名"，可以显示该期期刊上发表的文章的篇名；③聚类检索，包括同类文献、引用文献、被同类文献、相似文献四种链接。点击不同链接可获得与本文章具有相同分类号的文献，该篇文章的引用文献，引用该篇文章的文献和与本篇文章类似的文献。

3.《中国期刊全文数据库》检索方法　中国期刊全文数据库的检索方法包括科学专题检索，初级检索和高级检索三种。

（1）学科专题检索：学科专题检索即利用科学分类导航体系逐步细化，最终检索出最小知识单元中包含的论文。这种检索方式主要是使用导航区。例如，点击医药卫生专栏目录，出现预防医学与卫生学、中医学等选项；点击基础医学，出现相关的下一级目录；点击遗传学，可以直接检出其中的文章。如图 1-13 所示。

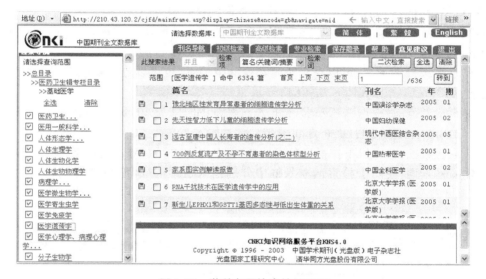

图 1-13　学科专题检索结果界面

（2）初级检索：登录中国期刊全文数据库检索系统后，系统默认的检索方式即为初级检索方式。该方法适用于不熟悉多条件组合查询，它为用户提供了详细的导航、最大范围的选择空间，能进行快速、方便的查询。该检索方法的特点是方便、快捷、高效，但查询结果有很大的冗余。在检索结果中进行二次检索和配合高级检索可大大提高查准率。

使用方法与步骤如下：

1）选择检索范围：包括时间范围和学科范围。从时间下拉菜单中自由设定检索的起止时间；从导航系统选择学科范围，导航的层次为：专辑—专题——一级子栏目—二级子栏目—三级子栏目。可以在某一层次选中所有子栏目，也可以选取其中一部分。方法：单击一个栏目查看下一级子栏目，依次下去，直到可以选择合适的检索范围。在要选择的范围前打"√"点击"检索"。点击"全选"，则选中该层次的所有项目：点击"清除"，仅清除所选的专题。

2）选择检索字段：在选择检索字段的下拉框里选取要检索的字段。其中"引文"检索字段是以参考文献中的著者姓名、文献篇名或出版物名称为检索词，对数据库中所收录的文献进行检索；"基金"检索字段是指按照指定的基金名称对数据库收录的所有文献进行检索；"全文"检索是将检索词在全文范围内进行匹配，只要在文献全文中任何地方出现了该检索词，该文献即为命中文献。

3) 输入检索词:在文本框里输入检索词。各检索入口均支持布尔逻辑检索。在检索式中,可使用的逻辑算符有:"*"或"and"(与)、"+"或"or"(或)、"-"(非),逻辑"非"不能使用"not"。

4) 进行检索:点击"检索"按钮,即在页面的右上窗口列出检索结果,点击其中任一文献的篇名,就会在下面的细览区列出该篇文献的详细信息,如篇名、作者、刊名、机构、关键词等。

5) 若第一次检索得到的结果太多,可以对其进行优化:即在初次检索结果的基础上,在右上窗口的检索框中再次选择检索途径,输入新的检索词,并单击"二次检索",便可得到进一步优化的结果。二次检索是在上次检索结果的范围内进行的检索,这样可逐步缩小检索范围,使检索结果越来越接近自己想要的结果。

(3) 高级检索:高级检索能进行快速有效的多字段组合查询,适用于熟悉多条件组合查询的用户。用户只需输入多个检索词,通过"与"和"或"等逻辑关系进行查询即可。高级检索的优点是查询结果冗余少和查准率高,适合于多条件的复杂检索。

例:利用高级检索系统检索"1994年以来发表的有关肺癌及标志物方面的文献"其方法与步骤如下:

1) 登录高级检索系统:可以在登录时选择高级检索,也可以进入初级检索界面后切换到高级检索。

2) 确定检索范围:根据课题要求,选择系统默认的时间为1994~2005年;选择"医药卫生专栏目录",以节省检索时间,提高查准率。

3) 选取检索项:在字段下拉框里分别选择"篇名"作为检索字段,也可选择其他检索字段。

4) 输入检索词:在两个检索词输入框中分别输入检索词"肺癌"和"标志物"。如图1-14所示。

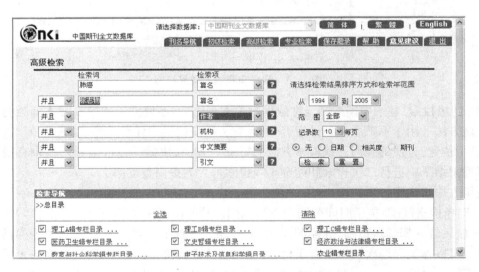

图1-14 高级检索系统检索界面

5) 确定各检索词之间的逻辑关系:通过两个输入框之间的逻辑算符下拉按钮,选定各检索词之间的逻辑关系。逻辑关系有"and"、"or"和"not",分别代表"逻辑与"、"逻辑或"和"逻辑非"。如果一个复杂的查询中既包含了"and"也包含了"or",则要比较两者之间的优先级。此例中两个检索词之间的关系应为"or"。

6）点击"检索"按钮：即检索出关键词字段中包含有"肺癌"和"标志物"的命中文献。如图 1-15 所示。

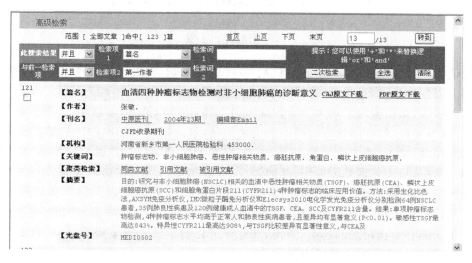

图 1-15 肺癌及标志物高级检索结果界面

4. 检索结果输出 全文浏览、下载的方法：点击细览区文章题名后的 CAJ 原文下载或 PDF 原文下载标记，完成上述任何一种操作，均会出现下载窗口，此时可指定文件名，选择将文件打开或保存在本地计算机的硬盘或软盘中。

（四）万方数据（http://www. wanfangdata. com. cn）

万方数据资源系统是中国科技信息研究所、万方数据集团公司开发的网上数据库联机检索系统，万方数据系统将数据库分为八个子系统：科技信息子系统、商务信息子系统、数字化期刊子系统、学术会议全文库、学位论文全文库、国家法律法规数据库、医药信息子系统和医药专利全文库。其中科技信息子系统分成 6 个栏目：科技文献、名人与机构、中外标准、科技动态、政策法规和成果专利，信息总量达 1100 多万条。数字化期刊子系统，期刊全文内容采用 HTML 和 PDF 格式上载。所有期刊按理、工、农、医、人文等 5 大类划分，共集纳了 70 多个类目的 4500 多种期刊全文内容（其中绝大部分是进入中国科技论文统计源的核心期刊）。

（五）其他医学有关网址

1. 美国国立卫生研究院：http://www. nih. gov

2. 美国国立医学图书馆：http://www. nlm. nih. gov

3. 美国国立癌症研究所：http://www. cancer. gov

4. 世界卫生组织：http://www. who. int

5. 美国食品药品管理局：http://www. fad. gov

6. 美国疾病预防与控制中心：http://www. cdc. gov

7. 中华医学会：http://www. cma. org. cn

8. 中华医学专业网：http://www. med618. com. cn

9. 37℃医学网：http://www. 37c. com. cn

10. 好医生网站：http://www. haoyisheng. com

（贺性鹏 龙 颖）

第五节 生物信息数据库及信息检索

一、生物信息学

生物信息学(bioinformatics)是20世纪80年代末开始,随着基因组测序数据迅猛增加而逐渐兴起的以生物学、信息学、计算机科学、统计学以及应用数学等学科相互交叉的一门新兴学科。它以核酸、蛋白质等生物大分子数据库为主要对象,以数学、信息学、计算机科学为主要手段,以计算机硬件、软件和计算机网络为主要工具,对浩如烟海的原始生物学实验数据进行存储、管理、注释、加工,使之成为具有明确生物意义的生物信息。并通过对生物信息的查询、搜索、比对、分析,从中获取基因编码、基因调控、核酸和蛋白质结构功能及其相互关系等理性知识。在大量信息和知识的基础上,探索生命起源、生物进化以及细胞、器官和个体的发生、发育、病变、衰亡等生命科学中重大问题,弄清它们的基本规律和时空联系。因此,生物信息学不仅对认识生物体和生物信息的起源、遗传、发育与进化的本质具有重要意义,而且可为人类疾病的诊断、预防和治疗开辟全新的方法和途径。

二、生物信息数据库的构成及分类

(一)生物信息数据库的构成

随着人类基因组测序工作的完成,大量的医学、生物学研究将以序列数据为基础而展开。高效地管理、发布,方便地查询这些序列信息,以及由此派生出来的涉及功能的信息只能通过数据库完成。数据库在未来医学、生物学的发展中将占有重要地位。

数据库由多个数据记录组成,一个生物学数据库记录一般由两部分组成:原始数据(序列、图谱等)和描述这些数据生物学信息的注释。注释中包含的信息与相应的序列数据同样重要并具有应用价值。数据库记录的注释工作是一个动态过程,新的发现不断被补充进去,旧的一些注释信息可能很快被更新。

(二)生物信息数据库的分类

由于近年来生物学实验方法和检测手段的不断发展和提高,积累了大量的生物学实验数据,通过对这些数据按一定的目标与功能进行分类、收集和整理,形成了种类繁多的生物信息数据库,并且数据库数量还在不断递增,其功能也在不断细化,以满足生物学工作者的需要。归纳起来,大体可以分为四个大类:即基因组数据库,核酸和蛋白质序列一级结构数据库,生物大分子(主要是蛋白质)三维空间结构数据库及以上述三类数据库和文献资料为基础构建的二级数据库。基因组数据库来自基因组作图,序列数据库来自序列测定,结构数据库来自的X线衍射和磁共振结构测定。这些数据库是生物信息学的基本数据资源,通常称为基本数据库,初始数据库,也称初级数据库。根据生命科学不同研究领域的实际需要,对基因组图谱,核酸和蛋白质序列,蛋白质结构以及文献等数据进行分析、整理、归纳和注释,构建具有特殊生物学意义和专门用途的二级数据库。

初级数据库的数据库量大、更新速度快、用户面广,通常需要高性能的计算机硬件,大容量的磁盘空间和专门的数据库管理系统支撑。二级数据库的容量则小得多,更新速度相对较慢,也可无须大型商业数据库软件支撑。许多二级数据库的开发基于网络浏览器,使用超文本语言的HTML和Java的程序编写的图形界面,有的还带有搜索程序。这类针对不同问题开发的二级数据库的最大特点是使用方便,特别适用于计算机使用经验并不丰富的生物学工作者。

二级数据库种类繁多,以核酸序列数据库为基础构建的二级数据库有基因调控转录因子数据库 TransFac、真核生物启动子数据库 EPD、突变数据库 HGBASE、克隆载体数据库 Vector、密码子数据库 CUTG 等;以蛋白质序列数据库为基础构建的二次数据库有蛋白质功能位点数据库 Prosite,蛋白质功能位点序列片段数据库 Prints,同源蛋白家族数据 Pfam,同源蛋白结构域数据库 Blocks;以具有特殊功能的蛋白为基础构建的二次数据库有免疫球蛋白数据库 Kabat,蛋白激酶数据库 PKinase 等。以三维结构原子坐标为基础构建的数据库为结构分子生物学研究提供了有效的工具,如蛋白质二级结构构象参数数据库 DSSP,已知空间结构的蛋白质家族数据库 FSSP,已知空间结构的蛋白质及其同源蛋白数据库 HSSP 文档等。蛋白质回环分类数据库则是用于蛋白质结构,功能和分子设计研究的专门数据库。此外,酶、限制性内切酶、辐射杂交、氨基酸特性表、序列分析文献等,也属于二级数据库或专门数据库。

1. **核酸序列数据库**　EMBL、GenBank 和 DDBJ 数据库是国际上三大主要核酸序列数据库。EMBL 是由欧洲分子生物学实验室(European Molecular Biology Laboratory)于 1982 年创建,其名称也由此而来,目前由欧洲生物信息学研究所负责管理。

美国国家健康研究院(National Institurte of Health,NIH)于 20 世纪 80 年代初委托洛斯阿拉莫斯(Los Alamos)国家实验室建立 GenBank,后移交给国家生物技术信息中心 NCBI,隶属于 NIH 下设的国家医学图书馆(National Library of Medicine,NLM)。DDBJ 数据库是 DNA Data Base of Japan 的简称,创建于 1986 年,由日本国家遗传学研究所负责管理。

1988 年,EMBL、GenBank 和 DDBJ 共同成立了国际核酸序列联合数据库中心,建立了合作关系。根据协议,这三个数据中心各自搜集世界各国有关实验室和测序机构所发布的序列数据,并通过计算机网络每天都将新发现或更新过的数据进行交换,以保证这三个数据库序列信息的完整性。

鉴于核酸序列数据库规模不断扩大,数据来源种类繁多,特别是大量的基因组序列片段迅速进入数据库,有必要将其分成若干子库,既便于数据库的维护和管理,也便于用户使用。例如,在对数据库进行查询或搜索时,有时不需要进行整库操作,而是将查询和搜索范围限定在一个或几个子库,不仅加快了查找速度,而且可以得到更加明确,可靠的结果。分类的原则:

一是按照种属来源,如哺乳类、啮齿类、病毒等;

二是根据序列来源,如将专利序列、人工合成序列单独分类。

此外,基因组计划测序所得到的序列已经占了数据库总容量的一半以上,而且增长速度远远超过其他各种子库,有必要将其单独分类,包括表达序列标签(Expressed Sequence Tags,EST)、高通量基因组测序(High Throughput Genomic sequencing,HTG),序列标签位点(Sequence Tag Site,STS),基因组概览序列(Genome Survey Sequence,GSS)。其中 EST 序列条目占了整个核酸序列数据库的一半以上。

2. **基因组数据库**　基因组数据库是分子生物信息数据库的重要组成部分。基因组数据库内容丰富,名目繁多,格式不一,分布在世界各地的信息中心、测序中心以及和医学、生物学、农业等有关的研究机构和大学。基因组数据库的主体是模式生物基因组数据库,其中最主要的是由世界各国的人类基因组研究中心、测序中心构建的各种人类基因组数据库。小鼠、河豚、拟南芥、水稻、线虫、果蝇、酵母及大肠埃希菌等各种模式生物基因组数据库或基因组信息资源都可以在网上找到。随着资源基因组计划的普遍实施,几十种动物、植物基因组数据库也纷纷上网,如英国罗斯林研究所(Roslin Institute)的 ArkDB 包括了猪、牛、绵羊、山羊、马等家畜以及鹿、狗、鸡等基因组数据库；美国、英国、日本等国的基因组中心的斑马鱼、罗非鱼(tilapia)、青鳉鱼(medaka)、鲑鱼(salmon)等鱼类基因组数据库；英国谷物网络组织(CropNet)建有玉米、大麦、高粱、菜豆农作物以及苜蓿(alfalfa)、牧草(forage)、玫瑰等基因组数据库。除了模式生物基因组数据库外，基因组信息资源还包括染色体、基因突变、遗传疾病、分类学、比较基因组、基因调控和表达、放射杂交和基因图谱等各种数据库。下面选择性介绍 GDB 的人类基因组数据库(http://www.gdb.org/)。

由美国 Johns Hopkins University 于 1990 年建立的 GDB 是重要的人类基因组数据库，现由加拿大儿童医院生物信息中心负责管理。GDB 的数据库用表格方式给出基因组结构数据，包括基因单位、聚合酶链反应位点、细胞遗传标记、EST、叠连群(contig)及重复片段等，并可显示基因组图谱，其中包括细胞遗传图、连锁图、放射杂交图、叠连群图、转录图等，并给出等位基因等基因多态性数据库。此外，GDB 的数据库还包括了与核酸序列数据库 GenBank 和 EMBL、遗传疾病数据库 OMIM、文献摘要数据库 MedLine 等其他网络信息资源的超文本链接。

GDB 的数据库是用大型商业软件 Sybase 数据库管理系统开发的，并用 Java 语言编写基因图谱显示程序，为用户提供了良好的界面，缺点是传输速度受到一定限制。GDB 的数据库是国际合作的成果，其宗旨是为从事基因组研究的生物学家和医护人员提供人类基因组信息资源。其数据来自于世界各国基因组研究的成果，经过注册的用户可以直接向 GDB 的数据库中添加和编辑数据。

3. 常用蛋白质序列数据库 由于蛋白质序列测定技术先于 DNA 的序列测定技术问世，蛋白质序列的搜集也早于 DNA 的序列。蛋白质序列数据库的雏形可以追溯到 20 世纪 60 年代。20 世纪 60 年代中期到 80 年代初，美国国家生物医学研究基金会(National Biomedical Research Foundation, 简称 NBRF)的 Dayhoff 领导的研究组将搜集到的蛋白质序列和结构信息以"蛋白质序列和结构地图集"(Atlas of Protein Sequence and Structure)的形式发表，主要用来研究蛋白质的进化关系。

(1) PIR(Protein Information Resource)蛋白质信息资源：PIR 建于 1984 年，每周更新。1988 年，美国的国家生物医学研究基金会(NBRF)、日本的国际蛋白质信息数据库(Japanese International Protein Information Database, JIPID)和德国的慕尼黑蛋白质序列信息中心(Munich Information Center for Protein Sequences, MIPS)合作成立了国际蛋白质信息中心(PIR-International)，共同收集和维护蛋白质序列数据库。PIR 数据库按照数据的性质和注释层次分 4 个不同部分，分别为 PIR1、PIR2、PIR3 和 PIR4(图 1-16)。PIR1 中的序列已经验证，注释最为详尽；PIR2 中包含尚未确定的冗余序列；PIR3 中的序列尚未加以检验，也未加注释；而 PIR4 中则包括了其他各种渠道获得的序列，既未验证，也无注释。

(2) SwissProt—蛋白质的序列和注释：由瑞士日内瓦大学于 1986 年创建，目前由瑞士生物信息学研究所(Swiss Institute of Bioinformatics, 简称 SIB)和欧洲生物信息学研究所 EBI 共同维护和管理。瑞士生物信息研究所下属的蛋白质分析专家系统(Expert Protein Analysis System, 简称 ExPASy)的 Web 服务器除了开发和维护 SwissProt 数据库外，也是国际上蛋白质组和蛋白质分子模型研究的中心，为用户提供大量蛋白质信息资源。

(3) TrEMBL 数据库：随着各种模式生物基因组计划的进展，DNA 序列特别是 EST 序列大量进入核酸序列数据库。TrEMBL 是从 EMBL 中的 cDNA 序列翻译得到的氨基酸序列，已经完成了自动注释。该数据库创建于 1996 年，采用 SwissProt 数据库格式，包含 EMBL 数

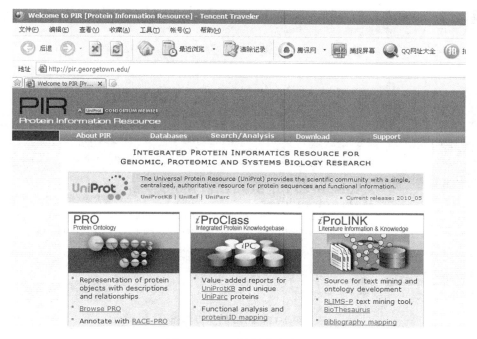

图 1-16　PIR 数据库主页面

据库中所有编码序列的翻译。TrEMBL 数据库分两部分,SP-TrEMBL 和 REM-TrEMBL。SP-TrEMBL 中的条目,最终将归并到 SwissProt 数据库中。而 Rem-TrEMBL 则包括其他剩余序列,包括免疫球蛋白、T 细胞受体、少于 8 个氨基酸残基的小肽、合成序列、专利序列等。

（4）GenPept 数据库:GenPept 是由 GenBank 中的 DNA 序列翻译得到的蛋白质序列,与TrEMBL 相似。由于 TrEMBL 和 GenPept 均是由核酸序列通过计算机程序翻译生成,这两个数据库中的序列错误率较大,均有较大的冗余度。

（5）NRL-3D 数据库:该数据库的序列是从三维结构数据库 PDB 中提取出来的。除了序列信息外,NRL-3D 包括二级结构、活性位点、结合位点、修饰位点等与蛋白质结构直接有关的注释信息,对研究蛋白质结构功能关系和同源蛋白分子模型构建特别有用。

4. 蛋白质结构数据库　　生物大分子三维空间结构数据库是另一类重要的分子生物信息数据库。根据分子生物学中心法则,DNA 序列是遗传信息的携带者,而蛋白质分子则是主要的生物大分子功能单元。蛋白质分子的各种功能,是通过不同的三维空间结构实现的。因此,蛋白质空间结构数据库是生物大分子结构数据库的主要组成部分。蛋白质结构数据库是随 X-射线晶体衍射分子结构测定技术的诞生而出现的数据库,其基本内容为实验测定的蛋白质分子空间结构原子坐标。20 世纪 90 年代以来,越来越多的蛋白质分子结构被测定,蛋白质结构分类的研究不断深入,出现了蛋白质家族、折叠模式、结构域、回环等数据库。

（1）PDB 蛋白质结构数据库:http://www.rcsb.org/pdb/

PDB 是国际上最完整的生物大分子三维结构数据库（图 1-17）,由美国 Brookhaven 国家实验室创建于 1971 年。1998 年,由美国国家科学基金委员会、能源部和卫生研究院资助,成立了结构生物学合作研究协会（Research Collaboratory for Structural Bioinformatics,RCSB）,PDB 从此改由 RCSB 管理和维护。

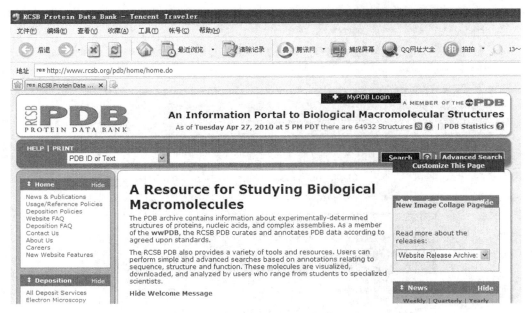

图 1-17 PDB 的主页界面

PDB 收集的数据主要来源于 X 光晶体衍射和核磁共振（NMR）的数据，经过整理和确认后存档而成。截止到 2010 年 4 月底，PDB 已收录了近 65 000 个由 X 射线衍射、核磁共振或理论计算得出的蛋白质、核酸和糖类的原子坐标、注解、一级结构、二级结构，以及晶体结构因子和 NMR 实验数据等内容（表 1-2，图 1-18），是进行生物分子结构研究的基本数据依据。与 EMBL 和 PIR 等序列数据库一样，结构数据库 PDB 也属于一次数据库，其中包括许多冗余的数据，乃至错误。PDBCheck 合作研究组对 PDB 数据库进行了全面的检验，并把结果存放在 PDBReport 数据库中，用户在使用 PDB 数据库中的某个文件时，可先查阅该数据库。与核酸序列数据库一样，可以通过网络直接向 PDB 数据库递交数据。

表 1-2 PDB 数据库收录条目一览表

分子类型				总数
蛋白质	蛋白质核酸复合物	DNA	RNA	
60 108	2661	1261	780	64 932

（2）SCOP 蛋白质结构分类数据库：http://scop. mrc-lmb. cam. ac. uk/scop/

蛋白质结构分类数据库（Structural Classification Of Proteins，SCOP）是由英国医学研究委员会（Medical Research Council，MRC）的分子生物学实验室和蛋白质工程研究中心开发和维护。该数据库对已知三维结构的蛋白质进行分类，并描述了它们之间的结构和进化关系（图 1-19）。SCOP 数据库从不同层次对蛋白质结构进行分类，以反映它们结构和进化的相关性。蛋白质可分成许多层次，但通常将它们分成家族、超家族和折叠类型。当然，不同层次之间的界限并不十分严格，但通常层次越高，越能清晰地反映结构的相似性。

家族：第一个分类层次，其依据为序列相似性程度。通常将相似性程度在 30% 以上的蛋白质归入同一家族，即它们之间有比较明确的进化关系。当然这一指标也并非绝对，某些情况下，尽管序列的相似性低于这一标准，例如某些球蛋白家族的序列相似性只有 15%，也可以从结构和功能相似性推断它们来自共同祖先。

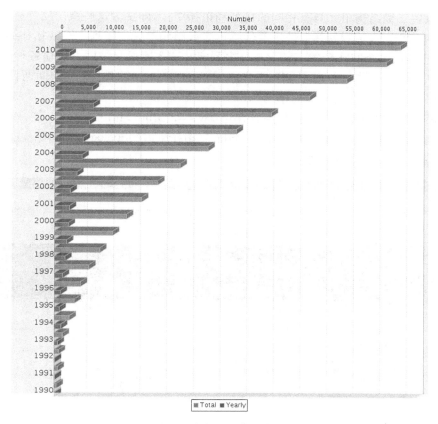

图 1-18　PDB 数据库收集蛋白质信息年增长图

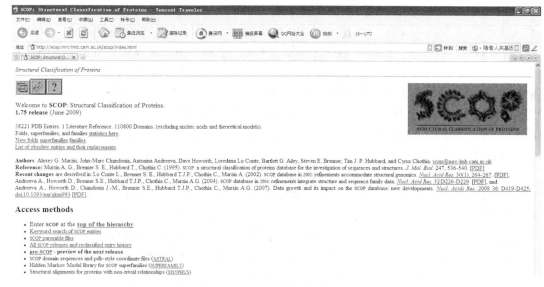

图 1-19　SCOP 数据库主页面

　　超家族：描述远源的进化关系，如果序列相似性较低，但其结构和功能特性表明它们有共同的进化起源，则将其视作超家族。

　　折叠类：所有折叠子被归于全 α、全 β、α/β、α＋β 和多结构域等几个大类。无论有无共同的进化起源,只要二级结构单元具有相同的排列和拓扑结构,即认为这些蛋白质具有相同的折叠方式。在这些情况下,结构的相似性主要依赖于二级结构单元的排列方式或拓扑结构。

SCOP 还提供一个非冗余的 ASTRAIL 序列库。这个库通常被用来评估各种序列比对算法。此外,SCOP 还提供一个 PDB-ISL 中介序列库,通过与这个库中序列的两两比对,可以找到与未知结构序列远缘的已知结构序列。

(3) CATH 蛋白质结构分类数据库:http://www.cathdb.info

CATH 含义为类型(Class)、构架(Architecture)、拓扑结构(Topology)和同源性(Homology),它由英国伦敦大学 UCL 开发和维护(图 1-20)。

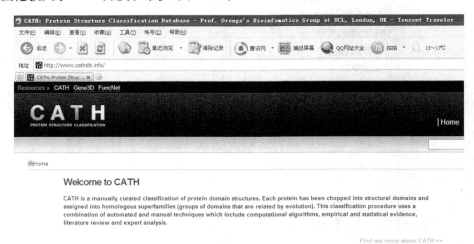

图 1-20　CATH 数据库主页面

CATH 数据库的分类基础是蛋白质结构域。与 SCOP 不同的是,CATH 把蛋白质分为四类,即 a 主类、b 主类、a-b 类(a/b 型和 a+b 型)和低二级结构类。低二级结构类是指二级结构成分含量很低的蛋白质分子。CATH 数据库的第二个分类依据为由 α 螺旋和 β 折叠形成的超二级结构排列方式,而不考虑它们之间的连接关系。第三个层次为拓扑结构,即二级结构的形状和二级结构间的联系。第四个层次为结构的同源性,它是先通过序列比较然后再用结构比较来确定的。第五个层次为序列层次,在这一层次上,只要结构域中的序列同源性大于 35%,就被认为具有高度的结构和功能的相似性。对于较大的结构域,则至少要有 60% 与同源性小的结构域相同。

CATH 数据库可以通过 UCL 的生物分子结构和模拟实验室的网络服务器来查询。通过 UCL 生物分子结构和模拟实验室的网络服务器还可以通过 PDBsum 查询 PDB 数据库。PDBsum 数据库提供对 PDB 数据库中所有结构信息的总结和分析,由 UCL 维护。每个总结给出了与 PDB 库中条目相关的简要信息,如分辨率、R 因子,蛋白质主链数目,配体,金属离子,二级结构,折叠图和配体相互作用等。这不但能了解 PDB 数据库中包含的结构信息,而且提供了获取一维序列,二维序列模体和三维结构信息的统一的用户界面。

(4) COG 蛋白质直系同源簇数据库:http://www.ncbi.nlm.nih.gov/COG

蛋白质直系同源簇(COGs)数据库是对细菌、藻类和真核生物的 21 个完整基因组的编码蛋白,根据系统进化关系分类构建而成(图 1-21)。COG 库对于预测单个蛋白质的功能和整个新基因组中蛋白质的功能都很有用。利用 COGNITOR 程序,可以把某个蛋白质与所有 COGs 中的蛋白质进行比对,并把它归入适当的 COG 簇。COG 库提供了对 COG 分类数据的检索和查询，基于 Web 的 COGNITOR 服务，系统进化模式的查询服务等。COGNITOR 程序下载：ftp://ncbi.nlm.nih.gov/pub/COG。

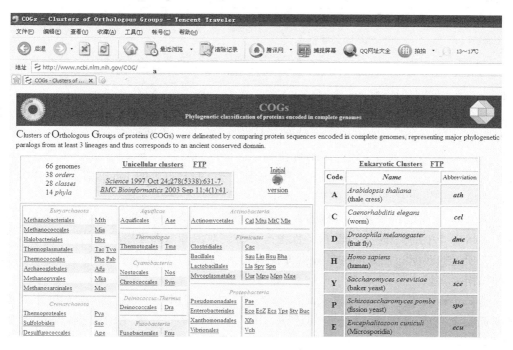

图 1-21　COGs 数据库主页面

三、生物信息数据库查询

（一）Entrez 查询系统

Entrez 是基于 Web 界面的综合生物信息数据库检索系统。Entrez 由美国 NCBI 开发，用于对文献摘要、序列、结构和基因组等数据库进行关键词查询，找出相关的一个或几个数据库条目。该系统目前主要包括核酸序列数据库、蛋白质序列数据库、基因组数据库、蛋白质结构数据库、生物医学文献摘要数据库、系统分类数据库、人类遗传疾病和遗传缺失在线数据库，以及基因信息数据库、种群亲缘关系核酸序列比对数据库、表达序列标签数据库等（表 1-3）。利用 Entrez 系统，用户不仅可以方便地检索 GenBank 的核酸数据，还可以检索来自 GenBank 和其他数据库的蛋白质序列数据、基因组图谱数据、来自分子模型数据库（MMDB）的蛋白质三维结构数据、种群序列数据集、以及由 PubMed 获得 Medline 的文献数据。

表 1-3　Entrez 数据库查询系统提供的数据库

数据库名称	数据库简介
PubMed	生物医学文献 MedLine 摘要
GenBank	核酸序列
Proteins	SwissProt，PIR 以及 GenBank 翻译得到的综合蛋白质序列
Structures	PDB 三维结构数据库
Genomes	已经完成和正在进行的模式生物基因组信息
OMIM	人类遗传疾病在线数据库（Online Mendelian Inheritance in Man）

续表

数据库名称	数据库简介
Taxonomy	系统分类信息
LocusLink	基因关联信息
PopSet	具有亲缘关系的种群之间核酸序列同源性比对结果

Entrez 系统具有以下特点：

1. 使用十分便利　Entrez 有机地结合序列、结构、文献、基因组、系统分类等不同类型的数据库，通过超链接，用户即可从一个数据库直接转入另外一个数据库。

2. Entrez 把数据库和应用程序结合在一起　例如，通过"Related sequence"工具，可以直接找到与查询所得蛋白质序列同源的其他蛋白质。查询得到的蛋白质三维结构，可以通过在用户计算机上安装的 Cn3D 软件直接显示分子图形。

3. Entrez 系统的开发基于特殊的数据模型　NCBI ANS.1（Abstract Syntax Notation），在对于文献摘要中的关键字查询时，不仅考虑了查询对象和数据库中单词的实际匹配，而且考虑了意义相近的匹配。在查询文献数据库摘要得到结果后，可以通过点击"Related Articles"继续查找相关文献。

利用 Entrez 在线查找序列图示：Entrez 提供了方便实用的检索服务，所有操作都可以在网络浏览器上完成，对于检索获得的记录，用户可以选择需要显示的数据，保存查询结果（图 1-22～图 1-24）。

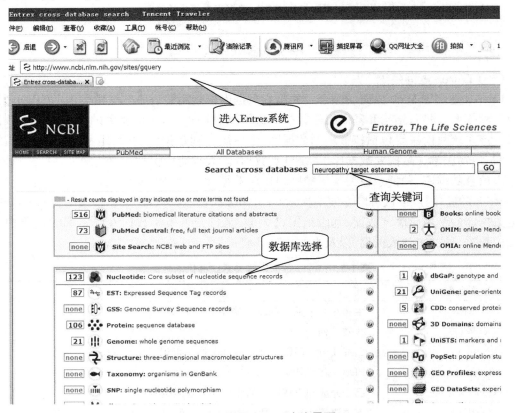

图 1-22　利用 Entrez 查询界面

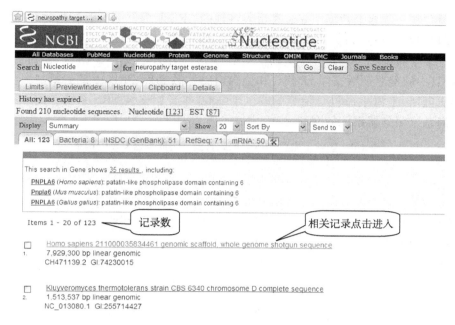

图 1-23　查询结果界面

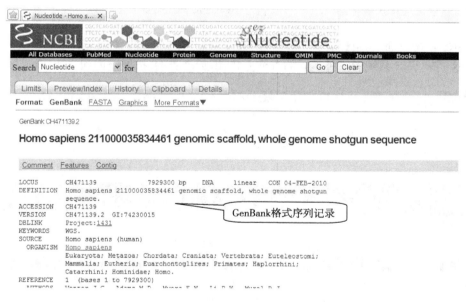

图 1-24　查询结果中的单个序列

(二) SRS 查询系统

SRS(Sequence Retrieval System)由欧洲分子生物学实验室开发,最初是为核酸序列数据库 EMBL 和蛋白质序列数据库 SwissProt 的查询开发的。随着分子生物信息数据库应用和开发的需求不断增长,SRS 已经成为欧洲各国主要生物信息中心必备的数据库查询系统。目前,SRS 已经发展成商业软件,由英国剑桥的 LION Bioscience 公司继续开发,学术单位在签订协议后可以免费获得该软件的使用权,而非学术单位则需要购买使用权。

SRS 是一个开放的数据库查询系统,即不同的 SRS 查询系统可以根据需要安装不同的数据库。目前共有 300 多个数据库安装在世界各地的 SRS 服务器上。欧洲生物信息学研究所、英国的基因组测序中心 Sanger Centre 和英国基因组资源中心 HGMP 等大型生物信息中心安装了 100 多个数据库。北京大学生物信息中心 1997 年开始安装 SRS 系统，目前共有 70 多个数据库，其中核酸序列数据库 EMBL 和蛋白质结构数据库 PDB 每日更新。国内中国科学院微生物研究所、上海生命科学院等单位也于 2000 年开始安装 SRS 系统。国际上主要 SRS 数据库查询系统服务器系统的网址见表 1-4。

表 1-4　国际上主要 SRS 数据库查询系统服务器系统的网址

单位	网址
欧洲生物信息研究所	http://srs6.ebi.ac.uk/srs6/
英国基因组资源中心	http://iron.hgmp.mrc.ac.uk/srs6/
英国基因组测序中心	http://www.sanger.ac.uk/srs6/
法国生物信息中心	http://www.infobiogen.fr/srs6/
荷兰生物信息中心	http://www.cmbi.kun.nl/srs6/
澳大利亚医学研究所	http://srs.wehi.edu.au/srs6/
德国癌症研究所	http://genius.embnet.dkfz-heidelberg.de/menu/srs/
加拿大生物信息资源中心	http://www.cbr.nrc.ca/srs6.1/

在 SRS 系统页面上，可以看到 Standard Query Form、Extended Query Form、Quick Search 三个按钮，这代表 SRS 系统的三种不同的查询方式，即标准查询、扩展查询和快速查询（图 1-25）。

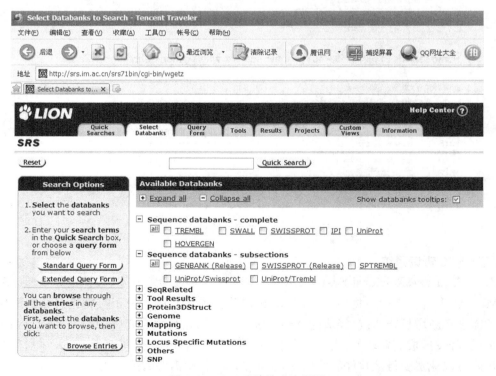

图 1-25　SRS 系统的查询界面

1）快速查询：在页面正上方的快速检索栏中填入关键词，按回车键或点击"Quick Search"按钮，即可得到查询结果。如选择蛋白质序列数据库 SWISSPROT，输入钙离子通道"calcium channel"，按回车键或点击"Quick Search"按钮后即得到该数据库中与钙离子通道有关的蛋白质序列的条目及其他信息。

2）标准查询：快速查询方式简单方便，但不便于由用户限定查询条件。例如，上述查询结果中包含了部分钾离子通道序列条目，也包括了钙离子通道序列片段条目，因为在这些条目中，也出现了"calcium channel"关键词。选择标准查询方式，则可以由用户给出适当的查询条件，以缩小查询范围。点击"Standard"按钮，即可进入标准查询页面（图1-26）。

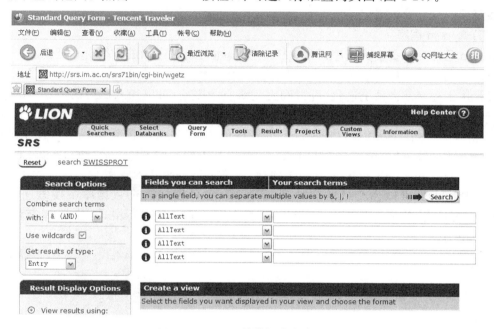

图 1-26　SRS 系统的标准查询界面

以蛋白质序列数据库 SWISSPROT 为例，选择该数据库后，点击"Standard"按钮，则进入该数据库的标准查询页面。将页面左侧查询结合方式选择栏"combine search with"下的 AND 改为 BUTNOT，再在查询表单中分别填入"calcium channel"、"potassium channel"和"fragment"，则可将钾离子通道和钙离子通道蛋白的序列片段滤除。同时，在序列条目显示方式栏"Use predefined view"中选择"proteinChart"。点击页面左上方的"Submit Query"按钮，则得到以 Java 图形表示的蛋白质序列疏水特性图。改变用于计算平均疏水值的残基数，可以得到不同的波形图。

3）扩展查询：标准查询方式的功能比快速查询有所增加，但并没有体现 SRS 的全部查询功能。而利用扩展查询方式，则可充分利用 SRS 系统强大的查询功能。例如，可以将输入关键词的查询范围限定在物种、说明、作者、文献等范围内，也可以限定日期和序列长度等。对 EMBL 数据库，还可以选择人、植物、EST 等不同的子库进行检索。此外，还可以选择 EMBL 和 SwissProt 等数据库的序列特征表（feature table）中某些特殊内容，实现快速高效的检索。

四、向数据库提交数据

以 GenBank 为例，生物学科研工作者可以通过两种方式提交数据，一种是 WEB 的 BankIt 方式，另一种是运用独立程序 Sequin 来完成。

（一）BankIt

BankIt 是 NCBI 提供的一个在线提交序列的工具，适合于独立测序工作者用来提交少量序列，或者在页面下对已发布序列信息进行修改。以表单形式出现的 BankIt 包含有作者联络信息、发布数据信息、参考信息、序列来源信息以及 DNA 序列本身的信息。GenBank 的 BankIt 页面上提供了多种序列类别的选择，如果所提交的序列类别包含在已提供的类别中可以直接点击提交；如果没有，则需要作者提交一个对该序列完整的文本描述。BankIt 不适合大量序列的提交，也不适合提交很长的序列，EST 序列和 GSS 序列也不适合用 BankIt 提交。

用户提交序列后，会从电子邮件收到自动生成的数据条目、GenBank 的新序列编号，以及完成注释后的完整的数据记录。

（二）Sequin 程序

Sequin 程序用来提交大量序列和较复杂序列，也可以对序列进行编辑和更新。Sequin 程序能方便的编辑和处理复杂注释，并包含一系列内建的检查函数来提高序列的质量保证。它还被设计用于提交来自系统进化、种群和突变研究的序列，可以加入比对的数据。Sequin 除了用于编辑和修改序列数据记录，还可以用于序列的分析，该程序通常接受以 FASTA 或 ASN. 1 格式的序列。GenBank 提供 Sequin 程序的下载，Sequin 的使用说明可详见其网页：http：//www. ncbi. nih. gov/ Sequin/index. html。在不同操作系统下运行的 Sequin 程序都可以在 ftp://ncbi. nlm. nih. gov/sequin/下找到，在 Windows 和 UNIX 操作系统下均可以运行。

中国科研人员可以递交核酸序列到 CDNAP，也可以从这个数据库中搜索序列，进行 BLAST 序列比对，并可与 EMBL、GenBank 和 DDBJ 数据库间进行格式转换。递交程序有详细的中文说明。

（龙鼎新）

第二章 ▸ 医学科研的选题与课题申报

医学科研是以正确的观点和方法,探索与医学有关的未知或未全知的事物或现象的本质及规律的一种认识和实践。面对医学领域不断出现的新问题,如何针对发现的新问题选择适当的研究方法,找到解决问题的方法,是医学研究人员应学习和掌握的技术。医学科研选题是科学研究的基础,它充分体现了研究者的科学思维、学术水平、实验能力以及预期目的。选题是否恰当,直接关系到科研成果的大小、科研进展的快慢、科研是否失误等。

第一节 医学科研选题的原则

在医学科研选题过程中,必然要面对三个问题:即什么样的问题才是医学科研要研究的课题? 从哪里去找医学研究课题? 在众多问题中,如何选定适合自己的研究课题? 医学科研是研究具有专业性的、有价值的问题,也是医学上需要探究、解决的问题。医学科研目的是为提高疾病防治水平、增进人群健康和提高人口素质服务,医学科研工作者需努力提高选题的能力,在选择医学科研课题时,通常应当遵循以下原则。

一、科学性原则

科学性是科学研究的灵魂。选题的科学性就是指选题的依据、选题的过程与科研设计的理论和方法是遵循科学规律的,即选题与设计必须是科学的。为保证选题依据的科学性,医学科技工作者必须做到:①选题时要坚持辩证唯物主义世界观与方法论,运用辩证思维,遵循客观规律;②选题要尊重客观事实,坚持事实求是的科研工作作风,选题时建立在国内外迄今已有工作的基础上,而不是主观臆想的;③正确处理继承与发展的关系,选题一般不能与已确认的、被人们公认的基本科学规律和理论相矛盾;④选题应尽可能具体、明确,充分反映出研究者思路的清晰度与深刻性。

选题成败与否,主要取决于设计的科学性,包括专业设计和统计设计。在专业设计时,受试因素、受试对象与效应指标的选择,应当尽量做到技术路线清楚,设计科学严谨,研究方案具体,实验步骤合理,实验方法和设备先进。在统计学设计时,应当准确选用实验设计或调查设计类型。

二、创新性原则

创新是科研的生命线,它体现了科学研究的真正价值,是科研立题的重要前提。创新性往往是申请项目成败的关键,创新不是凭空臆想,而是源于科学研究的基础和成果,并取决于选题者科学的思维方式和敏锐的洞察力。衡量课题的先进性,主要考核它的创新性如何。一个创新性强、科学意义和应用价值大的课题一般具有如下特点,①目标要高:不重复前人已做过并得到肯定的工作,而是研究前人没有做过的工作;②思路要新:要善于在错综复杂的矛盾或疾病现象中寻找新的切入点和突破口,科研思路新颖、别具一格;③方案可行:技术路线新颖、简洁,方法先进。就是用最简洁的路线、最简单的方法、最少的指标完成研究课题,实现研究目标。若为理论课题,要求有新观点、新发现、得出新结论;若为应用课题,则要求创建新技术、新材料、新工艺、新产品;或是把原有技术应用于新领域。

一项研究没有创新,就不会产生有价值的成果,这种项目得到资助的可能性极小。创新可分为初级创新和次级创新。初级创新又叫原始创新,即前人未做过的工作。其核心在于所在研究领域中新概念、新理论的建立或突破(新的技术观点)、新方法的建立或在新领域内的拓展等(含新的学科生长点);基础研究的工作主要属于原始创新。次级创新也称跟踪性创新或改良性创新,其主要表现在现有概念、理论、方法等研究的基础上,有新的思想、新的方法、新的技术路线等;一项具体的研究课题一般只应有一个新的研究内容,因为科研如同数学求解一样,根本方法是以已知求未知,同时安排几个"未知",以未知求未知通常是徒劳的。

选题的创新性体现在以下几个方面:①所选的课题是迄今为止前人尚未涉足的,需要开辟新的领域或建立新的技术方法等,即填补某个学科中的空白;②以往虽有人作过研究的课题,现在由于医学科学的发展面临的新问题、获得的新实验依据及新的理论,促使该课题有新的发展、补充或修正;③已有的理论不能完全解释的自然现象,某些客观事实与解释它的理论相抵触的问题;④文献提示国外已有人在从事该方面的研究,但国内比较薄弱或尚未起步,需结合我国实际进行探索,属于填补国内此领域的空白。由此可见,充分地复习有关专业文献,及时掌握国内外发展动态,确保选题的创新性是科研工作者应该做到的。

三、需要性原则

医学选题的方向必须从国家经济建设、卫生事业发展和贯彻国家卫生工作方针的指导思想出发,尽量选择在医药卫生、卫生保健等领域中有重要意义或迫切需要解决的关键问题。医学基础研究、延缓衰老、提高生命的质量等科学技术课题都属于长远需要的课题。但从临床科研考虑,当前迫切需要研究的课题主要是威胁人类健康和生命最严重的疾病。例如我国死亡原因前五位的是恶性肿瘤、脑血管病、心脏病、呼吸系统疾病、损伤和中毒,占总死亡的80%左右。还有环境污染所致的公害病、食品安全问题所致的食物中毒和食源性疾病、职业有害因素所致的职业病等,以及目前面临的许多公共卫生问题都是当前医疗卫生事业亟待研究的课题。因此开展关于这些疾病的流行规律、发病机制及诊治预防措施研究,对促进我国医学发展、提高重大公共卫生事件的应急能力、疾病监测与诊疗水平具有重要的意义。

科研工作者可以根据个人专长、工作基础与科研条件选择当前迫切需要的课题,也可选国家长远发展需要的课题,选题时可参考国家中长期科技发展规划、国家十一五科技发展规划以及即将实施的国家十二五科技发展规划。申报基金项目时,首先一定要仔细阅读和了解相关的项目指南要求,所选课题要符合项目指南要求的研究范围和研究目标。同时,还要注意项目指南中资助的研究重点,以及优先资助领域等的信息。

四、可行性原则

可行性即指具备完成和实施课题的条件。就研究者个人而言,为保证选题的可行性,选题要注意如下几点:①与本人能力相适应。研究者在确定选题时,要有量体裁衣、量力而行的求实精神。②与本人经历相接近。对体验最深刻,感受最丰富的问题从理论上加以研究探讨,就会使研究成果显得有声有色。③与本人兴趣相吻合。兴趣是成功的基础,是智力的促发器,是促进创新、取得成功的原动力。④与本职工作相结合。结合自己的本职工作开展创新,把本职工作和创新研究统一起来,使创新围绕工作,并服务于工作。

就客观条件而言,为达到科研选题的可行性,必须做到:①申请者除技术职称符合规定外,还须具有一定的研究经验和完成课题的研究能力;②课题组全体成员是一支知识与技术结构合理的队伍;③有与申请课题有关前期工作积累;④具备完成课题的客观条件,如仪器设备、研究手段、动物供应、临床病例、研究时间、协作条件等。

五、效益性原则

所谓效益性原则,就是指选题必须考虑投入与产出。要求投入少,见效快,产出大。在当前我国国力有限而又迫切需要发展科技的情况下,效益性是选题时应该引起重视的原则。要求开展课题研究投入的人、财、物等因素要尽量少、时间尽量短,研究的成果出得快,并能迅速转化为生产力。课题研究影响大,成果的档次高。具体地说,对于基础课题要求具有理论意义与(或)潜在应用价值;对于应用课题要求具有经济效益和(或)社会效益。不具备效益性的课题是无法得到支持与资助的。

第二节　医学科研工作假说

在初步确定了医学科研方向和文献调研后,要对准备研究的问题进行思考,依据已掌握的理论和事实形成一个解决问题的假想,这就需要建立假说。"没有假说,实验无从谈起",这是哥伦布的一句名言。任何科研必须先有假说,实验只是验证假说的根本途径。实际上,建立假说是医学科研选题的核心环节,因此,正确的提出假说是科研工作者的一项基本功。只有根据这些假说来设计实验,进行研究,才能进一步验证、修改或完善假说,甚至使假说上升为理论。

一、工作假说及其特征

(一) 假说的含义

科学研究的目的是要解决科学问题。为了解决一定的科学问题,人们根据已知的科学事实和科学原理,对所研究的问题及其相关的现象作出一种试探性的陈述或假定性的说明,这种试探性的陈述或假定性的说明就是假说。

(二) 医学科研假说的特性

1. 来源的科学性　医学科研假说是以已有的医学事实和医学科学理论为基础,并与已知的医学科学理论和医学基本事实相符合。医学科学的假说不是主观凭空臆想,不是猜测,更不是幻想,而是建立在真实的医学事实材料基础上的,这些医学事实依据既可以是个人初步医学实践获得的,也可以是他人或前人已做过的工作。

2. 说明的假定性　尽管医学科研假说是以一定医学事实为依据,通过科学思维做出的推测性设想,但这种设想只是一个推测性的说明,尚未达到确切可靠的认识,因而有待于进一步通过医学科学实验或临床试验来检验或证实。尤其在医学科学实践中,人们常说"人是活的,病是变的",说明影响的因素很多,假说不确定成分也多,因此,建立医学科研假说更要慎重,有时医学科研假说形式是多元的,其意义是相对的。

3. 解释的系统性　提出医学科研假说不仅应该有医学事实依据,而且能够说明和解释已有的医学现象,不仅能够解释说明以往的医学理论、事实和现象,也能解释以往医学理论不能说明的医学事实和现象。医学科研假说能够揭示的范围越大,表明医学科研假说反映医学客观规律的程度越好,也就是医学科研假说解释系统性越好。当然,不能要求一个医学科研假说能够解释全部事实,但应能够解释大部分事实,特别是与假说建立有关的主要事实。

4. 预见的可验性　医学科研假说的科学价值在于可被重复和验证。一个好的医学科研假说应当是可以重复和验证的,重复和验证的越多,科学价值越大,越接近理论范畴。任何科研假说必须在实践中可以被重复和验证。医学实践是检验真理的唯一标准,判断某一医学科研工作假说是否成立,不是依靠主观宣传,而应取决于医学实验检验的结果,不能重复和验证的假设是不能作为科学假说的。

5. 发展的螺旋性　一个能真正解决问题的假说的成立,一般不会是一次完成的,大多数往往要经过若干次"假定—检验—再假定—再检验"的一个螺旋式发展过程,根据检验的客观事实,不断修改与补充,才能逐步完善。

二、假说的作用

医学科研假说是一种假定的科学理论,科研活动就是提出假说、检验假说、修订和完善假说的过程,是发现、认识事物内在规律,建立新的科学理论必须经历的一个重要阶段和不可缺少的形式与方法,假说正确与否决定着科研的成败。假说在科研工作中的主要作用如下:

1. 假说使科学研究带有自觉性　医学科研假说是对未知的自然现象及其规律性的一种科学的推测,研究者可以根据这种推测确定自己的研究方向,进行有目的、有计划的观测和实验,避免盲目性和被动性,充分发挥主观能动性和理论思维的作用,因而又往往能够作出惊人的科学发现。

2. 假说是建立和发展科学理论的桥梁　科学理论是对自然界客观规律的正确反映,但是由于受各种条件的限制,人们不可能一下子达到对客观规律的真理性认识,而往往要通过假说—验证—再假说—再验证;运用已知的科学原理与事实去探索未知的客观规律,不断地积累实验材料,不断地增加假说中的科学性的内容,减少假定性的成分,逐步地从现象深入到本质,从个别上升到一般,从感性经验上升到理性认识,建立起正确反映客观规律的科学理论。随着科学的发展,又会出现原有的理论所不能解释的新问题,这就需要提出新的假说,建立新的理论。自然科学就是沿着假说—理论—新假说—新理论的途径,不断地向前发展的。

3. 不同假说的"争鸣"有利于学术繁荣　不同的假说是从不同的侧面对客观事物本质和规律的探索,它们之间的争论,有助于揭露矛盾、启发思考、开阔思路、相互补充,有利于更全面、更深刻地揭示事物的本质,促使科研向更广更深的层次发展,从而推动科学技术的进步。

三、假说形成的方法

(一) 假说的形成

事实依据与理论基础是形成假说的条件,但还要经过较严密的逻辑思维过程才能形成假说。建立假说的形式是多样的,主要是逻辑性假说。即运用逻辑中的类比、分析和综合、归纳和演绎等方法建立假说。

1. 比较分类法　此法首先比较对象间的异同,然后根据异同将对象区分为不同类别,这是自然科学研究中最常用的方法。

2. 分析综合法 所谓分析，就是把整体分解为部分，或将复杂的事物分解为简单要素，把动态化为静态进行研究。综合是与分析相反的一种思维过程。医学研究的对象主要是复杂的生物体，因此采取分析与综合相结合的研究方法是符合认识规律的。

3. 归纳演绎法 人类对事物的认识存在两个过程：由个别到一般和由一般到个别。由个别到一般的主要思维方法是归纳，由一般到个别的主要思维方法是演绎。归纳是演绎的基础，演绎是归纳的指导，归纳与演绎相结合，也是科研中主要的基本逻辑方法。

在完成一个较大的科研项目的过程中，实际上往往使用多种逻辑方法与非逻辑方法（如形象思维、直觉等）。所以，熟练地掌握这些思维方法，巧妙地配合应用，便可达到事半功倍的效果。

(二)假说的检验

科学的假说包含着正确的内容和真实性尚未确定的成分。因此假说必须经过实践去检验和发展。最后才能够得到对内在规律真实的认识。而要检验和发展假说，必须通过严格的科学实验，只有经过实践证实了假说成立，才可能上升为新的观点、新的学说、新的理论。假说检验分为两部分，首先进行假说的逻辑分析，其后进行实验检验。

1. 逻辑分析 主要检验假说在理论上是否成立，逻辑分析的方法主要是逻辑证明和反驳，即从少量的简单前提出发，通过严密的逻辑推理得出的结论，如果和已知的结论和事实不相矛盾，并能推出新颖的预测，则可进行下一步实验检验。

2. 实验检验 在医学实践中假说的实验检验包括调查、观察和实验等不同方法的验证。方法虽然不同，但基本要求却相同，都要求进行周密的前瞻性科研设计，所得到的结果要具有可重复性。

3. 检验结果的分析 检验结果大致有以下四种情况：

(1) 实验结果符合假说的预期结果；

(2) 实验结果部分符合假说预期结果；

(3) 实验结果与假说不符，但也不能否定假说（证伪）；

(4) 实验结果与假说预期结果截然相反。

对以上不同结果应视具体情况进行具体分析，分别对待。对第一种情况只能认为在研究者进行实验的特定条件下才是正确的，对有普遍意义的假说一般不被绝对证实，也即真理的相对性。对第二种情况要进一步分析实验的科学性和严密性，若无误，可对假说进行修改和补充，使之适应矛盾的事实，然后再进行实验，继续修改和补充，直至与实验结果相符。第三种情况则应从不同角度和侧面再进行检验，而不能随便放弃假说。第四种情况，即使修改和补充假说也不能自圆其说时，一般考虑放弃原假说。

第三节 医学科研课题的来源

科研课题的选题一般根据国家需要、社会需求及个人兴趣。我国医学科研选题大致有以下几个来源。

一、指令性课题

主要是国家政府部门根据我国短、中、长期目标制定的并指令科研实力强的科研院所执行的课题。这类课题具有行政命令性质，因此又称为指令性项目。如军队或全国的"九五"、"十二五计划"、"863 计划"、"国家公关"、"星火计划"、"973"、"基因工程"等科研项目,这类项目的经费额度较大,但获得指令性项目,必须具有雄厚的科研实力。如血吸虫病防治课题、计划生育课题等都属于此类课题。

二、指导性课题

指导性课题又称招标性的基金资助课题。国家有关部门根据医药卫生科学发展的需要,设立若干科研项目,引入竞争机制,采取公开招标方式落实课题实施计划。在招标中,实行自由申报,同行专家评议,择优资助。指导性课题申请者的职称一般要求是副高以上职称的科研工作者,中级职称的研究人员要有两名同行专家推荐,才有申请资格。指导性课题主要有以下渠道。

(一) 国家自然科学基金

国家科技部每年度颁发招标《项目指南》。医药卫生的主要类别如下:

1. 面上项目 面上项目是国家自然科学基金资助体系中的主要部分,主要支持科技工作者在国家自然科学基金资助范围内自由选题,开展创新性的科学研究,资助期限一般为三年。这类项目面广、量大,占所有资助的大部分。内容包括自由申请项目、青年科学基金项目、高技术项目与新概念、新构思探索项目。青年科学基金项目鼓励 35 岁以下且具有较高学位或科研能力较强的年轻人申报。

2. 重点项目 指处于学科前沿并可能出现突破,具有重要意义的项目,此项目资助强度较大。国家自然科学重点基金项目,主要支持科技工作者结合国家需求,把握世界科学前沿,针对我国已有较好基础和积累的重要研究领域或新学科增长点开展深入、系统的创新性研究工作。重点项目要体现有限目标、有限规模和重点突出的原则,重视学科交叉与渗透,充分利用现有重要科学基地的条件。

3. 重大项目 重大研究计划是自然科学基金会为推动学科交叉和科技源头创新采取的一项重要举措,2000 年开始实施试点以来,已经启动了十二个重大研究计划。在加强顶层设计的同时,营造多学科和启迪新思路的交流与合作的平台,突出战略性,以项目群的方式,围绕整体目标进行研究方面做出了积极的探索。这种资助模式能更好地体现国家需求导向与科学问题自由探索意愿的统一,有利于交叉学科问题和重大科学问题的解决,有利于某些重要研究领域整体研究能力的提升,重大项目指理论与应用意义重大,目标明确,基础坚实,可望在近期取得重大成果的项目。

4. 专项项目 是自然科学基金会为专门支持或加强某一领域或某一方面而设立的专款资助项目,目前包括数学天元基金、复杂性科学研究专款和科学仪器基础研究专款三类,其中的数学天元基金项目不参加各类项目的限项检索,复杂性科学研究专款项目计入面上项目的限项检索范围,科学仪器基础研究专款项目计入重点项目的限项检索范围。

5. 人才资助项目 含国家杰出青年科学基金,海外青年学者合作研究基金,香港、澳门青年学者合作研究基金,创新研究群体科学基金等。国家杰出青年科学基金旨在促进青年科学技术人才成长,鼓励海外学者回国工作,加速培养造就一批进入世界科技前沿的优秀学术带头人。该基金资助国内及尚在境外即将回国工作的 45 周岁以下的优秀青年学者,在国内进行自然科学基础研究和应用基础研究。海外青年学者合作研究基金是国家自然科学基金委员会为鼓励部分海外青年学者回国工作特定设立的。该基金资助在海外从事科学研究、暂不能回国定居的、45 岁以下优秀青年学者每年在国内进行一定期限的自然科学基础研究和应用基础研究。香港、澳门特别行政区青年优秀学者合作研究基金是自然科学基金会为鼓励和吸引部分香港、澳门特别行政区优秀青年回内地工作特定设立的。该基金资助在香港、澳门特别行政区从事科学研究,暂不回内地定居的 45 岁以下优秀青年学者每年在内地进行一定期限的自然科学基础研究和应用基础研究。

此外,国家自然科学基金委员会为稳定地支持基础科学的前沿研究,培养和造就具有创新能力的人才和群体,于 2000 年开始试行设立创新研究群体科学基金,以资助在原始创新方面已有系列成果的研究机构,鼓励具有国际领先或进入国际先进前沿的研究进一步扩展和深入。

(二)政府管理部门科研基金

省市及地市科技、教育、卫生行政部门设置医药科学专用研究基金。主要用于资助应用性课题,重点放在常见病、多发病、地方病和职业病的防治研究。

(三)单位科研基金

随着医疗卫生事业的发展,各单位的市场意识和科研意识增强,均拨出一部分经费用于科技开发。主要资助对象是年轻人,重点资助起步性课题,为下一步申请国家级与省级课题奠定基础。

(四)科技部专项计划课题

包括国家 973 计划项目、国家 863 计划项目、火炬计划、星火计划、国家重点科技攻关项目、国家科技成果重点推广计划、社会发展科技计划、技术创新工程、国家重点新产品计划等。

(五)国际协作课题

由科技部与国际间科研机构、基金会等组织就某一科学或技术问题组织进行的跨国家、跨区域的研究课题。该类课题有定期和不定期之分,申请者一般需要依托科研实力较为强大的科研团队,才有获得资助的可能。

三、委托课题

委托课题又称横向资助课题,来自于各级主管部门、大型厂矿企业和医药公司等,受托单位利用自身的技术力量和设备优势,协助委托单位研制某项新产品、新技术和新方法,或测试分析某些产品的成分、解决某项技术难题等。

四、自选课题

医学科研工作者,可以按照个人的专长与经验,在自己岗位上根据本人或单位的需要,自由地选择研究课题。

国家级攻关课题项目,重点解决严重危害人民健康和生命安全的重大疾病的防治技术和手段,以应用性研究为主;国家自然科学基金重点资助基础研究和应用基础研究;国家高技术研究发展计划(863 计划)中的生物技术领域主要以产品为龙头,基本上属于开发性研究;国家基础性重大关键项目计划(攀登计划)与国家重点基础研究规划项目计划(973 计划)主要资助重大的基础性研究;火炬计划是旨在促进我国高技术成果商品化、产业化和国际化的一项指导性开发计划。科研工作者可以根据国家的长远发展规划,国务院各部委、各省市、各厅局相应制定的适合各专业特点和各省市地方特色的经济、科技发展规划,这些规划中所提出的研究目标就更具体和明确,从中寻找研究课题,同样是医学科研课题的主要来源。从卫生部来讲,其科研基金和优秀人才基金的经费分配比例是基础医学、应用研究、开发研究各占一定的比例,医学科研选题时要贯彻上述精神。

第四节 医学科研的选题思路和方法

选题前必须做好充分的调研工作。首先,了解国家和地方的资助形式,学习国家的科技方针、政策,明确当年资助形式和科研服务方向;其次,加强文献资料查阅、调研以及信息分析工作,及时了解和认真分析国内外该研究领域的研究现状、动态趋势及存在问题,找到适合自己科研攻关的突破口,根据自己的优势确定主攻方向和目标。了解各种渠道科技计划的性质特点、资助方式、资助强度及资助对象,使科技人员能选择合适的课题进行申报。

选题还必须要量力而行,应根据研究条件和课题资源慎重选择,难度要适中。如果课题难度太大,有可能会半途而废。在科学探索过程中,每一阶段都会形成新的认识,多次试验结果与最初的设想不同或者根本做不出来时,不可行;另一种情况也许是目前不具备作出预想结果的实验条件。在这种情况下,就需要根据实际情况调整课题,即改题。经验表明,科研工作中改题的现象时有发生,或者选题存在问题,或者实验条件不具备,或者实验方法有问题,所以科研人员要根据自己的能力进行申报。

一、选 题 方 法

(一)从工作实践中发现课题

在日常工作实践中,要注意观察和记录遇到的各种实际问题,发现课题。尤其对于多次遇到不能用自己现有的知识对其进行解释问题时,我们要大胆地提出假设,并对它进行论证。只有当我们的经验和资料积累到一定量的时候,提出新的问题就会轻而易举了。

(二)从机遇或灵感中捕获课题

在科学史上,有不少例子都可以说明机遇在科研选题中的巨大作用,机遇可以成为发展科学理论的先导。例如,伦琴在研究阴极射线时,意外地发现阴极射线管 1m 外的亚铂氰化钡荧光屏上出现了一道绿色的闪光,这是阴极射线所不能到达的,因为阴极射线不可能穿越几厘米的空气。他抓住了这一奇特的现象作为研究专题进行研究,从而发现了 X 射线,敲开了原子世界的大门,为微观物理学理论的逐步形成作出了杰出的贡献。另一方面,机遇可以为科学发现和技术发明提供专题。如电磁学的建立和电滚磁效应的运用,正是 1819 年丹麦物理学家奥斯特在实验中意外发现通电导线引起磁针指向的变化,人们才开始对电磁学进行研究的。许多生动的实例告诉我们,及时捕获瞬间闪念和灵感,抓住机遇,必须具备敏锐的观察能力。敏锐的观察对遇到的意外现象格外重要,在别人不注意的地方发现新现象、新事实,通过偶然出现的现象去查明背后隐藏着的、起支配作用的规律和事物的本质,形成自己的研究探索专题。

(三)从文献调研中发现课题

通过查阅文献可以了解自己所要进行探索的领域的历史、现状以及发展趋势。了解前人做了什么工作,取得了什么成果,存在什么问题,有什么样的科学探索研究的思想和方法可以借鉴,以作为发现和提出问题,最后确定专题的依据。在文献查阅中可以了解领域内存在什么争论的问题,如果自己对其中某一问题做过比较深入的探索,而且有一定的体会,并具备一定的继续研究的条件,就可将这一问题选为自己将要研究的课题。通过文献查阅还可以找到某研究领域的空白点,以空白点作为探索的课题。科技查新可以获得全面而又深度的文献作为科研立题、成果鉴定或申报专利等的权威参考资料。

（四）向专家咨询得到启迪

可以向有关的专家和科学家请教，他们经验丰富，知识渊博，熟悉本门学科的现状和前沿，知道自己研究的领域内亟待解决的问题。向他们咨询，可以获得很多启迪，找到自己可以研究和想要研究的课题。

（五）参加学术交流

通过学术交流，可使自己研究的课题获得他人肯定、否定、或质疑的具体意见，可以学习、借鉴别人的选题方法、选题原则，了解有关科学技术信息。对于学术交流中了解到的所谓的"热门"和"冷门"、重要和次要、中心与边缘等问题，我们应辩证地、科学地对待。在选题的时候，不要随人热而热，也不要因人冷而冷；既不要不加分析地去赶时髦找"热门"课题，也不要片面地有意去找"冷门"课题，应根据自己的具体情况，包括研究探索兴趣、能力、条件，以及根据这些情况能否对某专题作出有价值、有独特见解和发现的探索研究来选择课题。

二、选 题 思 路

（一）从招标范围中选题

国家基金委员会与各级科研管理部门定期地公开招标《项目指南》，在指南中不仅列出了招标范围，并且指出了鼓励研究的领域。科技工作者可根据自己已有的实践基础，尤其是个人特长、工作积累与研究条件，自由的申请具有竞争力的课题。

（二）从遇到的问题中选题

在实际工作中遇到这样或那样的问题，研究者通过留心观察与认真分析这些实际问题，悟出解决这一问题的原始意念，提出相应的课题。

（三）从文献的空白点选题

根据自己的特长与已掌握的专业的发展状况，浏览专业文献，注意有关专业的核心期刊中哪些选题被遗漏，哪些选题还没有被期刊所重视，哪些问题尚未交代清楚，且有探索价值，从而得到启发，发现空白。发现空白之后应立即对这方面的历史和现状作全面考证，尤其应注意近几年有关期刊的选题动向，确认是空白时即可立题。填补国内外专业领域的空白点作自己的选题，这类课题具有先进性和生命力，有可能在前人或他人的基础上提出新观点、新理论和新方法。

（四）从已有课题延伸中选题

在完成原有课题任务之后，绝大多数情况下可以从广度和深度进一步延伸，完善工作假说的研究工作提出新的研究课题。这类课题具有先进性和生命力，有可能在前人或他人研究的基础上提出新观点、新理论和新方法。由于研究课题本身并非独立存在，研究者应细心透视其横向联系、纵横交叉和互相渗透的现象，也可以进行延伸性选题，使研究工作循序渐进、步步深入，使已有的理论和假说日趋完善，逐步达到学说的新高度。

（五）从改变研究内容组合中选题

将科研课题三要素即被试因素、受试对象与效应（指标）等作相应的调整，有意识地改变原有的课题设计，提出具有理论意义与应用价值的新课题。这种选题方法又称为旧题发挥法。

（六）从交叉学科中选题

过去因为学科间的独立或隔离限制了相互间的交流，现在学科间彼此渗透，研究水平大幅提高，可以说学科之间已具有许多共同语言，在研究方法和学术思想等方面也存在着很多的相似性、启发性和类比性。医学的发展在很大程度上依赖于其他学科新原理和新技术的发展。

医学科学研究者借助其他学科新原理和新技术的发展,用于研究医学中的科学问题,提出医学科研的新课题。

医学科研选题质量的好坏与科研工作者专业水平与科研品质有密切的关系,此外选题质量还与选题价值、可操作性和科学性有关,医学选题也常常会遇到许多问题,常见的问题有以下几点:①选题表述问题严重,不准确、不完整、不清晰、缺乏力度。②选题的方法意识差。③创新意识薄弱。这些是每个科研工作者要力求克服的毛病。

(七)借鉴移植选题

借鉴移植是科学研究的重要方法。它把应用于某疾病、某学科、某专业甚至领域的先进方法、技术移植过来,应用于另一疾病、学科、专业领域,为己所用。学科交叉的主题主要是相互移植各学科领域的新概念、新成果、新技术、新方法。

第五节　医学科研立题的基本程序

确立一个科研课题,大致需要经过提出问题、文献查阅、假说形成、确定方案、确立课题几个环节。

一、提 出 问 题

在科研、教学及日常工作中遇到许多问题,而要提出具有科学意义和能进行研究的问题却很难。提出问题是科研选题的第一环节,它对于科学研究顺利开展具有重要的战略意义。提出新的问题、新的可能性,从新的问题去看待旧的问题,需要有足够的科研经验、丰富的知识面和创造性的想象力。想要研究或探讨的问题不是凭空产生的,而是根据所掌握的理论知识和实践的基础,通过深入的分析,广泛的联想和反复的酝酿后形成的。在提出问题的阶段,广泛收集现有科研数据及文献资料、反复思考与谨慎分析是十分必要的。

二、建 立 假 说

提出问题之后,要有针对性地去现场或有关的部门调查,查阅有关文献资料等,研究分析提出的问题是否具有创新意义;并通过了解国内外有关动态,寻找建立工作假说所应具备的实验材料与理论知识;通过学习国内外科研人员建立假说以及围绕假说确立技术路线、设计新的试验、收集新的材料、进而证实假说的科研方法。调查研究及文献分析的结果最好写成综述,力求达到符合"创新性强,科学性好"的要求。

三、选 题 报 告

在工作假说建立之后,就应当围绕这一假说,进行科学构思,确立科研题目,撰写选题报告。在选题过程中通过集体讨论集思广益,来弥补选题中个人考虑欠周到、选题失当等不足。选题报告的可行性与科学性论证主要包括课题的意义、立题依据、国内外有关进展、技术路线与关键问题、方法与指标选择、预试验、预期成果、安排与进展、存在问题与解决方法等内容。一般来说,选题报告立题依据与方法丰富,避免选题的缺点和(或)错误,尽量发动相关专家进行集体讨论,修改与补充完善相关方案,以增强信心与力量。此外,力求从新角度考虑问题,提高选题的质量。

四、确定申报部门与学科

科研工作者根据不同部门资助范围不同以及不同学科侧重点各异申报课题,如自然科学基金仅资助基础研究与应用基础研究,政府管理部门只资助应用性课题和应用基础课题。申报学科和招标渠道(性质和等级)要恰当。研究人员将以书面的形式提交申请标书,并选择与申请项目内容关系最密切的学科和部门进行申报,申请标书力求创新性好、科学性强、设计方案可行、实验手段先进、书写流畅等。

第六节　医学科研课题申报方法

课题申报是课题研究的第一步,能否走好这一步,不仅关系到课题能不能被批准立项,而且还关系到课题被批准立项后能不能顺利推进和实施。

一、标书的填写

课题项目的申报一般均需要填写申请书(标书,分电子文档和纸质文档)。各部门的申请书要求的内容大同小异,应填写的主要内容如下:

(一)摘要

摘要一般要求不超过 400 个汉字(以国家自然科学基金项目为例),扼要说明课题的基本内容与目的意义,摘要既是课题的核心,又是初步评估申请者学术水平的窗口,务必精心填写,做到开门见山、有的放矢。

(二)立项依据

1. 研究意义　说明提出项目的依据、必要性与可能性,解决某一问题的理论意义和(或)可能产生的经济和社会效益。

2. 研究状况　阐述同类研究在国内外目前的动态与水平,以说明课题的起点与水平。按照参考文献的著录格式列出主要参考文献,一般要求在 10 篇以内、近 3～5 年的国内外权威杂志上发表的文献。

(三)研究方案

1. 研究目标、研究内容和拟解决的关键问题

(1)研究目标:简要说明通过本课题研究将达到的目标及其实际意义与科学、社会价值。

(2)研究内容:说明通过哪种试验,以何种手段和方法观察什么内容。

(3)拟解决的关键问题:阐述本课题研究成败的决定性环节,例如在方法和技术上要解决什么难关,在实验上应突破哪个牵动全局内容的难题。

2. 拟采取的研究方法、技术路线、实验方案及可行性分析

(1)研究方法:完成该课题的关键指标要说明测定技术与方法,尽量是自己前期工作准备的方法,如引用他人的方法要注明出处,确保研究方法的先进性和可靠性。

(2)技术路线:着重阐明研究的基本步骤,解决关键问题的方案与技术措施。通常可用流程图描述技术路线诸环节。

(3)实验方案:在实验方案中,着重说明科研选择的三要素与遵守的实验五原则。

(4)可行性分析:主要说明:①学术思想和立题依据的正确性、科学性;②技术路线与工作步骤的逻辑性与合理性;③效应指标与实验方案的可实施性,即在现有条件下能否可行或利用

其他什么方法解决可能难以解决的问题。

3. 特色与创新 与国内外同类研究比较,重点说明本研究在内容和方法上的特点、创新以及实际意义。

4. 研究的进程和预期成果

(1)研究进程:包括研究工作的总体安排和年度安排,一般安排在2~3年内完成,第一年要写得比较详细。不可拖得太长,否则将失去时效性,也不宜太短,要适当留有余地。

(2)预期成果:预计本课题完成后可能取得哪些实质性成果。一般来说基础研究成果以科研论文表达,应用性科研论文以新技术、新方法或新材料形式表达。还可包括拟组织的重要学术交流活动和人才培养等内容。

(四)研究基础

1. 前期工作 阐述课题申请者及主要成员开展直接或间接与本项目相关的研究工作和实验技术,尤其应说明预备实验或初试以及准备工作情况。

2. 工作条件 包括现有仪器、实验室的情况,以及有利条件等。同时要说明完成课题需要补充的仪器设备,不可夸大,以免被误认为基础设施条件不足,影响评估质量。

3. 学术与技术水平 实事求是的填写包括申请者和项目主要成员的学历及研究工作简历、近5年内发表与本项目有关的主要论著、获得学术奖励以及在本项目中承担的任务。青年科学基金申请者还应注明学位论文名称和导师姓名及其工作单位。

(五)经费概算

经费概算务必合理,实事求是。一般填写以下内容:

1. 科研业务费 包括测试分析及计算、能源及动力、调研与参加学术会议的差旅费,出版物、文献及信息传播事务费等。

2. 实验材料费 含原材料、药品、试剂、器材、实验动物等购买费。应占实验申请总额的50%以上。

3. 仪器设备费 一般限于购买必不可少的中小件仪器,如移液枪等。

4. 实验室改装费 尽量不改装实验室,若确因完成课题需要改装,应当精打细算。

5. 协作费 在申请总额中的具体比例,视具体情况由申请者与协助者商定。

6. 管理费 管理费又称为项目组织实施费,主要由管理部门掌握,通常包括本课题主要成员与管理人员奖金或加班费。管理费一般不超过申请总额的10%。

7. 国际合作与交流费 项目组成员出国合作与交流,境外专家来华合作交流。

8. 劳务费 视情况而定。

(六)申请者正在承担的其他项目

如承担部委或省(市)以上项目,应如实填报。

(七)申请者过去负责或参加资助项目的情况

应按批准号、项目名称、起止年月、担任角色、进展或完成情况,逐项填报。

(八)推荐意见

需要推荐的申请者应有两位具有高级专业技术职务的同行专家推荐。推荐者应实事求是的介绍申请者的业务基础、研究能力与研究条件等。申请者所在单位(包括合作单位)学术委员会应认真负责地对本项目提出审查意见和保证事宜。

二、项目评审

科研管理部门一般采取评审办法决定取舍。评审的基本原则是依靠专家,发扬民主,公正合理,择优支持,以期达到平等竞争和激励创新的目的。以下以国家自然科学基金项目为例进行说明。

(一) 评审程序

1. 初步筛选　就自然科学基金课题而言,课题标书首先由基金委员会各学科组负责形式审查,剔除那些不符合基金会资助范围、标书填写不合要求、申请手续不完备和以往获资助项目执行不力的申请项目。对项目申请人和参与者参与或主持的项目进行超项查询。

2. 同行评议　即初审,将经初选的项目标书分送国内同行专家评议。多以通讯方式进行盲审,定期收回同行评议函。

3. 综合与分类　基金会各学科组对同行评议意见逐一写出综合评审意见,并以此为依据,对所属学科评审项目的数量、分布和水平作出总体分析,并将项目进行分类。

4. 学科评审组评审　即二审,专家在认真查阅标书、同行评审意见与综合意见的基础上,根据择优支持原则、学科发展的方针以及本学科预分配的经费指标,对本学科的申请项目以会议形式进行集体评议,以投票方式提出是否资助和资助金额的建议。

5. 领导审批　学科部(医学属生命科学部)主任根据各学科评审组的建议,结合本学科部的情况综合平衡,逐一核实资助的项目,然后报请基金委员会审批,经过以上程序之后即可公示。

(二) 质量标准

国家自然科学基金申请书评议的质量标准包括四个部分。第一部分:立论依据,含科学意义,学术思想,立题依据,及对国内外研究现状的分析。第二部分:研究方案,含研究内容和拟解决的关键问题,拟采用的研究方法(研究手段),设计的技术路线,研究的预期目标。第三部分:研究基础,含与本项目有关的研究工作积累,已具备的实验条件,项目组成员。第四部分:综合评定。以上各条划分 ABCD 四级,即优先资助、同意资助、同意资助但需要部分修改内容和不同意资助。

三、努力提高中标率

(一) 标书落选的原因

对于科研招标而言,总是标书很多,经费有限,竞争激烈,中标率低。近几年国家自然科学基金会中标率波动在 15%～20%,不能中标的原因是多方面的。

1. 立题依据不充分　一个课题有没有研究的价值,首先要看申请者立题的科学依据,对国内、外情况分析及掌握国内、外动态是否十分清楚。以及该项课题研究目的及其科学意义是否十分明确。科研课题的提出如缺乏科学性或者立题依据不充分,就失去了研究的意义,更谈不上可行性的问题。立题缺乏科学依据,造成课题申报的盲目性。

2. 课题缺乏先进性和创新性　创新性和先进性是密切相关的,凡是创新的课题必然具有先进性,创新是科研最主要的特征,没有创新的科研不能算是真正的科研。许多申报者申报的课题往往是对国内某项研究低水平的重复,研究方法与研究结果十分雷同,没有任何先进性和创新性可言,这样的课题申报成功的可能性极低。

3. 课题可行性不强　课题的可行性主要包括客观性条件和主观性条件,客观性条件是指除必要的资料、设备、时间、经费、技术、人力、理论准备等条件外,还要有科学上的可能性。主观性条件是指研究者具有的专业知识、科研能力、经验等要能适应课题研究的要求。这两年申报的课题可行性不强主要表现在:一是范围太大,研究目标不清楚;二是问题太小,范围太窄,意义不大;三是研究人员结构不合理,缺乏研究必需的设备条件,课题难以完成;四是经费预算不合理。

4. 课题缺乏实用性 主要表现在推广应用价值不大和经济社会效益不显著。

因此,避免课题申报中出现影响课题质量的上述问题,就成为课题申报成功的关键。

若申请项目中标,则应积极组织力量,力争圆满完成任务。如在批准通知书上提出修改意见,则认真予以修改。如对修改意见持有不同意见,则应在接到批准通知书后半个月内提出书面意见。

(二)提高中标概率的关键

关键在于提高标书的质量,从解决存在的问题着手。

1. 突出创新性和研究特色 落选最常见的原因是申请课题缺乏创新性和研究特色,因此,应充分查阅文献资料,综合分析国内外研究进展与该领域存在的问题。确保申请项目具有明显的创新性和充分的理论依据,这是十分重要的。除正式期刊与学术会议资料外,还必须查阅有关科研管理部门历年资助项目的资料,注意避免重复。有些重要项目是允许从多方面或不同角度进行研究。对于同一项目,如果申请内容具有不同特色,能以另一新概念、新设计、新方法去探索,也可能中标。

2. 完善技术路线与实验方案 申请项目被淘汰的另一个重要原因是技术路线不清晰。技术路线与实验方案书写要简明扼要且准确。描述不必过细,也不宜过于笼统。拟采取的研究方法能反映当代技术水平与层次,技术路线能明确检验假说的基本思路,实验方案能反映检验假说的基本过程。总之,应使评审者感到研究方法先进可靠,技术路线科学合理,实验方案切实可行。

3. 加强工作积累 缺乏前期工作或工作积累是落选的常见原因之一,有原来工作积累与预备实验,就意味了解这个项目有一定研究前景。

4. 明确填报各项要求 标书各栏都应该填写准确,切题中肯,切勿粗枝大叶,在文字上务必表达准确、严谨,标书应该按要求打印,新的术语和名词同时用中文和原文表达,第一次出现的缩略词,必须注出全称。在填报申报学科时应持慎重态度,选择与申请项目关系最密切的学科作为第一报审学科,关系较密切的作为第二报审学科。

5. 善于将失败转化为成功 在我国目前情况下,不中标的概率是很大的,因此,申请者认真分析自己或他人落选标书中存在的问题与不足,吸取失败的教训,努力完善标书中存在的不足,同时认真及时的学习有些管理部门(如国家自然科学基金委员会)每年公布的标书落选原因。冷静分析这些原因,切实领会落选的问题所在,然后针对未批准的关键因素,扎扎实实作些努力,做出实质性修改,在第二年可以重新申请。如果申请者对国内外情况非常了解,确信评审者指出的落选原因不够中肯的,则可书面向管理部门说明情况,最好附上国际权威性刊物新近论文作为佐证,重新申报则有中标的可能。

总之,申报课题是参与者科研水平的竞争,优胜劣汰。努力建立和扩大自己在某一领域(或某一方向)的研究优势,提高自己的竞争能力,是提高中标率的关键。

(让蔚清 涂文志 王 敏 田 丹)

第三章 实验误差的分析与控制

第一节 实验误差分析

一、误差与误差公理

在科研工作中,绝大部分科研数据是借助于各种实验来完成的。由于人们认识能力与科学技术水平的限制,实验方法与实验工具总会有一定的限度,致使实验中的测量值与真实值之间不可能完全一致。并且实验总是以样本来反映和推断总体,而样本间存在的个体差异也导致统计量值与参数值不可能完全一致。这些矛盾在数值上的表现称为误差(error)或偏差(bias)。误差是可以被控制的。随着科学技术水平的提高与科研工作者知识、经验与技巧的丰富,误差只能被控制得愈来愈小,不可能使误差降低为零。所以,无论哪种实验,都会有误差存在,误差的产生是必然的。任何一个实验结果都存在一定误差(即测量值与真实值之间存在一定的差值),误差自始至终地存在于一切科学实验的过程中,这就是误差公理。

二、误差分类及误差表达

(一)误差分类

根据误差的性质和来源,可以把误差分为系统误差、随机测量误差和过失误差。各型误差产生的原因与特点各不相同,防止或控制的方法也不一样。

(二)误差表达

实验误差的表达通常以准确度和精密度为指标。

1. 准确度(accuracy) 准确度指测定值与真实值的接近程度。也就是说,准确度是测定正确性的量度。它的大小主要受系统误差控制,但也受随机误差的影响。衡量准确度的指标是偏差系数(coefficient of bias,CB),偏差系数与准确度呈反比。偏差系数求取公式是:

$$CB(\%) = 100\% - R(\%) \qquad \text{式(3-1)}$$

式中:R=回收率(recovery rate)。

由于在大多数情况下真实值是未知的,故通常以回收量与加入量的百分比值(回收率)来估计接近真实值的程度。若以 V_A 代表加入标准量,V_B 代表未加标准量前的测定值,V_P 代表加入标准量后的测定值,($V_P - V_B$)就是回收量,则回收率 R 为:

$$R(\%) = \frac{V_P - V_B}{V_A} \times 100\% \qquad \text{式(3-2)}$$

例 3-1 血样标本中某物质在未加标准量时,5 次测定的平均值为 6.8mg/L,向血样中加入该物质标准量 4.0mg/L 后,该物质的测得均值为 10.7mg/L,其回收率为多少?

将 $V_A = 4.0$，$V_B = 6.8$，$V_P = 10.7$ 代入公式(3-2)，得：

$$R(\%) = \frac{10.7 - 6.8}{4.0} \times 100\% = 97.5\%，则其回收率为 97.5\%。$$

2. 精密度(precision)　精密度表示同一方法重复测定同一样品时，其测定值的一致程度。也就是说，在一定条件下对某一个量进行 n 次测量，所得的结果为 $x_1, x_2, x_3, \cdots, x_i, \cdots, x_n$，其算术平均值为：$\overline{X} = \frac{1}{n} \sum\limits_{i=1}^{n} X_i$，那么单次测量值 x_i 的偏差程度就称为测量的精密度。它表示各测量值相互接近集中的程度，平时强调试验结果的可重复性，所谓重复性就是在相同条件下多次取样测定结果的精密度。精密度的大小是由随机误差决定的。

衡量精密度的指标一般是标准差(S)和相对标准偏差(relative standard deviation, RSD)。

标准差按公式(3-3)进行求取：

$$S = \sqrt{\frac{\sum\limits_{i=1}^{n} (X_i - \overline{X})^2}{n-1}} \qquad 式(3-3)$$

相对标准偏差 RSD 按公式(3-4)进行求取：

$$\mathrm{RSD} = \frac{S}{\overline{X}} \times 100\% \qquad 式(3-4)$$

标准差和相对标准偏差与精密度呈反比，即标准差和相对标准偏差越大，精密度越小，反之，越大。

例 3-2　某样品以同一方法在相同条件下重复称重 20 次，平均值 $\overline{X}$ 为 5.312g，标准差 S 为 0.115g，求相对标准偏差。

将 $\overline{X} = 5.312$，$S = 0.115$ 代入公式(3-4)得：

$$\mathrm{RSD} = \frac{0.115}{5.312} \times 100\% = 2.16\%，$$

即相对标准偏差为 2.16%。

不同的实验指标对精密度要求不一。一般说来，无机分析要求 RSD≤1%，生化分析与免疫学分析要求 RSD 为 5%~10%，生物活性分析要求 RSD 为 10%~15%。

需要指出的是，一个精密度很好的测量，其准确度不一定很好，但要得到高准确度就必须有高精密度的测量来保证。例如：甲、乙、丙三个人同时测量某一个量，各测 25 次，其测量结果如图 3-1 所示。

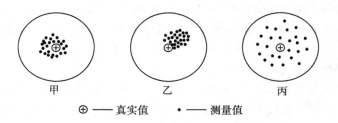

⊕ —— 真实值　· —— 测量值

图 3-1　甲、乙、丙三人测量结果示意图

由图可以看出，甲的测量结果精密度和准确度都高；乙的测量精密度高，但准确度低；丙的测量结果精密度和准确度均低。从科研的要求来看，首先必须准确，其次要求精密。既准确又精密最好；准确但精密度不很高尚可；精密度高而准确度差则不行。

3. 精确度(exactitude) 精确度是精密度与准确度的综合量数。尽管精密度与准确度二者在性质上不同,但二者都是用来说明与误差有关的指标,因此综合评价误差可以将二者联合起来考虑。衡量精确度的指标用分析系数(coefficient of analysis,CA)。分析系数是精密度与准确度的综合效应。

$$CA(\%) = 100\% - \sqrt{(RSD)^2 + (CB)^2} \qquad \text{式(3-5)}$$

例 3-3 以某法测定血清中某物质含量,经重复试验测得平均值 $\overline{X}$ 为 15.4mg/L,标准差 S 为 0.112mg/L,经回收试验,其回收率为 94%,求分析系数。

根据式(3-1)、式(3-4)和式(3-5),求 CA 得:

$$CA(\%) = 100\% - \sqrt{\left(\frac{0.112}{15.4} \times 100\%\right)^2 + (100\% - 94\%)^2} = 93.96\%$$

则其分析系数为 93.96%。

三、各类误差产生原因与特征

(一) 系统误差

1. 概念 系统误差(systematic error)是指在一定的实验条性下,由于某种未被发现的固定原因造成测定值具有倾向性的误差,也就是说,在指定测量条件下,多次测量同一量时,如果测量误差的绝对值和符号总是保持恒定,使测量结果永远朝一个方向偏,那么这种测量误差称为系统误差。系统误差通常有一定来源,具有明显规律性。在实验中,系统误差影响测定结果的准确性。

2. 产生原因 产生系统误差的常见因素有:

(1) 实验室条件:实验室温度、湿度、气压、通风、照明、光照、振动等因素均可能引起系统误差。

(2) 仪器因素:由于仪器本身的缺陷或没有按规定条件使用仪器而造成的。如新的检测仪器未经校正;旧的仪器缺乏定期或及时维修;仪器装置本身的精确度有限,如仪器的零点不准,仪器未调整到最佳状态;测定量超过使用范围;读数不在敏感区域;长时间使用造成疲劳(如光电池疲劳);指示的数值不正确,如温度计、移液管、滴定管的刻度不准确,天平砝码不准;外界环境(光线、温度、湿度、电磁场等)对测量仪器的影响等所产生的误差,以上原因都可能引起系统误差。

(3) 试剂因素:化学试剂的质量不符合要求。如所用化学试剂选择不当、批号或纯度不同、保存和配制不当,这些都是系统误差最常见的原因。不同敏感度的方法要求与之相适应的不同级别试剂。

(4) 实验方法:由实验方法本身或理论不完善而导致的误差。对于同一指标,用不同的方法检测,其测定值不同。例如测定某微量蛋白,使用化学分析法、放免法与 ELISA 法的结果均不会一致。即使是同一方法,标本处理不同,也可能使结果不同。各种反应均受浓度、pH、温度、作用时间等因素影响,任何一个环节差异,都可能带来系统误差。此外,由于对测量中发生的情况没有足够的了解,或者由于考虑不周,以致一些在测量过程中起作用的因素,在测量结果表达式中没有得到反映;或者理论不完善(如所用公式不够严格),以及公式中系数的近似性等等,都会产生方法误差。

(5) 实验者个人因素:由实验者在实验过程中个人感官和运动器官的反应或习惯不同而产生的误差,它因人而异,并与实验者当时的精神状态有关。不同检验人员的技术水平、经验及操作习惯不一,都会引起实验结果不一。此外,受试者、观察者及检验者的心理性因素也常是造成系统误差的原因之一。

3. 基本特征 系统误差大致可分为不变系统误差和可变系统误差。

(1) 不变系统误差:亦称恒定系统误差,是系统误差最常见的形式,它表现为在整个测量过程中,测定值总偏在真实值的一侧(偏大或偏小),在同一实验条件下符号和大小基本上固定不变。例如,使用某个 100ml(其实际体积为 101ml)容量瓶,在使用中由于未加校正而引入固定的＋1ml 的系统误差。又如,天平砝码未经校正等,均将引入不变的系统误差。不改变测定条件,无法发现这类误差,但若改变条件,这类误差的方向和大小就会按一定规律随之发生变化。不变系统误差的表现形式可以是恒差,也可以是恒比,或者是恒差与恒比同时存在。只要找出原因,不变系统误差是可以消除的或可以降低至最低限度。因此,认真找出原因,是消除恒定系统误差的根本办法。

(2) 可变系统误差:随测量值或时间的变化,误差值和符号也按一定规律变化的误差。这种系统误差和偶然误差不同。前者变化有规律,并可以被发现和克服;而后者则相反,它变化无规律,是无法克服的系统误差。可变的系统误差在测量中是经常存在的。可变系统误差又分为线性系统误差和非线性系统误差:

1) 线性系统误差:测定值随着测定时间或空间顺序而呈明显的趋向性的误差,称为线性系统误差。一般表现为测定值与测定时间或空间顺序之间存在线性关系。这类误差的产生大多是由于测定条件或测定物本身随着时间延续发生了改变的缘故。因此定期地检测标准品与对照品,绘制质量控制图,及时发现问题,及时予以解决,这是察觉与控制线性系统误差的主要方法。

2) 非线性系统误差:测定值随测定时间延续而呈曲线变化或周期性变化的误差,称为非线性系统误差。一般表现为测定值与测定时间或空间顺序之间不存在线性关系。产生这类误差的原因较为复杂,其中相当部分原因可能与大自然和局部环境某些因素波动或周期性改变有关。例如,在精密测量中,温度对测高仪刻度的影响是线性的:当温度越高时,测量结果的系统误差就越大;另外,当偏高的温度一定时,测量值越大,由于温度系数所造成的系统误差也将按比例地增大。严格控制实验条件,尽量保证实验条件一致性,是避免与减小非线性误差的基本方法。

(二) 随机误差

1. 概念 随机误差(random error)是指在实际相同条件下多次测量同一物理量时,误差的大小和正负的变化没有确定的规律,即以不可预料的方式变化,这种误差就是随机误差。这是实验者不能预料的其他因素对测量的影响所引起的。在实验中,随机误差决定测定结果的精密度。

2. 产生原因 随机误差产生的原因包括:

(1) 抽样误差(sampling error):个体是受遗传、环境、精神等多方面因素制约的,个体间的变异是客观存在的,由于个体差异造成抽样误差,这是随机误差的主要原因。例如,同性别、同年龄、其他各种情况相似的人,其生理、生化指标也不完全相同。

(2) 偶然误差(accidental error):由于某些暂时无法控制的微小因素或未知因素引起的随机测量误差,又称偶然误差。在某些实验条件下,不同区域内无规则的分布造成的分配误差也可能是随机误差产生原因之一。如在调查研究中,由于疾病的分布不均匀,有时呈现一种自然顺序排列,在调查设计时未考虑这些因素的影响往往会产生分配误差或非均匀误差或顺序误差。一般采用分层随机抽样方法消除这类误差。

3. 基本特征　在单次测定中,随机误差受多种因素的影响,使观察值无方向性、无系统性而随机地变化。因此,随机误差在实验中总是存在的,无法避免,其大小和方向无法预言。但它服从概率分布。如在同一条件下对一物理量大量重复测定时,数据的分布符合正态分布。这种规律可用图 3-2 曲线表示,此曲线称为误差的正态分布曲线。

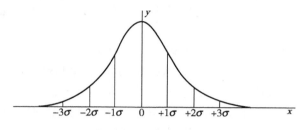

图 3-2　随机误差正态分布曲线

对于一定条件下的有限次数测量,随机误差具有单峰性、对称性、有界性和抵偿性四个基本特征。随机误差只能通过正确设计与增加重复次数而使之减少。

(1) 单峰性:绝对值小的误差出现的机会多,而绝对值大的误差出现的机会比较少。

(2) 对称性:绝对值相等的正误差和负误差出现的机会几乎相等,正态分布曲线以 y 轴对称。

(3) 有界性:在一定测量条件下的有限次测量值中,误差的绝对值不超过某一定界限。如以 $\bar{X}$ 代表无限多次测量结果的平均值,在消除了系统误差的情况下,它可以代表真值,σ 为无限多次测量所得的标准误差。用统计方法分析可以得出,误差在 $\pm 1\sigma$ 内出现的几率是 68.3%。在 $\pm 2\sigma$ 内出现的几率是 95.5%,在 $\pm 3\sigma$ 内出现的几率是 99.7%,可见误差超过 $\pm 3\sigma$ 所出现的几率只有 0.3%。因此如果多次重复测量中个别数据的误差绝对值大于 3σ,则这个极端值可以舍弃。

(4) 抵偿性:在一定测量条件下,其随机误差的算术平均值将随着测量次数的无限增加而趋向于零。因此,为了减少随机误差的影响,在实际测量条件中常常对一个量进行多次重复测量以提高测量的精密度和重现性。

(三) 过失误差

过失误差(gross error)是指由于科研设计错误,技术路线不清,或实验者粗心大意、违反操作规程、主观选择研究对象(如未遵守随机化分组原则)、溶液溅失、加错试剂、记录不正确、录入错误、计算错误、抄写错误等主观原因而造成的误差。

过失误差往往表现为实验结果远离均值或出现反常变化,在科研中必须杜绝过失误差。

四、误差的考核与处理

由于随机误差是不可避免的,系统误差有时难以做到完全消除,在多数情况下,实验误差是由随机误差与系统误差复合而成。但是如果系统误差过大(如大于随机误差),应找出系统误差的产生原因,并设法消除或尽量减小。若系统误差很小,在实际工作中可按随机误差处理。常用以下几种方法区分随机误差与系统误差。

1. 标准量重复测定法　先以标准或参考方法确定一个检验标准量,然后用待检方法重复测定同一标准品含量若干次,再根据重复数据的分布以判别误差类型。因为在理论上随机的数据呈正态分布,这些数据应分布在标准量的两侧,其均值等于或十分接近标准量;而存在系统误差的数据偏在标准量的一侧,其均值明显偏离标准量。所以可以利用统计检验(t检验)以判别这两种误差。

2. 加倍重复试验法 对于目前尚无标准或参考方法的新实验指标来说,可选用倍比稀释平行试验法。首先,制备混合样品,继之以配对方式对混合样品与经稀释一倍的混合样品进行平行测定。理论上在正态分布条件下,前者含量应是后者的2倍,可利用统计检验(t检验)来判别实验误差的类型。

在系统误差比偶然误差更为显著的情况下,可根据方法3和4来判断是否存在系统误差。

3. 实验对比法 如改变产生系统误差的条件,进行对比测量,可用以发现系统误差。这种方法适用于发现不变系统误差。例如,在称量时存在着出于砝码质量不准而产生的不变系统误差。这种误差多次重复测量不能被发现,只有用高一级精度的砝码进行对比称量才能发现它。在测量温度、压力等物理量中都存在着同样的问题。

4. 数据统计比较法 对同一样本进行二组(或多组)独立测量,分别求出它们的平均值和标准差,判断是否满足偶然误差的条件来发现系统误差。

设第一组数据的平均值和标准差为:$\overline{X}_1$、S_1,第二组数据的平均值和标准差为:$\overline{X}_2$、S_2。当不存在系统误差时,有下列关系:$|\overline{X}_1 - \overline{X}_2| < 2\sqrt{S_1^2 + S_2^2}$,反之,则存在系统误差。

第二节 质量控制方法

质量控制(quality control)是从事医学实验的实验室为保持实验结果的可靠性所采取的经常性措施,是运用最新的科学技术和统计方法控制生产或试验过程,以便尽早发现并消除质量变异因素,使之经常处于稳定的状态,使产品或试验数据符合事先设计的标准。由于误差可产生于科研过程的各个环节,因此,质量控制应将实验的每一环节(实验设计阶段、实验分组阶段、抽样或实验阶段、实验数据处理和分析阶段)都置于监视之下,力求实验能够得到接近真实与可靠的结果。

由于医学科研中的观察指标是随机变量,允许有一定的自然变异,但不应超出随机误差的范围。除随机误差外,影响数据重现性的主要因素是过失误差和系统误差。控制实验误差的总原则是:切实杜绝过失误差,尽量消除与控制系统误差,努力减小随机误差。在正确选定实验设计三个要素的基础上,认真遵循实验设计的四个原则(对照、随机、均衡、重复。有时还须遵循"盲法"原则,如临床试验设计),这是避免与控制系统误差和减小随机误差的关键所在。

一、常规控制方法

(一)杜绝过失误差

只要实验设计正确、科学、严密,在实验过程中严格规章制度管理,认真细致进行各项实验操作,加强工作责任心,杜绝过失误差是完全应该而且可以做到的。

(二)消除与控制系统误差

系统误差可以通过实验设计和技术措施来消除或减少。由于条件的限制,有时某些系统误差难以完全避免,这时可以利用系统误差转化为随机误差或受影响机会均等的办法予以控制。

1. 消除产生系统误差的根源　从产生误差的根源上消除系统误差是最根本的方法。它要求实验者对实验过程中可能产生系统误差的各个环节作仔细分析,认真找出原因并在实验前加以消除。如为了防止仪器的调整误差,在进行测定之前要正确和严格地调整仪器。如果系统误差是由外界条件变化引起的,应在外界条件比较稳定时进行实验。

2. 校正法　对于实验过程中产生的系统误差,若能找到原因,应当及时消除,找不出原因时,可以采用校正办法。

（1）对消法:若为恒差系统误差,采取对消（正负相消）的方法。这种方法要求进行两次实验,使两次出现的系统误差大小相等、符号相反。两次实验结果的平均值作为实验结果,以消除系统误差。例如,由于仪器灵敏度的限制,测量仪器的旋钮由右边调近测量值与由左边调近测量值的结果往往不同。这时,可取两个读数的平均值作为测量值。

（2）回归方程校正法:对于无法消除的恒比系统误差,或恒差与恒比误差同时存在,则可按回归方程予以校正。实际上,凡是系统误差,不管它的表现形式如何,只要回归方程经过统计检验是成立的,原则上可采用回归方程校正办法。（请参阅《医学科研方法导论》贺石林主编）

（3）修正法:这种方法是预先将仪器的系统误差检定出来或计算出来,做出误差表或误差曲线,然后取与误差数值大小相同、符号相反的值作为修正值,进行误差修正。即

$$X_{真} = X_{测} + X_{修} \qquad\qquad 式(3\text{-}6)$$

如天平砝码不准,应采用标准砝码进行校核,确定每个砝码的修正值。在称量时就应加上相应砝码的修正值,即按公式 3-6 进行误差修正,这就克服了称量所造成的系统误差。

因为造成系统误差的因素众多,且各个因素之间没有内在的联系,很难找到一个普遍有效的方法来消除系统误差。要克服它们,只能采用各个击破的方法。

（三）减小随机误差

1. 随机化　随机化法是控制实验误差的主要方法之一。这样全部受试对象有等同的概率影响实验组与对照组,从而使得抽样误差和偶然误差的分布在组间的机会相等。

2. 保持组间平衡　使非处理因素在各实验组间尽量保持一致,从而控制由非处理因素引起的实验误差。

3. 盲法　盲法是消除非处理因素引起误差的重要手段。如在观察病理切片时,可采用盲法,使研究者不知道观察的切片归属实验组还是对照组,只按编号进行观察并记录观察结果,以避免产生偏倚。

4. 重复和平行实验　在实验效应的测量中,主张用反复多次测量（重复和平行实验）的办法,其目的在于稳定标准差,获得实验误差的估计值,并可使均值尽量接近真实值,消除偶然原因造成的误差和机遇所致的极端数据对结果的影响,是加大样本含量以增加数据可靠性的一种手段。在统计学上通常以抽样误差表示实验误差。一般以标准误（说明均数抽样误差的指标）作为衡量实验误差大小的指标。标准误（$S_{\bar{X}}$）的表达式为: $S_{\bar{X}} = \dfrac{S}{\sqrt{n}}$

从上式可以看出,增大样本例数可以减小标准误,即减少实验误差。

二、质量控制图方法

质量控制图（quality control chart）是进行质量控制的主要技术措施,是一种带有控制界限的特殊统计图。质量控制图的基本原理由美国贝尔电话实验室休哈德（W. A. Shewart）于1926 年提出,他指出:每一个方法都存在着变异,都受到时间和空间的影响,即使在理想的条

件下获得的一组分析结果,也会存在一定的随机误差。但当某一个结果超出了随机误差的允许范围时,运用数理统计的方法可以判断这个结果是异常的、不足信的。质量控制图可以起到这种监测的仲裁作用。因此实验室内质量控制图是监测常规分析过程中可能出现误差,控制分析数据在一定的精密度范围内,保证常规分析数据质量的有效方法。

通常,它以抽样时间间隔(或抽样批号、采样号)为横坐标,以产品的质量特性数值为纵坐标 RSD。图形由中心线(center line,CL)、控制上限(upper control line,UCL)、控制下限(lower control line,LCL)以及特性数值点组成。控制上限和控制下限统称为控制界限,规定用虚线绘制,中心线规定用实线绘制。按规定抽取的样本值用点子按时间或批号顺序标在控制图中称为打点或描点,若点子超出控制界限,为了醒目还要求把点子用小圆圈圈起来。各个点子之间用实线线段连接起来以便看出实验过程的变化趋势。当点子落在控制界限以外时,判断为异常,须及时采取措施,加以消除(图 3-3)。

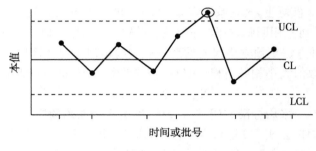

图 3-3 控制图示例

确定控制图上、下界限的原理是关于总体均数和总体率的假设检验,如在大样本条件下,服从正态分布的随机变量(或统计量)的取值离总体相应参数的距离大多数(99.7%)不超过标准差(或标准误)的 3 倍,故其计算公式就是统计学上的参考值范围(或可信区间)。若质量特性数值是计量的,设法用极差取代公式中的标准差,可使控制图的绘制简便易行。根据质量特性数据的类型,常见的质量控制图主要有两大类:计量控制图(包括 $\overline{X}$-R 图、X-R_s 图、$\overline{X}_s$-R_s 图)和计数控制图(包括 Pn 图、P 图、C 图)。它们的中心线和控制界限的计算公式见表 3-1,计算公式中的系数 A_2、D_3、D_4 和 E_2 见表 3-2。

表 3-1 质量控制图中心线、控制界限的计算公式

控制图种类	中心线	控制界限
计量控制图		
均数-极差控制图 ($\overline{X}$-R 图)	$\overline{X} = \dfrac{1}{k}\sum_{i=1}^{n}\overline{x_i}$	$\overline{X} \pm A_2\overline{R}$
	$\overline{R} = \dfrac{1}{k}\sum_{i=1}^{k}R_i$	$UCL = D_4\overline{R}$, $LCL = D_3\overline{R}$
单值-移动极差控制图 (X-R_s 图)	$\overline{X} = \dfrac{1}{k}\sum_{i=1}^{n}\overline{x_i}$	$\overline{X} \pm E_2\overline{R_S}$
	$\overline{R_S} = \dfrac{1}{k-1}\sum_{i=1}^{k-1}R$	$UCL = D_4\overline{R_S}$, $LCL = D_3\overline{R_S}$

控制图种类	中心线	控制界限
移动(均数-极差)控制图 ($\overline{X_s}$-R_s 图)	$\overline{x} = \dfrac{1}{k-n+1} \sum\limits_{i=1}^{k-n+1} \overline{x}_{si}$	$\overline{x} \pm A_2 \overline{R_S}$
	$\overline{R_S} = \dfrac{1}{k-n+1} \sum\limits_{i=1}^{k-n+1} R_{si}$	$UCL = D_4 \overline{R_S}$，$LCL = D_3 \overline{R_S}$
计数控制图		
不合格品数控制图 （Pn 图）	$\overline{Pn} = \dfrac{1}{k} \sum\limits_{i=1}^{k} P_{in}$	$\overline{P_n} \pm 3 \sqrt{n \overline{P}(1-\overline{P})}$
不合格品率控制图 （P 图）	$\overline{P} = \dfrac{1}{N} \sum\limits_{i=1}^{k} P_{ini}$	$\overline{P} \pm 3 \sqrt{\dfrac{P(1-\overline{P})}{\overline{n}}}$
	$N = \sum\limits_{i=1}^{k} n_i$	$\overline{n} = \dfrac{N}{k}$
缺陷数控制图 （C 图）	$\overline{C} = \dfrac{1}{k} \sum\limits_{i=1}^{k} C_i$	$\overline{C} \pm 3 \sqrt{\overline{C}}$

注：k 为取样批次；n 或 n_i 为每批重复取样数，在移动算法中，n 代表相邻的 n 批

表 3-2　质量控制图上 3 个控制界限计算公式中的系数

各批样本量 n	A_2	D_3	D_4	E_2
2	1.880	—	3.267	2.660
3	1.023	—	2.575	1.772
4	0.729	—	2.282	1.457
5	0.577	—	2.115	1.290
6	0.483	—	2.004	1.184
7	0.419	0.076	1.924	1.109
8	0.373	0.136	1.864	1.054
9	0.337	0.184	1.816	1.010
10	0.308	0.223	1.777	0.975

注：D_3 下面的"—"表示无意义，无需计算；

与 2σ 对应的界限为警报限，其系数分别为 A_1、D_1、D_2、E_1 表示，此处从略

（一）控制图的选用原则

若抽查了 k 批计量特性样品，每批只有 1 个样品，应选用 X-R_s 图；每批样本含量均为 n，当各批均数之间的测定误差相差不悬殊时，可选用 $\overline{X}$-R 图，反之，则需选用 $\overline{x}_s$-R_s 图。$\overline{x}$（或 $\overline{x}_s$）图用于控制重复试验（或取样）的准确度，即反映样本均数的变动情况，R（或 R_s）图用于控制重复试验（或取样）的精密度，即反映样本标准差的变动情况。二者结合应用，效果更佳。

若抽查了 k 批计数特性样品，每批样本含量为 n_i，当各 n_i 相同，即 $n_i = n$（经验：$n \geqslant 50$，$Pin = 1 \sim 5$）时，可选用 Pn 图；反之，可选用 P 图；如果希望控制每个样品的一定单位（如单位

长度、面积和体积)上的缺陷数,则可选用 C 图。

(二)控制图的分析方法

当监测点超出 UCL 或 LCL 之外,属于异常点,值得引起注意。为了减少犯假阳性错误的机会,根据概率论原理,下述情况仍可认为实验处于控制状态:

1. 连续 35 点中仅有 1 点超越控制界限。

2. 连续 100 点中不多于 2 点超越控制界限。若点子虽然没有超越控制界限,但其排列出现下述情况之一时,就认为实验出现了异常:

(1)链性或方向性:在中心线一侧连续出现 7 点链;连续的 X 个点子在中心线一侧出现的频率较高。

(2)界限性:连续的 X 个点子在上(或下)警报限($\pm 2\sigma$)与上(或下)控制限($\pm 3\sigma$)之间的区域内出现的频率很高。

(3)趋势性:指连续的 X 个点子上升或下降的变化趋势,如 $x \geqslant 7$ 应视为异常。

(4)周期性:在相同的时间间隔内,监测点的变化规律相同或基本相似。另外,还可运用检验独立性的游程检验来帮助判断位于中心线附近的若干个连续的监测点是否有异常变化趋势。

(三)质量控制图的应用程序

控制图的应用程序一般可概括为以下几步:

1. 确定所要控制的质量特性;

2. 选取适当的控制图的类型;

3. 确定样本组、样本大小和抽样间隔,在样本组内假定波动只由偶然原因所引起;

4. 收集并记录至少 20~25 个样本组的数据,或使用以前所记录的数据;

5. 计算各组样本的统计量;

6. 计算各统计量的控制界限;

7. 画出控制图;

8. 按照确定的抽样间隔进行抽样并标注到控制图上;

9. 对处于控制界限以外的点,以及那些虽处于界限内却排列异常的点进行调查研究,相反,位于控制界限内部(不包括边界)且排列无规律的点则是处于稳定状态,不必采取措施。

(龙鼎新)

第四章 医学科研数据处理和分析

第一节 科研资料的整理

医学科研数据指在医学科研活动中获取的各种原始数据以及根据不同需要进行系统加工整理的数据集。医学科研数据按其来源可以分为：实验数据、业务数据和调查数据等。实验数据来自事先有严谨设计的医学实验，严格遵循随机抽样原则，数据目的性强，信息量大，数据量较小，适用面较窄，数据的组织和结构较简单。业务数据来自业务活动，被人工或信息系统记录和存储，数据的客观性较强，目的性弱，信息量较小，数据的组织和结构较为复杂，数据量大，通常是海量数据。调查数据来自事先有严谨设计的医学调查，遵循随机抽样原则，数据目的性较强，适用面较广，数据量较大，数据的组织和结构相对简单，数据虽有一定的客观性，但随机误差和系统误差较难控制。

在现代医学科研中，医学科研数据管理已成为医学科研过程中不可忽视的基础工作，在整个医学科研项目中所占用的时间、资金和人力成本的比重越来越高，是决定医学科研成败的重要因素之一。医学科研数据的录入与核查是数据分析的前提，是关系到医学科研效率和质量的重要一环。

一、原始数据的录入

在进行统计分析前，原始数据需录入计算机。录入的文件类型大致有：数据库文件，如dBASE、FoxBASE、EPI info 等；Excel 文件；文本文件；统计应用软件的相应文件，如 SPSS 数据文件、SAS 数据文件、STATA 数据文件等。目前，上述文件类型绝大多数都可以相互转换。

录入数据时，应遵循便于录入、便于核查、便于转换、便于分析的原则。便于录入是指尽可能地减少录入工作量，例如，原始数据录入为 SPSS 数据文件（* . sav）的形式，录入时，用数值变量取代字符变量（如"性别"、"职业"、"工种"等），可以大大节约录入的时间和费用。便于核查是指一定要设有标识变量，以方便数据核查。便于转换是指录入数据时要考虑不同软件对字节和字符的要求，例如，文本文件的变量名字节可不受限制，但 SPSS 软件、STATA 软件等的变量名要求不超过 8 个字节；又如，有的软件不识别中文。因此，数据录入时，定义变量名时尽可能用英文，且不超过 8 个字节，而中文名可用标记的方式（label）表示，如 SPSS 数据文件中将性别进行标记（1＝"男"，2＝"女"）。便于分析是指每项研究最好录成一个数据文件，录入的格式满足各种统计分析的需要，这样才能保证分析数据时的高效和全面。数据录入方式有手工录入和自动录入两种。

（一）手工录入

临床科研通常要从病历中过录数据。其中有些数据的过录只是简单的"转抄"，但有些数据的过录实际上是过录者对文字描写的内容进行"理解"和"认知"的结果。前者不会有什么问题,后者由于"理解"和"认知"的不同,需要考虑不同的过录者对统计结果的影响。常见的手段是制定明确的转换规则,并尽可能穷举可能出现的情况,必要时在分析中采用多水平统计模型。

在现代医学科研中,数据采集的电子化和自动化程度不断提高,但仍然有许多数据只能靠手工方式获取。如流行病学研究中的调查表或问卷数据录入,大多数医学实验结果的记录等。又如在医院没有实现电子病历系统或纸质病案中的数据尚未录入到电子病历系统中前,临床医生只能在病案室通过病案首页的索引信息检索需要的病案,再翻阅病案从中查找或过录所需要的数据。另外,医疗过程中的各种诊疗申请和报告等,大都需要手工填写和录入。这些数据即便是通过应用软件从计算机直接录入,其本质还是相当于手工采集。手工录入数据效率相对较低,数据的准确性和利用率低。

(二) 自动录入

目前,临床和医学实验中用到的仪器设备多附带有计算机和数字接口,可自动采集数据。这些设备产生的数据通常先传输到计算机内,经过处理后,再以文字或图像的方式供医生和研究人员使用。在现代临床科研中,随着医院信息系统的普及和深入,RIS(放射信息系统)、PACS(医学影像存储归档系统)、LIS(检验信息系统),特别是电子病历的建立,为开创医学科研特别是临床科研的新局面提供了必要的条件。

二、原始数据的核查

数据录入后,首先须对录入的数据进行核查,以确保录入数据的准确性和真实性。核查准确性可分两步进行。第一步逻辑检查,通过运行统计软件中的基本统计量过程,列出每个变量的最大值和最小值,如果某变量的最大值或最小值不符合逻辑,则数据有误。例如,在 SPSS 数据文件,当变量"年龄"的最大值为"200"时,一定有误。利用软件的查找功能可立即找到该数据,然后根据该数据对应的标识值找出原始记录,更正该数据。第二步数据核对,将原始数据与录入的数据一一核对,错者更正。多数情况下只是事后过录已经填报了的原始数据,并不能在数据填报过程中进行质量控制,为慎重起见,采用双份录入的方式,然后用程序作一一比较,不一致者一定存在录错的数据。

数据核查的另一项任务是对数据的真实性做出初步判断。例如,用流式细胞仪测量蛋白质的分子量时,通常这类数据的相对标准偏差 RSD 较大,多会大于 20%,如果为 50% 甚至更大都不罕见。如某一实验此类指标的数据算得的 RSD 小于 5%,应考虑其真实性。

第二节　有效数字与运算规则

一、有　效　数　字

(一) 有效数字概念

有效数字就是实际能测到的数字。有效数字的位数和分析过程所用的分析方法、测量方法、测量仪器的准确度有关。可以把有效数字这样表示:

有效数字＝所有的可靠的数字＋一位可疑数字(或称估计值)

表示含义:如果有一个结果表示有效数字的位数不同,说明用的称量仪器的准确度不同。

例：7.5g　　　　用的是粗天平
　　7.52g　　　　用的是扭力天平
　　7.5187g　　　用的是分析天平

(二)"0"的双重意义

作为普通数字使用或作为定位的标志。

例：滴定管读数为 20.30ml。两个 0 都是测量出的值,算做普通数字,都是有效数字,这个数据有效数字位数是四位。如改用"L"为单位,数据表示为 0.02030L,前两个 0 是起定位作用的,不是有效数字,此数据是四位有效数字。

(三)规定

1. 倍数、分数关系　无限多位有效数字。
2. pH、pM、lgc、lgK 等对数值,有效数字由尾数决定。

例：$pM=5.00$（二位）$[M]=1.0\times10^{-5}$；$pH=10.34$（二位）；$pH=0.03$（二位）

注意：首位数字是 8、9 时,有效数字可多计一位,如 9.83 —四位。

二、有效数字修约规则("四舍六入五成双"规则)

当尾数≤4 时则舍,尾数≥6 时则入；尾数等于 5 而后面的数都为 0 时,5 前面为偶数则舍,5 前面为奇数则入；尾数等于 5 而后面还有不为 0 的任何数字,无论 5 前面是奇或是偶都入。

例：将下列数字修约为 4 位有效数字。

修约前	修约后
0.636638	0.6366
0.43266339	0.4327
12.23500	12.24
850.65000	850.6
34.085002	34.09
3637.46	3637

注意：修约数字时只允许一次修约,不能分次修约。如：25.2726—25.27

三、有效数字运算规则

1. 有效数字的加减　根据误差合成的理论,加减运算后结果的绝对误差应等于参与运算的各数值误差之和。数据进行加减运算时按数值的大小对齐后相加或相减,并以其中可疑位数最靠前的为基准,先进行取舍,取齐诸数的可疑位数,然后加、减。运算结果的有效数字末位应与参与运算中误差最大的数值的末位相同,即取至参与运算各数中最靠前出现可疑的那一位。

2. 有效数字的乘除　根据误差合成的理论,乘除运算结果的相对误差等于参加运算各数值的相对误差之和,因此运算结果的相对误差应大于参加运算各数值中任一个的相对误差。一个数值的有效数字位数与相对误差有关,相对误差越大,有效数字位数越少,所以,数据进行相乘或相除,以有效数字最少的数为标准,将有效数字多的其他数字,删至与之相同,然后进行运算,乘除运算结果的有效数字位数,可估计为与参加运算各数中有效数字位数最少的相同。

3. 有效数字的乘方和开方　有效数字在乘方和开方时,运算结果的有效数字位数与其底的有效数字的位数相同。

4. 对数函数、指数函数和三角函数的有效数字　对数函数运算后,结果中尾数的有效数字位数与真数有效数字位数相同。指数函数运算后,结果中有效数字的位数与指数小数点后的有效数字位数相同;三角函数的有效数字位数与角度有效数字的位数相同。

第三节　缺项与未检出值估计

一、概　　念

实验数据的缺失是科研数据分析中最常见的问题之一。缺失的数据称之为缺项或未检出值(亦称为缺失值)。缺失数据可能来自仪器设备的原因、实验人员出错或是其他方面原因。如在流行病学研究中,患者拒绝继续参加研究、治疗失败或成功、不良事件、患者搬家等许多原因有可能造成不同程度的数据缺项,或可能漏了一个或几次随访评价。即使完成了研究方案,仍可能有些数据未收集到。

在整理数据时,只有弄清楚产生数据缺失的原因,才有可能避免缺项或未检出值的产生。如果缺失数据的数量很多,则数据分析结果的解释总是会出现问题。

二、缺项与未检出值对数据分析的影响

如果简单地从统计分析中排除有缺失结果的所有数据来处理缺失数据,则会产生如下问题:

1. 精密度下降　样本含量和分析结果的变化会直接影响数据分析结论的精密度。样本含量越大则精密度越大,并且变异越小。由于数据不完整而减少可用于分析的有效样本可能会导致统计学精密度降低,缺失值的数量越大则精密度降低越明显。此外,数据不完整者出现极端值的可能性增大。因此这些数据不完整者的缺失会导致数据资料的变异被低估,而使治疗结果的可信区间变窄。

2. 偏倚　缺失数据是导致偏倚的重要原因。虽然统计学精密度的降低主要与缺失值的数量相关,但在估计、评价治疗作用时偏倚的风险取决于缺失、治疗和结果三者之间的关系:

如果缺失值仅仅与治疗相关(治疗组与其他组相比观察缺失的可能性更大)而与未观察指标的实际值不相关(较差的结果与较好结果相比缺失的可能性更大),则理论上预期缺失值不会导致偏倚。

若未测定的观察指标与结果的实际值相关(例如未观察到的指标较差结果所占比例更大),即使缺失值与治疗不相关(即缺失值在各治疗组中相等),缺失值会导致偏倚。

如果缺失值与治疗和未观察的结果变量二者都相关,则缺失值会导致偏倚。

在实际问题中,很难判断缺失数据和未观察的结果变量之间是否有无相关性,因此最保守的方法是把缺失数据当作偏倚的一个潜在来源。

三、缺失数据的估计

对数据中的缺项或未检出值所在的样品或变量若不能删除,则需要对其进行估计后再补充进去。常用的估计方法有:先验值法(prior knowledge method)、均数法(mean values method)、回归法(regression method)和期望最大化法(expectation maximization method,EM 法)。

1. 先验值法　以历史记载的同类相关数据或文献报道的经验值代替样品的缺项或未检出值,这时的缺失数据应属于推测值。如果研究者一直在这一研究领域工作,并且样本含量足够大而缺失数据较少,这时使用先验值法往往能得到令人满意的分析结果。

2. 均数法　以某一变量的样本均数估计该变量的某一缺失数据。由于用均数代替了缺失值,于是变量的变异变小了,该变量与其他变量的相关性随之减弱。

3. 回归法　该法相对比较复杂。先用带有完整资料(没有缺失值)的样本数据(若干个变量)建立回归方程,用该方程预测带有不完整资料的样品缺失数据。但应注意的是,回归估计值必须落在该变量所有样品值的范围内,否则不能采用。使用 SPSS 软件中的 MVA(miss value analysis)功能模块建立回归方程并估计样本的缺失数据十分方便。

4. 期望最大化法(EM 法)　先假定缺项所在的变量服从的分布类型(SPSS 默认为正态分布),以此为基础计算样本相关系数矩阵,找到最大化的估计值。该法对多变量缺失数据的估计效果较好。使用 SPSS 软件中的 MVA,运行 EM 对样本缺项进行估计十分方便。

四、缺失数据的处理

对缺失数据随意删除或保留其所在的样品或变量是不可取的,应对其进行考察或检验,然后再决定取舍。

(一)缺失数据的删除

1. 如果在分析数据中有较少的几个样品(如少于 5%)带有缺失数据,一般是将这些样品去掉,也能得到相近的统计分析结果。

2. 如果样品缺项或未检出值出现在少数几个变量上,而这几个变量对分析结果又不能起到关键性作用,并且这些变量与其他变量高度相关,这时应将缺项或未检出值所在的几个变量删去。

(二)SPSS 法确定缺失数据的取舍

如果在分析数据中有较多的样品带有缺失数据,并分布在多个变量上,若删除样品和(或)变量将丢失许多信息,这对分组试验所得到的数据影响更为显著。因为有些试验受时间、人力及物力的约束,得到新的样品非常困难。此外,删除较多样品也将导致样品分布的改变。因此,对这种情况不能简单地对样品或变量进行保留或删除,必须对缺失数据进行定量估计与处理。而运用 SPSS 软件可实现对样品缺失数据的描述及检验。

第四节　极端值与极端值处理

一、极端值的概念

极端值,也称异常值、离群值,即异常大或异常小的数据值。在对数据集分析时,这些异常的极端的数值与其他数据远远分开,可能引起较大的误差,影响数据的有效性和稳健性。因此,在对数据集进行分析之前,我们经常会对数据的有效性进行各种检查。在大规模的研究过程中,记录数据或将数据输入计算机时发生错误的现象并不鲜见。因此,检测和确认极端值是检查数据有效性的常用手段。

二、极端值的识别及处理

在未弄清楚极端值产生的原因之前,不应简单决定取舍,特别是当测量数据较少时,极端值的取舍对分析结果会产生很大影响,必须慎重对待。对于极端值,首先应从学科、技术与操作等方面进行检查,寻找其产生的原因。如果是因人为过失或仪器设备失灵而产生的,应舍去该极端值;不是因人为过失或仪器而造成的极端值,应按一定的统计学方法进行处理。

1. 图形法 对于单变量资料,用 SPSS 等软件描绘数据的直方图,落在图形尾部并远离均值的样品值很可能是极端值。对二维或三维变量的极端值的识别,可描绘其散点图,根据散点图发现可疑极端值。

2. 四分位数法 将数据划分为四个部分,每一部分大约包含 1/4 即 25% 的数据项,这种划分的临界点即为四分位数。上、下四分位数之差称为四分位间距 $Q = Q_U - Q_L$。Q_U 和 Q_L 分别为上四分位数和下四分位数。

而 $Q_U + 1.5Q$ 和 $Q_L - 1.5Q$ 为数据的下、上截断点。大于上截断点的数据为特大值,小于下截断点的数据为特小值。两者皆为极端值。

3. 3σ 法 在正态分布中,区间 $[\mu - 3\sigma, \mu + 3\sigma]$ 的概率为 99.73%,μ 和 σ 分别表示正态分布总体的均数和标准差。理论上,在观测值中出现该区间以外的数据的概率是很小的。所以我们将该区间以外的数据定义为极端值,予以剔除。在实际应用中,$\mu - 3\sigma$ 和 $\mu + 3\sigma$ 分别用 $\overline{X} + 3S$ 和 $\overline{X} - 3S$ 代替。

4. 马氏距离法 马氏距离(Mahalanobis distance)法是判别多变量极端值的一个重要方法。马氏距离是指任意一个样品与"中心样品"的多维距离,而"中心样品"应是所研究样本的样本均数。绝大多数样品都分布在该均数附近,若某个样品数据距离这个"中心样品"(样本均数)很远,就有理由认为该样品为极端值。

马氏距离是多维空间的一种距离测度,该距离大小的评价可用 χ^2 分布来确定。对给定的检验水准 α(常取 $\alpha = 0.005$)及自由度 ν 查 χ^2 界值表,求出临界值 $\chi^2_{\alpha, \nu}$,若某个样品的马氏距离大于该临界值 $\chi^2_{\alpha, \nu}$,则按检验水准 α 可认为该样品为极端值,应剔除,否则应保留。马氏距离可由 SPSS 软件计算。

5. Lunneborg 法 Lunneborg 建议用如下公式判别极端值:

$$hii = \frac{\text{Mahalanobis distance}}{n-1} + \frac{1}{n}$$

式中,n 为样品个数,如果 $hii \geqslant \frac{2k}{n}$,则认为第 i 个样品为极端值,应予剔除,否则应保留,k 为自变量的个数。

除以上方法以外,还可运用 Q 检验、格鲁布斯法等统计法对极端值进行识别和处理。

在实际的工作实践中,极端值产生有很多原因。如果确认数据有逻辑错误,又无法纠正,可直接删除该数据。例如,若某一数据中某病例的身高变量为"1755"cm,且原始记录亦如此,又无法再找到该病例时,显然这是一个错误的记录,只能删除。如果极端值是数据测量误差造成的,则重新测量数据。如果由于数据随机误差产生,则删除或重新观测异常值数据。如果是因为缺少重要自变量或缺少观测数据,则增加必要的自变量或增加观测数据,适当扩大自变量取值范围。如果由于存在异方差或模型设立错误,则采用加权线性回归和非线性回归模型。若数据并无明显的逻辑错误,可将该数据剔除前后各做一次分析,若结果不矛盾,则不剔除;若结果矛盾,并需要剔除,必须给以充分合理的解释。总而言之,数据分析人员查看极端值的数据时,要具体情况具体分析。

(龙鼎新)

第五章 ◀ 文献综述写作和 meta 分析

第一节 文献综述写作

文献综述简称综述(review),是作者通过阅读大量的原始医学文献资料,对某科学领域或专题国内外的最新进展及存在的问题,系统地介绍评述的综合性专题论文,它往往反映该领域或专题的新理论、新动态、新趋势、新技术、新发现等内容。撰写综述的过程是阅读、积累和理解资料的过程,对科研工作很重要。它不但是迅速了解和掌握某一方面知识和动态的捷径,而且是课题设计的必由之路。阅读综述有助于发现前人工作中的不足,启发科研思路,为选题和设计提供线索。撰写综述的过程实际上也是锻炼科学思维的过程,是培养语言组织表达能力,提高写作技巧的好办法,对于刚涉足科学研究领域者尤显重要。但是,综述主要是对原始文献的二次加工,由于受到原始文献质量和综述者本人知识水平的影响,综述的某些观点和结论可能带有主观性和片面性,在接受或获取信息时读者需要带有选择性。

一、文献综述的特点

文献综述以"述"为主,同时适当辅以评论,评述结合。具有综合性、新颖性和时效性的特点。

1. 综合性 综述要求广泛而全面地掌握文献资料,通过文献阅读、综合和分析,提出综述者自己的见解。因此,综述必须严格忠实于原文,系统、全面地反映某一科学领域或专题的概貌和发展动态。

2. 新颖性 综述要求选题新、资料新,综述题目常冠有"进展"等字样。必须把新颖作为综述的灵魂,以此来选题,陈述论据,才能启迪读者思维和引发兴趣。

3. 时效性 信息的产生、传播越快,越及时,其学术价值就越大,效果越好。因此撰写综述一定要有较强的时效观念,争取时间尽快选好题、获取文献信息和成文发表。

二、文献综述的类型

综述可以分为三大类:叙述性综述、评述性综述和系统综述。

1. 叙述性综述 以汇集文献资料为主,客观辅以评述。评价此类综述的原则可参考:①是否忠实于原始文献;②文献是否齐全;③是否对引用的文献进行了科学的评价、分析和总结。该类文献综述全面系统地反映了某一专题的研究现状和发展趋势,有助于读者科研选题、制定科研计划和拓宽研究思路。

2. 评述性综述 以评述为主,通过对文献的复习、回顾和展望,指出合乎逻辑的、具有启迪性的观点和建议,可对学科发展起到重要的引导作用。此类综述的撰写具有较高的学术性和权威性,所以撰写者常为某一学科的学术权威或带头人。

3. 系统综述　是对某一专题全球范围内的所有文献,系统检索和全面收集,应用科学的方法,严格评价文献,并进行定量综合,得出综合可靠的结论。此类综述目前被公认为循证决策的最佳证据。

三、文献综述的写作步骤

1. 选题　可根据自己工作的基础,依撰写的目的和拟解决的问题,选定一个恰当的题目。选题的关键在于新、针对性强和实用,能反映出学科发展中的矛盾和焦点所在,以吸引读者。切忌重复和贪大求全、文题和内容不相符等。

2. 文献收集与阅读　收集和读透文献资料是写好综述的基础和关键。题目选定后,就要围绕主题收集和阅读文献。文献收集强调"新",即要收集近几年(3~5 年)期刊发表的文献,反映最新的观点、数据和资料;文献收集还要求"全",要收集与专题相关但在学术观点、实验方法和结论不同的文献。由于文献数量多,在求全的同时首先选择影响较大的期刊文献仔细和反复阅读,形成自己的思路和观点后,再有目的地补查所需的新文献。收集阅读文献时要做好读书笔记和摘录卡片,将重点、要点记下,并附上自己的体会和想法。

3. 拟定提纲　就是"搭架子",是写好综述的关键环节。在收集了大量的资料后,应将相关的内容进行整理、归类,列出文章的框架,即提纲。提纲要做到紧扣主题,层次分明,条理清晰。

4. 写作修改成文　提纲拟好后,即可按提纲的顺序书写成文。文献综述要求文字简练、准确,内容要求融会贯通和通俗易懂。文章正文部分是全文的核心,尤显重要。全文写好后,要反复仔细阅读和修改。文献综述的篇幅一般为 3000~7000 字。

四、文献综述的基本格式

文献综述往往没有固定的格式,基本格式通常包含题目、正文、结语和参考文献四个主要部分。目前,综述格式趋向于全面,一般可分为题目、作者、摘要、关键词、前言、正文、结语、参考文献等部分。

1. 题目　题目要求确切具体、简明扼要。题目一般以 20 个汉字左右为宜,最好不超过 30 个汉字。避免使用不常用的英文缩写词、简称、符号、代号和公式等。题目务必新颖,切忌过大或过小,避免大题小做或小题大做,更不能题不对文。

2. 作者　要署作者名和审校者名及其工作单位,工作单位要具体到科室。

3. 摘要　一般为 200 个汉字左右。摘要要求简明扼要,但必须包含综述的主要内容。摘要要用第三人称书写,通常不用图表、化学结构式和不常用的符号和术语。忌冗长啰嗦,重点不突出,或过于简单。

4. 关键词　用来表示文章主题内容的关键性名词,可提供文献标引、检索之用。每篇综述通常选取 3~8 个关键词,要求按统一规范的词表提供关键词,不能使用短语、化学分子式和英文缩写词。

5. 前言　即引言或导语,为综述正文的开头部分。前言主要叙述研究工作的历史背景、现状、动态和问题的焦点,给出综述的范围。前言要简明扼要,让读者知道后面将要说明的主要内容,产生引人入胜效果。

6. 正文　即综述的主体,是综述内容的核心。正文要求主题突出、层次清楚,为详细叙述的部分。文章的论点、论证和论据都要在这里展开,包括历史背景、现状、动态、问题的提出和展望。写作时,依照拟定的提纲按顺序层次合理地书写。为了醒目,可按需要设立标题或小标题进行书写。正文部分常见缺点为层次不清、主题不突出,有的甚至只将原始文献中的观点堆集在一起,不加分析、归纳和提炼,把综述写成了原始文献的罗列。

7. 结语 即结尾或小结。扼要概括全文的主要结论,尚需解决的问题和对前景的展望,最好有自己的见解,给人读后感觉清晰有收获。篇幅较小的综述,也可以不单独列出小结或结论。

8. 参考文献 参考文献是综述的重要组成部分,任何类型的综述都不能省略。综述中引用的文献,应该是有代表性的、作者直接阅读过的文献。列出参考文献可指示综述的文献来源,提高综述的可信度,同时给读者提供查阅原始文献的线索。通常在引述的论点、数据、研究方法、结果、结论等处标示出参考文献。引用参考文献要求新,最好是近 3~5 年的文献。参考文献引用应按综述中引用的先后顺序排列,著录格式应规范,我国医学期刊大多采用温哥华格式。完整的书写格式和内容与论著性论文著录相同,一般包括:序号、作者姓名、文题、期刊名、出版年、卷号(期)、起止页。

五、写作时要注意的几个问题

1. 综述内容要"新" 写综述的目的是向读者介绍某一科学领域或专题的动态,重点必须放在介绍最新知识方面。所引用的文献通常应以近 3~5 年者为主,而且,要注意文献的质量,尽可能选择设计严密,方法可靠,数据可信,有新发现、新见解和实用价值的文献。

2. 文献收集要尽量全 写文献综述忌讳随便收集一点文献就动手写。若不尽最大努力去搜集和阅读文献,怎么去阐明有关问题的历史背景、现状和发展方向? 怎么能从中找出哪些是有创造性的工作? 所以,只有占有详尽的文献资料,才可能写出一篇高质量的文献综述。

3. 综述的基本准则是忠于原著 综述内容多取自他人文章中的资料,然而,综述并非简单的资料堆集。它要求把来自不同作者的研究成果及其理性认识熔于一炉,还要加入综述者本人的分析评论。但不能以作者本人的观点取代原作者的观点,对所介绍的资料必须如实反映。如作者持有异议,可另加评论。

4. 文理通顺,行文精练 综述所引文献,出自各家手笔,风格可能迥异;另外,对外语的翻译理解水平不一,所以要把这些素材有机地组合在一起,必然要付出艰辛的再创造性劳动。这要求综述者本身要有相当的理论和实践水平,还要将收集的全部材料认真消化、吸收,提炼要点,反复推敲,润色文字,才能写出好的文献综述。

第二节 meta 分析

一、概 述

(一) meta 分析的定义

meta 分析(meta analysis)由 Beecher 在 1955 年最先提出其思想,并由英国教育心理学家 G. Glass 于 1976 年首次命名。Glass 将 meta 分析定义为:meta 分析是对具有相同研究目的且相互独立的多个研究结果进行系统的综合评价和定量分析的研究方法。实质上,meta 分析就是汇总具有相同研究目的的多个研究结果,并分析评价其合并效应量的全过程,即通过综合多个研究结果而提供一个量化的平均效应来回答事前提出问题的过程,所以又称汇后分析。

随着循证医学的兴起,系统综述已被公认为获取证据的最佳手段,而 meta 分析是系统综述中常使用的一种统计方法。因为在全球范围内,对同一研究目的的课题可能有多个学者在不同地区进行研究并报告结果,但由于各学者在研究设计、对象选择、样本含量、指标选择、统计方法等方面不完全相同,导致研究结果并不完全一致,对这些结果进行综合评价和取舍往往比较困难,而 meta 分析正是对这些结果进行定量合并的适宜统计方法。

(二) meta 分析的目的

1. 增加统计学检验功效 通过综合同类课题中多个小样本研究的结果,达到增大样本量、改进和提高统计学检验功效的目的。

2. 定量估计效应,解决研究结果的不一致性 当多个同类研究的结果在程度和方向上不一致甚至相互矛盾时,通过 meta 分析得到研究效应的平均水平,得出一个较为明确的结论,而且使效应大小估计更为精确。

3. 发现新的问题 通过 meta 分析可以发现单个研究中存在的异质性和考察其来源,探讨研究的不足之处,进而提出新的研究思路。

二、meta 分析的基本步骤

meta 分析是一种观察性研究,因而需要遵循科学研究的基本原则,包括提出问题、分析问题和解决问题等过程。一份完整的 meta 分析报告,应至少包括提出问题、搜索相关文献、制定文献的纳入和剔除标准、提取资料信息、进行统计学处理、报告结果等一系列过程,基本步骤如下。

1. 提出问题,制定研究计划 与开展任何其他研究一样,meta 分析首先应提出需要解决的问题,这些问题一般是不确定或有争议的问题。然后针对提出的问题拟定一个详细的研究计划,阐明研究的目的、现状和意义,文献检索的策略,文献纳入和剔除标准,数据收集方法及统计分析步骤等。

2. 检索相关文献 资料获取的原则是多途径、最大限度地收集与研究问题相关的文献。一般从研究问题入手,确定相应的检索词及其之间的搭配关系,制定检索策略和检索范围。保证较高的查全率至关重要,因为漏检了重要文献可能直接影响 meta 分析结论的可靠性和真实性。可供计算机检索的医学数据库有 Medline、中国生物医学文献数据库、Cochrane 图书馆以及其他数据库。

3. 筛选符合纳入标准的研究 根据文献纳入和剔除标准,对检出的相关文献进行筛选,选出符合要求的文献进行 meta 分析。在制定文献纳入和剔除标准时,为了最大限度地减少选择偏倚,一般应综合考虑研究对象、研究类型、处理因素、结局效应、样本大小、观察年限、文献发表时间和语种等因素。

4. 进行纳入文献的质量评价 文献质量的评价主要考察各独立研究是否存在偏倚及其影响程度,这在文献评价中最为重要。纳入研究的质量高低可以用权重表示,也可以用量表或评分系统进行评分,如对 RCT 进行质量评价的 Jadad 评分。

5. 提取纳入文献的数据信息 被 meta 分析采用的数据信息一般包括基本资料(如杂志名称、作者姓名及单位等)和研究资料(如研究类型、样本量、研究对象的基线特征和结局指标等)等内容,确定和选择需要分析和评价的效应变量,必要时还可从原文作者处获取未发表的原始数据。

6. 资料的统计学处理 meta分析的统计学处理主要包括:明确资料类型,选择恰当的效应指标;进行异质性检验,选择合适的统计分析模型;效应合并值的参数估计与假设检验。

7. 敏感性分析 敏感性分析的目的是了解meta分析结论的稳定性。常用以下几种方法来考察meta分析结论有无变化:①按不同的研究特征,比如不同的统计方法、样本量大小等,对纳入的文献进行分层meta分析;②采用不同模型计算效应合并值的点估计和区间估计;③从纳入研究中剔除质量相对较差的文献后重新进行meta分析;④改变纳入和剔除标准后,对纳入的研究重新进行meta分析。

8. 结果报告 主要报告内容包括异质性存在时对效应合并值的影响;是否需做亚组分析;各种偏倚的识别与控制;meta分析结果的实际意义。

三、meta分析的基本统计方法

meta分析的统计方法包括固定效应模型(fixed effect model)和随机效应模型(random effect model)。固定效应模型假设各研究的方差齐性,其效应大小综合估计的方差成分只有个体研究内的方差,即研究间的变异很小,各研究间的差异只由抽样误差引起,各独立研究样本来自同一总体;随机效应模型综合估计的方差成分既包括各个研究内的方差,也包括各个体研究间的方差,即各研究来自不同的但有关联的一些总体,每个研究有其相应的总体参数,meta分析的合并效应值是多个不同总体参数的加权平均,因此,在各个研究的资料非齐性的情况下,适宜选择随机效应模型。

利用meta分析对纳入研究的文献数据进行统计处理时,首先要明确资料的类型及结局变量,不同的资料类型可选择相应的效应变量,分类变量资料的效应变量可以是比率、OR、RR、RD、NNT、SMR等,连续型变量资料的效应变量可以是均数之差、回归系数、相关系数等。然后对待合并的多个研究进行异质性检验(heterogeneity test),若检验结果接受零假设,即各研究间的差异没有统计学意义,可采用固定效应模型;若拒绝零假设,则认为研究间存在异质性,应采用随机效应模型。下面主要从资料合并的角度分别介绍两均数之差、两率之差、比值比、相关系数和回归系数的合并。

(一) 两均数之差的合并

例 5-1 为研究某药物对降血脂的疗效,对五位作者的研究结果进行meta分析(表5-1)。

表 5-1 某药物降血脂疗效的合并计算表

研究编号	治疗组			对照组			S_{pi}	d_i	w_i	$w_i d_i$	$w_i d_i^2$
	n_{1i}	$\overline{X}_{1i}$	S_{1i}	n_{2i}	$\overline{X}_{2i}$	S_{2i}					
1	13	5.0	4.70	13	6.5	3.8	4.27	-0.35	26	-9.1	3.12
2	30	4.9	1.70	50	6.1	2.3	2.10	-0.57	80	-45.8	26.2
3	35	22.5	3.40	25	24.9	10.7	7.36	-0.33	60	-19.6	6.38
4	20	12.5	1.47	20	12.3	1.66	1.57	0.13	40	5.1	0.65
5	8	6.5	0.76	8	7.38	1.41	1.13	-0.78	16	-12.4	9.66
合计	—	—	—	—	—	—	—	222	-81.8	46.1

注:表中符号的含义分别见计算公式

分析结果如下:

1. 计算每个研究的标准化均数之差 d_i

$$d_i = \frac{\overline{X}_{1i} - \overline{X}_{2i}}{S_{pi}} \qquad 式(5\text{-}1)$$

$$S_{pi} = \sqrt{\frac{(n_{1i}-1)S_{1i}^2 + (n_{2i}-1)S_{2i}^2}{n_{1i}+n_{2i}-2}} \qquad 式(5\text{-}2)$$

式中纳入的第 i 个研究的处理组和对照组的样本量分别为 n_{1i} 和 n_{2i}，均数分别为 $\overline{x}_{1i}$ 和 $\overline{x}_{2i}$，方差分别为 S_{1i}^2 和 S_{2i}^2，S_{pi}^2 为合并方差。

2. 计算 d_i 的加权均数和加权方差的估计值

$$w_i = N_i = n_{1i} + n_{2i}$$

或

$$w_i = \frac{n_{1i}n_{2i}}{n_{1i}+n_{2i}} \qquad 式(5\text{-}3)$$

$$\overline{d} = \frac{\sum w_i d_i}{\sum w_i} \qquad 式(5\text{-}4)$$

$$\overline{d} = \frac{-81.80}{222} = -0.37$$

$$S_d^2 = \frac{\sum w_i (d_i - \overline{d})^2}{\sum w_i} = \frac{\sum w_i d_i^2}{\sum w_i} - \overline{d}^2 \qquad 式(5\text{-}5)$$

$$S_d^2 = \frac{46.09}{222} - (-0.37)^2 = 0.0707$$

异质性校正因子：

$$S_e^2 = \frac{4k}{\sum w_i}\left(1 + \frac{\overline{d}^2}{8}\right) \qquad 式(5\text{-}6)$$

$$S_e^2 = \frac{4 \times 5}{222}\left[1 + \frac{(-0.37)^2}{8}\right] = 0.0916$$

3. 异质性检验　计算统计量 χ^2

$$\chi^2 = \frac{kS_d^2}{S_e^2} \qquad 式(5\text{-}7)$$

$$\chi^2 = \frac{kS_d^2}{S_e^2} = \frac{5 \times 0.0707}{0.0916} = 3.859$$

$\nu = 5 - 1 = 4$，查 χ^2 分布表，$P > 0.05$，认为 5 个研究间的异质性不大，本例应采用固定效应模型进行分析；如果 $P \leqslant 0.05$，选取随机效应模型进行分析。

4. 计算平均效应的 95% 置信区间

（1）对于固定效应模型，效应合并值的 95% 置信区间为：

$$\overline{d} \pm 1.96 S_{\overline{d}} \qquad 式(5\text{-}8)$$

$$S_{\overline{d}} = \frac{S_e}{\sqrt{k}} \qquad 式(5\text{-}9)$$

$$S_{\overline{d}} = \frac{\sqrt{0.0916}}{\sqrt{5}} = 0.135$$

效应合并值的 95% 置信区间为：

$$\overline{d} \pm 1.96 S_{\overline{d}} = -0.37 \pm 1.96 \times 0.135 = (-0.63, -0.11)$$

（2）对于随机效应模型，效应合并值的 95％置信区间为：

$$\bar{d} \pm 1.96 S_\delta \qquad \text{式(5-10)}$$

$$S_\delta = \sqrt{S_d^2 - S_e^2} \qquad \text{式(5-11)}$$

（二）两率之差的合并

例 5-2 为了研究某药物对治疗急性心肌梗死的疗效，对 5 个临床随机对照试验（RCT）进行 meta 分析，结果见表 5-2。

表 5-2 某药治疗急性心肌梗死疗效的合并计算表

研究编号	治疗组		对照组		p_i	d_i	w_i	$w_i d_i$	$w_i p_i(1-p_i)$
	死亡数（ a_i ）	总例数（ n_{1i} ）	死亡数（ c_i ）	总例数（ n_{2i} ）					
1	182	1250	264	1250	0.178	−0.066	625.00	−41.25	91.45
2	348	1621	204	814	0.227	−0.036	541.89	−19.51	95.09
3	404	2082	348	1182	0.230	−0.10	753.96	−75.40	133.53
4	157	1155	188	1064	0.155	−0.041	553.82	−22.71	72.54
5	346	1686	312	1080	0.238	−0.083	658.31	−54.64	119.39
合计	1437	7794	1316	5390	—		3132.98	−213.51	512.00

注：表中符号的含义分别见计算公式

以率差（RD）为效应变量，分析过程如下：

1. 计算每个研究的率差 d_i 及合并率 p_i

$$d_i = \frac{a_i}{n_{1i}} - \frac{c_i}{n_{2i}} \qquad \text{式(5-12)}$$

$$p_i = (a_i + c_i)/(n_{1i} + n_{2i}) \qquad \text{式(5-13)}$$

2. 计算加权均数 $\bar{d}$ 和加权方差 S_d^2 的估计值

$$\bar{d} = \frac{\sum w_i d_i}{\sum w_i} \qquad \text{式(5-14)}$$

$$\bar{d} = \frac{-213.51}{3132.98} = -0.068$$

$$S_d^2 = \frac{\sum w_i p_i(1-p_i)}{\left(\sum w_i\right)^2} \qquad \text{式(5-15)}$$

$$S_d^2 = \frac{512}{(3132.98)^2} = 0.000\,052$$

$$w_i = \frac{n_{1i} n_{2i}}{n_{1i} + n_{2i}} \qquad \text{式(5-16)}$$

3. 异质性检验　求统计量 Q

$$Q = \frac{k S_d^2}{S_e^2} \qquad \text{式(5-17)}$$

$$S_e^2 = \frac{4 \times 5}{3132.98}\left[1 + \frac{(-0.068)^2}{8}\right] = 0.0064$$

$$Q = 5 \times \frac{0.000\,052}{0.0064} = 0.041$$

式中，S_e^2 的计算见式(5-6)，$\nu=5-1=4$，查 χ^2 分布表，$P>0.05$，认为 5 个研究间的异质性不大，故本例应采用固定效应模型计算率差合并值的 95% 置信区间；如果 $P\leqslant0.05$，选取随机效应模型进行分析。

4. 率差合并值的 95% 置信区间估计

(1) 固定效应模型 率差合并值的 95% 置信区间估计公式为：

$$\bar{d}\pm1.96S_{\bar{d}} \qquad \text{式(5-18)}$$

$$S_{\bar{d}}=\frac{S_e}{\sqrt{k}}=\frac{\sqrt{0.0064}}{\sqrt{5}}=0.036$$

率差合并值的 95% 置信区间为：

$$\bar{d}\pm1.96S_{\bar{d}}=(-0.068\pm1.96\times0.036)=(-0.14,0.0026)$$

式中，$S_{\bar{d}}$ 的计算公式见式(5-9)。该结果提示死亡率差值合并后无统计学意义，因为 95% 置信区间包含 0，说明治疗组与对照组之间的治疗效应无统计学差异。

(2) 随机效应模型 率差合并值的 95% 置信区间估计同均数差值合并，可参考式(5-10)、式(5-11)。

(三) 比值比的合并

例 5-3 为了解丙型肝炎病毒(HCV)感染与肝细胞癌(HCC)的关系，某学者对 6 个病例对照研究资料进行 meta 分析，结果见表 5-3。

表 5-3 HCV 与 HCC 关系的病例对照研究的合并计算表

研究编号	病例组		对照组		OR_i	y_i	w_i	w_i^2	w_iy_i	$w_iy_i^2$
	HCV+ (a_i)	HCV− (b_i)	HCV+ (c_i)	HCV− (d_i)						
1	31	345	2	98	4.4	1.48	1.83	3.35	2.71	4.01
2	13	91	3	205	9.8	2.28	2.35	5.52	5.36	12.2
3	31	79	3	51	6.7	1.90	2.51	6.30	4.77	9.06
4	48	57	10	30	2.5	0.92	5.82	33.87	5.35	4.93
5	43	73	12	28	1.4	0.34	3.51	12.32	1.19	0.41
6	55	49	18	17	1.1	0.10	6.54	42.77	0.65	0.07
合计	—	—	—	—	—	—	22.56	104.1	20.03	30.7

注：表中符号的含义分别见计算公式，w_i 为权数，即每项研究的方差的倒数

1. 计算各个研究的 OR_i

$$OR_i=\frac{a_id_i}{b_ic_i} \qquad \text{式(5-19)}$$

$$y_i=\ln(OR_i) \qquad \text{式(5-20)}$$

2. 计算各个研究 y_i 的加权均数及其方差 $S_{\bar{y}}^2$

$$\bar{y}_w=\sum w_iy_i/\sum w_i \qquad \text{式(5-21)}$$

$$\bar{y}_w=20.03/22.56=0.89$$

$$S_{\bar{y}}^2=\left(\sum w_i\right)^{-1} \qquad \text{式(5-22)}$$

$$S_{\bar{y}}^2=(22.56)^{-1}=0.04$$

$$w_i = \left(\frac{1}{a_i} + \frac{1}{b_i} + \frac{1}{c_i} + \frac{1}{d_i} \right)^{-1} \qquad \text{式(5-23)}$$

3. 计算异质性检验的 Q 值

$$Q = \sum w_i (y_i - \overline{y}_w)^2 = \sum w_i y_i^2 - \overline{y}_w^2 \sum w_i \qquad \text{式(5-24)}$$

$$Q = \sum w_i y_i^2 - \overline{y}_w^2 \sum w_i = 30.7 - (0.89)^2 \times 22.56 = 12.83$$

$\nu = 6 - 1 = 5$,查 χ^2 分布表,$P \leqslant 0.05$,认为 6 个研究间存在异质性,本例应采用随机效应模型进行分析;如果 $P > 0.05$,选取固定效应模型进行分析。

4. 计算合并值 OR_c 的 95% 置信区间

(1) 固定效应模型:效应合并值 OR_c 及其 95% 置信区间分别为:

$$OR_c = \exp(\overline{y}_w) \qquad \text{式(5-25)}$$

$$\exp(\overline{y}_w \pm 1.96 S_{\overline{y}}) \qquad \text{式(5-26)}$$

(2) 随机效应模型:权重系数 w_i 改为 w_i^*:

$$w_i^* = (w_i^{-1} + D)^{-1},D \text{ 为校正因子} \qquad \text{式(5-27)}$$

$$D = \frac{Q - k + 1}{\sum w_i - \sum w_i^2 / \sum w_i} \qquad \text{式(5-28)}$$

$$D = \frac{12.83 - 6 + 1}{22.56 - 104.13/22.56} = 0.44$$

由式 $w_i^* = (w_i^{-1} + D)^{-1} = (w_i^{-1} + 0.44)^{-1}$ 分别计算各研究的 w_i^* 和 $w_i^* y_i$,见表5-4。由下列公式计算出加权均数及其方差 $S_{\overline{y}}^2$

$$\overline{y}_w^* = \sum w_i^* y_i / \sum w_i^* \qquad \text{式(5-29)}$$

$$\overline{y}_w^* = 8.53/8.03 = 1.06$$

$$OR_c = \exp(\overline{y}_w^*) = \exp(1.06) = 2.89$$

$$S_{\overline{y}}^2 = \left(\sum w_i^* \right)^{-1} \qquad \text{式(5-30)}$$

$$S_{\overline{y}}^2 = (8.03)^{-1} = 0.12$$

$$\exp(\overline{y}_w^* \pm 1.96 S_{\overline{y}}) = \exp(1.06 \pm 1.96 \times 0.12) = (2.28, 3.65)$$

表 5-4 HCV 与 HCC 关系的病例对照研究的合并计算表

研究编号	病例组		对照组		y_i	w_i	w_i^*	$w_i^* y_i$
	HCV⁺ (a_i)	HCV⁻ (b_i)	HCV⁺ (c_i)	HCV⁻ (d_i)				
1	31	345	2	98	1.48	1.83	1.01	1.49
2	13	91	3	205	2.28	2.35	1.16	2.64
3	31	79	3	51	1.90	2.51	1.19	2.26
4	48	57	10	30	0.92	5.82	1.63	1.50
5	43	73	12	28	0.34	3.51	1.38	0.47
6	55	49	18	17	0.10	6.54	1.69	0.17
合计	—	—	—	—	—	22.56	8.03	8.53

注:表中符号的含义分别见计算公式,w_i 为权数,即每项研究的方差的倒数

由上面的合并分析结果可以推断,丙型肝炎病毒感染是肝细胞癌的危险因素,两者具有中等联系强度。

(四) 相关系数的合并

例 5-4 为了研究不同采样点的水中碘含量与居民尿碘含量的相关性,某学者收集了四项相关的研究进行 meta 分析,结果见表 5-5。

表 5-5 不同地区水碘含量与居民尿碘含量相关性的合并计算表

研究编号	例数(n_i)	相关系数(r_i)	$n_i r_i$	r_i^2	$n_i r_i^2$
1	21	0.62	13.06	0.39	8.12
2	18	0.47	8.37	0.22	3.89
3	20	0.53	10.62	0.28	5.64
4	13	0.45	5.84	0.20	2.62
合计	72	—	37.89	—	20.27

1. 计算各研究相关系数的加权均数 $\bar{r}$ 及方差 S_r^2

$$\bar{r} = \sum n_i r_i / \sum n_i \qquad 式(5\text{-}31)$$

$$\bar{r} = 37.89/72 = 0.53$$

$$S_r^2 = \sum n_i (r_i - \bar{r})^2 / \sum n_i = \sum n_i r_i^2 / \sum n_i - \bar{r}^2 \qquad 式(5\text{-}32)$$

$$S_r^2 = 20.27/72 - 0.53^2 = 0.000\,63$$

2. 计算异质性检验的 χ^2 值

$$\chi^2 = \frac{\sum n_i}{(1-\bar{r}^2)^2} S_r^2 = \frac{72}{(1-0.53^2)^2} \times 0.000\,63 = 0.063$$

$\nu = 4-1 = 3$,查 χ^2 分布表,$P > 0.05$,认为 4 个研究间的异质性不大,故本例应采用固定效应模型计算相关系数合并值的 95% 置信区间;如果 $P \leqslant 0.05$,选取随机效应模型进行分析。

3. 相关系数合并值的 95% 置信区间估计

(1) 固定效应模型:相关系数合并值的 95% 置信区间估计公式为:

$$\bar{r} \pm 1.96 S_{\bar{r}} \qquad 式(5\text{-}33)$$

$$S_{\bar{r}} = \frac{S_e}{\sqrt{k}} \qquad 式(5\text{-}34)$$

$$S_e^2 = k(1-\bar{r}^2)^2 / \sum n_i \qquad 式(5\text{-}35)$$

$$S_e^2 = 4(1-0.53^2)^2 / 72 = 0.029$$

$$S_{\bar{r}} = \frac{\sqrt{0.029}}{\sqrt{4}} = 0.085$$

相关系数合并值的 95% 置信区间为:$\bar{r} \pm 1.96 S_{\bar{r}} = 0.53 \pm 1.96 \times 0.085 = (0.36, 0.70)$

(2) 随机效应模型:相关系数合并值的 95% 置信区间估计公式为:

$$\bar{r} \pm 1.96 \times (1-\bar{r}^2) / \sqrt{\sum n_i} \qquad 式(5\text{-}36)$$

(五) 回归系数的合并

例 5-5 为了研究瘦素(leptin)与肥胖的关系,肥胖通常用体重指数 BMI 进行评估。由于瘦素测试费用较高和麻烦,而瘦素与 BMI 的线性相关程度较高,所以许多研究者希望用 BMI 近似估计瘦素水平,通常以瘦素为因变量和 BMI 为自变量做线性回归。为了提高估计精度,某学者收集了四项相关的研究进行 meta 分析,结果见表 5-6。

表 5-6　瘦素与肥胖关系研究回归系数合并的计算表

编号	b	S_b	w_i	$w_i b_i$	$w_i b_i^2$
1	0.755	0.085	138.41	104.50	78.89
2	0.723	0.116	74.32	53.73	38.85
3	0.556	0.103	94.26	52.41	29.14
4	0.693	0.085	138.41	95.92	66.47
合计	—	—	445.40	306.56	213.35

注:表中符号的含义分别见计算公式,w_i 为每项研究方差即标准误平方的倒数

1. 计算加权平均回归系数 $\bar{b}$

$$\bar{b} = \sum w_i b_i / \sum w_i \qquad \text{式(5-37)}$$

$$\bar{b} = 306.56/445.40 = 0.688$$

2. 计算异质性检验的 χ^2 值

$$\chi^2 = \sum w_i (b_i - \bar{b})^2 = \sum w_i b_i^2 - \left(\sum w_i b_i \right)^2 / \sum w_i \qquad \text{式(5-38)}$$

$$\chi^2 = 213.35 - (306.56)^2/445.40 = 2.35$$

$\nu = 4 - 1 = 3$,查 χ^2 分布表,$P > 0.05$,认为 4 个研究间的异质性不大,故本例应采用固定效应模型计算回归系数合并值的 95% 置信区间;如果 $P \leqslant 0.05$,选取随机效应模型进行分析。

3. 回归系数合并值的 95% 置信区间估计

(1)固定效应模型:相关系数合并值的 95% 置信区间估计公式为:

$$\bar{b} \pm 1.96 S_b \qquad \text{式(5-39)}$$

$$S_b^2 = \frac{1}{\sum w_i} \qquad \text{式(5-40)}$$

$$S_b^2 = \frac{1}{445.40} = 0.00225$$

回归系数合并值的 95% 置信区间为:

$$\bar{b} \pm 1.96 S_b = 0.668 \pm 1.96 \times \sqrt{0.00225} = (0.575, 0.761)$$

可以认为瘦素随着 BMI 而显著地上升。BMI 上升 1 个单位,瘦素平均上升 0.688 个单位。并以 95% 可信度确认当 BMI 上升 1 个单位,瘦素上升幅度在 0.575 至 0.761。

(2)随机效应模型:加权平均回归系数的方差 S_b^2 需进行校正,校正因子见式(5-28),计算请参阅其他书籍。

四、meta 分析的注意事项

meta 分析属于观察性研究,在分析过程中可能存在各种偏倚,因此,偏倚的识别和控制对 meta 分析结果的真实性与可靠性影响非常重要。此外还应重点考察原始研究的质量、效应指标的选择等。在分析过程中应注意如下问题:

1. 偏倚的识别与控制

（1）抽样偏倚：是指查找有关文献时产生的偏倚，包括发表偏倚、查找偏倚、索引偏倚、引文偏倚和语种偏倚等。发表偏倚是指具有统计学意义的研究结果较无统计学意义的结果被报告和发表的可能性更大，是 meta 分析中最常见的偏倚。识别和控制发表偏倚的方法包括漏斗图（funnel plots）分析、线性回归法、秩相关检验法和失安全系数（fail-safe number）法。

1）漏斗图分析：该方法以效应大小作为横坐标，样本含量为纵坐标作散点图，若纳入的研究无发表偏倚，则图形呈倒置的漏斗形；若漏斗图不对称或不完整，则提示可能存在发表偏倚。

2）失安全系数法：当 meta 分析的结果有统计学意义时，为排除发表偏倚的可能，计算最少需要多少未发表的研究（特别是阴性结果的研究）才能使研究结论发生逆转。即用失安全系数（Nfs）来估计发表偏倚的程度。P 为 0.05 和 0.01 时的失安全系数计算公式如下：

$$\text{Nfs}_{0.05} = \left(\sum z/1.64 \right)^2 - k \qquad \text{式（5-41）}$$

$$\text{Nfs}_{0.01} = \left(\sum z/2.33 \right)^2 - k \qquad \text{式（5-42）}$$

式中 k 为研究个数，z 为各独立研究的 z 值，通过各个研究得到的 P 值查表可获得 z 值。失安全系数越大，说明研究的结果越稳定，结论被推翻的可能性越小。

（2）选择偏倚：是指根据研究纳入和剔除标准选择符合 meta 分析的文献时产生的偏倚。由于纳入标准不一样，对同一课题的 meta 分析，不同的分析者可能得到不同的结论，甚至是相反的结论。

2. 效应值的合并　meta 分析的研究结果在推广应用时，应注意研究对象的人口学特征的变化，要考虑研究场所以及研究措施的依从性等问题。对于效应合并值要注意进行归一化，即进行相关数字转换，同时最好选择直观的效应值，如率差、OR、RR 等。

3. 统计模型的选择　进行 meta 分析时，首先要对各研究资料的齐性进行检验，若各资料同质，则可选择固定效应模型；当各研究之间存在异质性时，应对异质性的来源进行分析和探讨，在适宜情况下才用随机效应模型对效应变量进行合并。此外，meta 分析的结果和结论不宜绝对化，其结论可随着新的研究资料的不断收集和补充而加以更新。

4. meta 分析可以用软件来实现　目前可用来进行 meta 分析的软件有 Review Manager、Stata、SAS、SPSS 等，可完成各种 meta 分析。

五、meta 分析展望

近些年来 meta 分析方法在临床医学、治疗学、公共卫生、流行病学、临床精神病学、职业病防治及护理学等医学研究领域得到了广泛的应用。但在 meta 分析中目前还存在一些有争议或待解决的问题，有待进一步的讨论和完善。

（一）是否包括未发表的研究

发表偏倚是影响 meta 分析结果真实性的重要因素之一，包括未发表的研究看来可以避免此问题。然而，有些学者，尤其是杂志编辑认为，未发表的研究没有经过同行评阅，质量很难保证，而且这一途径本身也可能引入偏倚。因为 meta 分析者不可能收集到所有的未发表的研究，而已找到的这部分报告究竟是减少还是增加偏倚尚无法准确评估。另外，未发表研究的作者是否愿意提供他们的资料也是一个问题，可能得到阳性结果的作者更愿意配合，这样一来会再次引入偏倚。尽管如此，目前普遍的观点还是认为应尽可能收集未发表的研究，然后按照是否包括这部分资料进行敏感性分析，如果结论发生变化，必须谨慎对待 meta 分析的结果。

（二）数据分析和报告的主观性

已发表的研究中，作者报告哪些结局资料也可能受研究结果的影响，与阳性结果有关的结局可能更多地被报告。这种数据分析和报告的主观性也会给 meta 分析带来偏倚。因此提高和完善数据分析和报告的标准，减少作者的主观性是将来需要解决的一个问题。

（三）个体病人的资料是否需要

目前的 meta 分析主要基于文献中的总结性资料，是对文献的统计合成。虽然 meta 分析者对其中的某些亚组特别感兴趣，但经常遇到的问题是很难在原文中找到相应的数据。因此从每个研究的设计组织者处获取补充资料的要求日益增多。一些国际性协作组织的成员已经开始分享各自的研究数据，从而使个体病人的资料得以充分利用，由此还形成了"pooling 分析"，即对原始研究数据的合成分析。与每项研究者进行联系还有其他好处，如可以了解他们是否有未发表的或本人未收集到的研究报告，了解目前发表的研究报告是否与当初的设计一致，以及获得进一步的随访资料等。

（四）"失效"的 meta 分析

meta 分析的优势是对同类小样本研究结果的统计合成，以此增大样本量，提高研究的精确度。但每个研究的设计、实施可能有差别，因此完全依靠小样本研究所做的 meta 分析可能得不出明确的结论。解决这种"失效"meta 分析的方法是寻找异质性的原因，尽可能合并同质的研究结果，并随着相关新的研究的发表及时更新 meta 分析结果，即近年提出的"累积 meta 分析"（cumulative meta-analysis）。

（五）meta 分析的结果对指导临床个体治疗还有一定困难

临床试验的 meta 分析所得汇总结果是对一个假定的"平均"病人的治疗效果，其可信限一般较窄。虽然总的效应估计值通常能够用于大部分病人，但病人之间个体差异是客观存在的，临床医生更关心这种治疗对某个指定病人的疗效如何。因此 meta 分析者不能仅仅满足于对发表资料进行单纯的统计合成，而应当注意临床问题的各种特殊性，从而更好地指导临床实践。

（六）循证医学和 meta 分析

Cochrane 协作组织是以卫生服务先驱 Arche Cochrane（1909—1988）命名的一个国际组织，旨在收集、整理和系统地总结、更新研究证据并及时地进行传播，由该组织提倡的循证医学（evidence-based medicine）近年来得到了广泛的重视。meta 分析作为循证医学的组成内容之一，也将会随着循证医学的广泛传播而得到进一步的发展和完善。我国已于 1997 年加入了这一国际组织，并且成立了中国的 Cochrane 中心。

总之，在医学领域中 meta 分析尚处于一个新生阶段，其领域还有待于发展，上述的许多问题还有待解决。尽管如此，meta 分析作为一种定量综合既往研究资料的新方法，无疑为我们从整体角度把握事物的本质提供了一个有用的工具。

（奉水东）

第六章　医学科研论文的撰写

随着医学事业的快速发展,医学论文和著作日益增多。我国医科类科技期刊高达 850 余种,全世界医学、生物学的核心期刊高达 4000 多种,国内外学者每年发表在各学术刊物的医学论文则不计其数。

科研的目的是探索未知,探索结果的主要表达形式之一就是科研论文。科研论文写作是科研工作的重要环节,也是科研水平与意义的集中体现。所以,撰写论文是科研过程中极其重要的一步,是科学工作者的基本功。

第一节　概　　述

一、医学科研论文写作的意义

医学科研论文是医学科技工作者在调查研究和科学实验中所得到的研究资料的书面总结,是研究者对研究资料整理、综合、分析后写出的文章;它是医学研究工作从感性认识上升到理性认识的必然结果;或者是运用间接资料,经过综合、分析、整理而形成的综述性文献。

医学科研论文是直接阐述医药卫生领域中客观事物的道理,反映医学事物的本质、规律及特殊现象,以证明研究者的见解和学术观点的文章。它所涵盖的内容多、范围广,其中包括医学科学上的新理论、新技术、新方法,对某一问题的研究成果,及医药卫生工作经验体会、评论、辩论和讨论,综述讲座,简报和短篇报道等。

医学科研论文的撰写工作是一项综合性的实践活动,需要有正确的主题思想、丰富的事实材料和恰当的表达技巧。只有将科研实践过程的研究资料形成论文才能体现科研工作的意义,才能达到充实、丰富和发展医学科学的目的,若没有把有用的科研实践过程的研究资料及有价值的研究结果、新观点、新理论形成文章,则达不到研究的目的,或者说是对医学科学资源的浪费。因此,医学科研论文决不是科研资料的堆积,而是一种艺术创作。只有熟练地掌握医学科研论文的写作技巧,才能充分表达作者的创造才能,使科学性与艺术性有机地结合在一起,成为医学文献宝库的珍品,传之于世,以达到学术交流,指导实践,提高理论水平,推广科研成果,发挥繁荣和发展医疗卫生事业特有的作用。

二、医学科研论文质量

医学科研论文作为科技成果转化为生产力的媒介,不仅可为当代人服务和利用,而且可留给后人借鉴。医学各学科的大学生、研究生,也要通过撰写毕业论文或学位论文,将自己的学习体会、收获和创造等表达出来。因此,撰写出高质量的医学论文对广大医药卫生科技人员是十分必要的,也是考核其能力的重要标准之一。

(一)医学科研论文质量的要求

撰写医学科研论文必须达到以下五点要求:

1. 科学性 衡量科学性如何,主要做到以下几点。

(1)真实性:取材确凿可靠,客观真实,实验设计合理,实验方法先进、正确,实验结果忠实于事实和原始资料,不弄虚作假,讨论的内容不夸张、不失实;

(2)准确性:数据准确,引文准确,用词准确,内容论点准确;

(3)逻辑性:概念明确,判断恰当,推理合乎逻辑,无概念不清、论据不足、自相矛盾、层次不清、观点不明之处;

(4)重现性:结论来自临床或实验观察的结果,经得起任何人在任何时间、任何地点,用相同条件(方法和材料)可以重复出来,即结论有充分的证据,可被证实;

(5)公正性:实事求是地评价自己和别人的工作。对临床或实验研究结果,要如实反映,避免主观偏见,不任意取舍,不摒弃偶然现象。

2. 创新性 创新是科研的灵魂。"创"是指前人没有做过或没发表过的,可理解为"有所发现、有所发明、有所创造、有所前进"。凡达到国际水平、国内首创,即符合创造性。"新"是指非公知公用、非模仿抄袭和重复已有的,要仿中有创,推陈出新,即从新的角度阐明新的问题。没有创新,科研论文就失去了赖以存在的基础。评价科研论文的质量,首要的考虑是创新性。创新性一般指论文的实践水平(如疗效、技术水平等)和理论水平(如阐述疗效机制等理论问题的深度和广度)是否先进,要同国内外相同课题所达到的水平进行比较,才能作出评定。具体体现在:①在理论方面有创新见解,既要反映作者在某些理论方面的独创见解,又要提出这些见解的依据;②在应用方面有创新技术等,也就是要写出新发明、新技术、新产品、新设备的关键,或揭示原有技术移植到新的医学领域中的效果;③在研究方法方面有改进或突破。

3. 确认性 确认性的衡量主要考虑两点:①实验数据统计处理方法选择是否正确,结果是否准确,表达是否无误;②结论是否基于本文实验结果,可靠性如何,推理是否过分外延。

4. 可读性 论文一定要主题明确,文风客观朴实,文章言简意赅,层次清晰,表达符合逻辑,使读者在较短的时间内理解文章的内容。

5. 效益性 撰写论文要注重其实用价值,能解决临床实践(诊断)或现场防治问题,能够推广应用,在国内外同行或社会上引起好的反响(函索与推广情况),获得良好的社会效益和经济效益。

以上五点也称为医学论文的五大要素,是作者撰写论文时应遵循的基本原则。对论文质量较为客观的评价是论文发表后被引用的次数与工具期刊转载摘要的情况,这可从科学引文索引(Science Citation Index)、医学索引(Index Medicus)、化学文摘(Chemical Abstracts)、生物学文摘(Biological Abstracts)和国内索引性与文摘性期刊上查到。

(二)造成论文质量不高的主要原因

1. 文献资料查新不够,缺乏创新性,重复他人工作;

2. 基础知识和理论贫乏,违背生物学基本规律,科研假说形成不当;

3. 被试因素、受试对象或试验效应指标选择欠佳;

4. 缺乏合理对照,样本分配不随机,组间缺乏可比性;

5. 实验结果缺乏统计学处理或统计处理方法选择不当;

6. 讨论不能紧扣实验结果及其有关内容,主观臆断;

7. 语言组织能力差,层次不清,字句含糊,逻辑性差。

(三)提高论文质量的主要途径

1. 多想 对于科研工作者,勤于思考是获得理论升华的重要途径。假说形成的正确性,主要来源于精心构思。

2. 多读 紧跟学科领域的前沿,刻苦钻研业务,扎实地掌握基本理论与基本知识,这是形成科学的正确假说的重要保证。至于论文的创新性,在一定程度上取决于作者阅读文献的多少,因为任何创新都是在继承基础上发展而来的。

3. 多问 实验或调查设计是否严谨合理,这是论文质量的关键所在。因此,加强科研基本功训练显得十分重要。论文写作前首先应当按照科研设计五原则与三要素,反复进行检查,多问几个"科学性如何",必要时可多向相关专家请教。

4. 多做 科研论文结论的可靠性通常是以可重复性来反映的。因此论文提纲完成之后,进行适当的重复或必要的补充实验,在研究者检验无疑之后,方能正式撰写成文。

5. 多改 一篇高质量的论文,一定要经历若干次修改。修改论文主要是修改其内容与结构,必须做到表达的内容无遗,层次结构清晰合理。投寄杂志的文稿,在刊用前一般都会返修。编辑部提出的修改意见,大多数情况下,作者都应认真按照修改。但编辑部的意见是仅供作者修改时参考。作者务必坚持向科学负责的实事求是的态度,对不能按照编辑部意见修改的部分,一定要大胆地申诉理由,坚持正确的观点,保持科研论文的严肃性。

第二节 医学科研论文的分类

一、按学科及课题的性质分类

1. 基础医学论文(basic medical thesis) 主要是医学基础理论研究的内容,包括实验室研究和现场调查研究等;另外还有介绍实验技术、有关仪器的设计、制造及使用等方面的内容。

2. 临床医学论文(clinical medical thesis) 多为应用研究,可分为诊断、医疗、护理等方面;也有理论研究和新技术报告。

3. 预防医学论文(preventive medical thesis) 多属应用研究范围,可分为防疫保健、卫生监督、流行病学调查等。

二、按论文资料来源分类

1. 原著(original articles) 也称原始性论文,原始性论文包括论著、著述、学位论文、研究简报、经验交流、技术革新、新病例报告等。原始性论文的内容完全来自作者的第一手材料,在实验研究、临床研究、调查研究等方面,对医学中某一理论和实践问题具有新的创新见解,或者是将某种原理应用于实际取得的新进展的科学总结。原始性论文必须有作者的见解、观点、新理论和新方法,以推动医学科学向前发展。

2. 编著(sort out articles) 也称整理性论文,编著内容是作者在查阅大量的最新文献资料及他人的成果后,结合作者个人的研究资料和见解,把许多来源不同的文献资料按照自己的研究体系撰写成的医学学术论文。在医学图书中编著占的比例较大,如教科书、参考书、专题书和手册等,而在医学期刊中专题讲座、专题讨论或专题笔谈、文献综述、临床病例讨论等也属编著范围。

三、按论文写作目的分类

1. 学术论文（academic thesis） 是论述创新性研究成果、理论性的突破、科学实验或技术开发中取得新成就的文字总结。

2. 学位论文（dissertation） 学位论文包括学士学位论文、硕士学位论文、博士学位论文等。它是用来申请授予相应的学位而写的论文，用以表明作者从事科研取得的成果和独立从事科研工作的能力。

四、按研究方法分类

1. 调查研究（investigation and research）报告 指在一定范围的人群内，对某种疾病（如传染病、职业病、地方病等）的发病情况、病因、防治效果进行流行病学调查研究等提出评价的论文。

2. 实验研究（experimental research）性论文 在实验室内，人为地给受试对象施加某种（些）处理因素后再观察其效应，根据实验结果而撰写的论文。一般为病因、病理、生理、生化、药理、生物、寄生虫和流行病学等实验研究。主要包括：①对各种动物进行药理、毒理实验，外科手术实验；②对某种疾病的病原或病因的体外实验；③某些药物的抗癌、抗菌、抗寄生虫实验；④消毒、杀虫和灭菌的实验。

3. 临床观察（clinical observation）报告 不加人工的处理因素，对一定研究对象进行观察，根据观察的结果而撰写的研究论文。

五、按论文的论述体裁分类

1. 论著（papers and works） 也称为原始论文。基础医学、预防医学多为通过科学实验的直接观察，发现和收集新的材料，并有新的创见。许多突破性成果就是通过这类研究所取得的。

2. 经验交流（experience exchanges） 主要包括科研方法、科研经验、临床病例分析、病例报告以及临床病例讨论等。经验交流可为深入研究某些问题提供资料。如疾病的首次发现、首次报道，虽例数不多，只要资料确实，便可进行交流。对某种疾病的诊疗所做的回顾性总结（经验或教训）均可交流。

（1）病例报告：报告几个或个别病例，多为少见病例或某些病例在诊治中的特殊情况或经验教训。其内容主要包括病例摘要和讨论两部分，一般不需引言部分。

（2）病例分析：对临床上某种疾病病例（100例以上为佳）的病因、临床表现、分型、治疗方法和疗效观察等进行分析、讨论，总结经验教训，并提出新建议、新见解，以提高临床疗效。

（3）疗效观察：指使用某种新药、新疗法治疗某种疾病，对治疗的方法、效果、剂量、疗程及不良反应等进行观察、研究，或设立对照组对新旧药物或疗法的疗效进行比较，对比疗效的高低、疗法的优劣、不良反应的种类及程度，并对是否适于推广应用提出评价意见。

（4）临床病例讨论：对疑难病例的发病机制、诊断、治疗等进行讨论后整理成文，其论文内容包括病例摘要、临床讨论、病理报告、病理讨论四部分。一般按发言先后如实反映各人的发言内容和分析问题的实质，也可将全部发言内容归纳成几个问题来阐述。

3. 技术方法、技术革新（technical method and technical innovation） 介绍在技术方法上的创造性或重大改进，及新技术的应用和操作步骤等。

4. 文献综述（review of literature） 是作者从某一学术侧面，围绕某个问题收集一定的过刊或现刊有关文献资料，根据作者的经验，进行消化整理、综合归纳、分析提炼而成的评述性专题学术论文。

5. 专题讲座 围绕某专题或某学科进行系统讲授，介绍医学发展新动向，传播医学科研和临床上实用的新理论、新知识、新技术、新方法，更新传统的理论、知识和技术，改善知识结构，推动医学科技进步。根据对象不同，可分为普及讲座和高级讲座。

第三节　医学科研论文的撰写步骤

科研论文写作一般经过资料准备、拟订提纲、起草、修改、定稿誊清、送审与回修等步骤。

一、资 料 准 备

资料准备主要包括：数据的审核与统计处理；列表与绘图；照片与典型病例的选择（部分临床诊治技术与方法介绍论文需要）；引用文献资料的整理；从本实验的结果出发，提炼观点；必要的补充实验；明确观点与提出结论。

二、拟 订 提 纲

根据资料准备情况，将构思在脑海里形成的较为有条理的纲目，参照论文的撰写格式列出标题，力求做到各个段落布局合理、层次分明、重点突出、前后呼应，详列论点、论据、论证的层次，应用数据及文献资料等。拟订提纲是一个反复思考再三斟酌的过程。提纲宜细勿粗，以免撰写时遗漏。作者拟好提纲之后，最好再征求同事与专家的意见，在尽可能集思广益的基础上使修订的提纲更趋完善。

三、起草与分层次写作

起草的目的是把作者构思全部写进去，力求内容的层次结构清晰，逻辑合理。作者按提纲安排的内容、顺序，将要表达的内容全部写出来，初稿宁多勿少。然后检查有无重要遗漏，如文字表达不清楚，可采用图表表述；如提出的论点以前发表过，应注明出处。写草稿是一个边写边改的过程，所以在整个草稿写完之后，要反复阅读，然后进入修改、定稿誊清步骤。

四、修改与誊清

草稿写成后要反复阅读、反复修改。重点检查论点是否明确，论据是否充分，论证是否严谨，结构是否合理，引文是否准确，只有达到"层次清楚，数据无误，判断合理，论点明确，结论恰当，文字通顺"的要求时，论文才算基本修改好。文章修改好后，最好搁置一段时间，再拿出来冷眼阅读，再次修改时容易发现问题。有条件的，可送有关专家同行审阅并提出修改意见，然后修改定稿。论文定稿后，即可誊清。整篇文章誊清后，要反复核对有关数据、图表，准确无误后，即可投稿发表。

五、送审与回修

论文定稿后，作者可以根据其专业类型有选择地向有关刊物的编辑部投稿。投稿时一般要求同时附有单位介绍信，证明无保密内容及无一稿多投，否则不予接收。编辑部如认为本文可以考虑刊登,便邀请有关专家对该文进行审阅,由专家提出可否采用与如何修改的意见。专家对文稿的修改意见,一般并不直接与该文著者见面,而由编辑部综合专家与编辑的意见,以编辑部名义向著者提出修改建议与要求。一般地说,编辑部的修改建议与要求,原则上作者都应接受并逐条予以认真修改或说明。如果作者通过慎重考虑与查阅资料后,对修改建议有不同意见时,则可按作者本人意见修改,但在寄回修改稿时,应另函说明其理由与根据。为了便于编辑部审阅修改稿,大多数期刊编辑部要求作者将修改稿和原稿一同寄给编辑部。在印出清样后,编辑部将一份清样寄给作者校对,此时只能修改文字与排版上的错误,一般不作论文内容的修改。

稿件投送何种刊物,取决于论文的质量。研究生毕业论文,最低应投向国内公开发行的具有 CN 和 ISSN 编号的且有国家统计源期刊或核心类期刊。质量高的论文应以英文投有 SCI 收录的期刊,最好争取能被影响因子(impact factor,IF)高的期刊录用。

第四节　医学科研论文的撰写格式

一、国外期刊规定

为了统一生物医学期刊论文的书写格式,西方国家一些主要医学期刊的编辑们于 1978 年 1 月在加拿大的温哥华聚会,在充分讨论的基础上,起草了温哥华宣言(Vancouvet Declaration),对生物医学期刊稿件格式的书写提出了统一的要求。其后该组织发展为国际医学期刊编辑委员会,并于 1981 年再次对此格式作了修改,迄今为止,对此已进行了 5 次修订。国外绝大多数杂志均采用第 5 次修订的"生物医学杂志稿约的统一要求"[Uniform Requirements for Manuscripts Submitted to Biomedical Journals,发表在 Annals of Internal Medicine,1997,126 (1):26-47]。因此,在向国外医学期刊投稿之前,应当充分阅读这一要求以及各刊的作者须知(Instructions for Authors 或 Information for Contributors),以保证适应它们的要求。

二、国内期刊规定

对于国内学术论文书写的格式,我国国家标准局于 1987 年 5 月 5 日颁布了"科学与技术报告、学位论文和学术论文的编写格式"国家标准(GB7713—87),并从 1988 年 1 月起实施。国内绝大多数杂志均已采用这一标准。但是根据这一标准,各个不同专业、不同杂志结合自己的具体情况,都作出了各自的稿约或投稿须知。所以,在向国内期刊投稿时应当充分熟悉欲投杂志的稿约,不要因格式不符而遭退稿。

第五节　医学科研论文写作内容与方法

一、文　题

论文的标题是论文核心的缩影,提示文章主要解决的问题。它是以最恰当、最简明的词语反映论文中最重要的特定内容。好的标题不仅能引起读者重视,而且容易选入期刊索引杂志,充分发挥科研为人类服务的作用。

作者在拟定论文的文题时要进行反复推敲,使其能概括地表达文章的中心内容,如实地反映出文章的性质、研究的对象和主要观测项目。为此撰写文题时须达到如下基本要求:①简明:"简"是对文字数量的要求,"明"是对核心问题表达的要求。②确切地概括论文的性质和内容,力求使读者觉得此文有阅读的必要。③在既简又明的前提下,尽量突出创新之处。文题一定要与研究的具体内容相适应。④关键词使用恰当,便于期刊杂志的索引与检索。⑤语言合理,一般避免写成完整的句子,并且避免使用"的研究"或"的观察"等非特定词,尽可能不用代号。文题一般不要超过 20 个汉字,一般不设副标题。如果作者认为用副标题对于反映论文的性质、内容、研究对象和观察项目更加确切时,则可把副标题用圆括号或在其文题后用一破折号与主题名分开。例如,重激光治疗腺性膀胱炎的临床观察(附 36 例报告);扩张型心肌病心肌细胞膜的通透性变化——电子跟踪观察。同时注意文题不能过于笼统,例如"中药防治术后并发症的研究",这个标题过于笼统,什么术后并发症与如何防治都不明确,应改为"红花泽兰液对家兔术后肠粘连的预防作用"较好,因为它确切地反映了科研核心内容,并且关键词有三个(红花、泽兰、肠粘连)以上,期刊索引杂志都能够充分利用它的信息。

二、署 名

论文署名以示对论文表示负责。医学论文的撰写和发表,都应署名。

1. 意义 署名(signature)是一件严肃而认真的事情,它意味着社会对作者辛勤劳动的承认和尊重,更重要的是它反映了一种责任。一篇科研论文的发表,其正确与否,都将给社会带来有利或不利的影响,或用于生产建设和国民经济建设,或向他人传授和服务于人类健康,都要接受实践的检验,承担着法律、政治、学术、专利权以及道义上的责任。

2. 形式 署名可分为集体署名和个人署名 2 种形式。

(1)集体署名:课题是由课题组人员集体设计、协作完成的,应署集体名。集体署名的次序,按其贡献大小而不是按职位高低列名次,起主要作用的人(如提出科研设想,设计、承担主要工作及对关键性学术问题的解决起决定性作用的人)应该列在前面。署名一般不超过 6 人,其技术指导者、协作研究者,按其对本研究课题所起的作用,在文末"致谢"部分写上,但应征得被致谢者的同意。

(2)个人署名:科研课题主要由个人设计完成的,署个人的名字。署名用真名而不用笔名,并标明工作单位和地址,以便联系或供读者咨询。国外期刊(含部分国内期刊)还要求作者把他的最高学位、职称写上,以示负责。

3. 英文署名 英文署名按 1978 年国务院规定一律用汉语拼音,姓前名后,姓和名的首字母大写,其间留空一格,双名或双姓的拼音字母连写,不加连字符。如陈锋为"Chen Feng",欧阳晴为"Ouyang Qing"。若两字拼音连写处出现元音字母相接而其音节可能发生混拼时,则在两元音字母间的上方加隔音号',以示区分。如刘平安为"Liu Ping'an"。

4. 署名的条件

(1)论文作者应是自始至终参加了该课题的研究工作,并参加了论文写作的全过程,做出主要贡献者。

(2)论文第一作者应是直接主持选定科研课题、科研工作的主要全程参加者;承担解答论文,并对该文承担责任者;凡不同时具备以上条件的人,均不能成为论文的第一作者。

总之,署名的原则应严格按照中华人民共和国国家标准(GB7713—87)《科学技术报告、学位论文和学术论文的编写格式》中署名的条款执行。研究生毕业论文发表第一作者应当是研究生,导师排后,但应在脚注中说明导师是通讯作者。

中华系列杂志与某些期刊在投稿时要求签署"论文专有使用权授权书",每位作者按署名顺序亲笔签名,且写上签名日期;否则视为无效,作退稿处理。对于作者单位及邮政编码,视杂志要求而异。中华牌系列杂志一般均将这些内容放在脚注部分。但有些杂志将这些内容放在文题之下,摘要之上。

三、摘要与关键词

(一) 摘要

摘要是论著性文章、综述性文章、经验交流类等文章的重要组成部分,目的是以最少的文字向读者介绍论文的主要观点及精华所在,从而决定是否需要详读全文。

1. 含义 摘要是论文内容不加注释和评论的简短陈述,是论文核心内容的高度浓缩,可代替全文小结。为了便于国际交流,国内大多数杂志还要求提供与中文摘要内容、结构一致的英文摘要。英文摘要虽以中文摘要为基础,但要考虑到不能阅读中文的读者的需求,实质性的内容不能遗漏。

2. 结构 根据中华人民共和国国家标准(GB6447—86)中关于"文摘编写规则"的规定,从 1996 年起,我国"中华"系列医学期刊均采用四段式结构式摘要。其撰写内容包括:目的(objective)、方法(methods)、结果(results)与结论(conclusions)四个部分。目的:就是将研究课题所需要解决的问题,言简意赅地阐述清楚。方法:简要说明研究课题的基本做法,包括对象(分组及每组例数、对照例数或动物只数等)、材料和方法(包括所用药品剂量,重复次数等);统计方法特殊者需注明。结果:将课题研究所得出的主要结果(需注明单位)、数据、统计学意义(P 值)等准确地表达出来,并说明其价值和局限性。结论:简要说明从该项研究结果取得的正确观点、理论意义或实用价值、推广前景。

结构式摘要其特点易于被文章作者和编辑人员接受和掌握,更能增强文章摘要的逻辑性、完整性和科学性。为了达到精练,摘要一般控制在 350 字左右,要求简明扼要,观点鲜明,重点突出本文的创新之处,结论应是本文实验结果的一级推理。

3. 位置 摘要应写在题名和作者姓名之后,引言之前,这种安排可使读者在很短的时间内了解本文的精华。

(二) 关键词

目前,国内外医药卫生期刊杂志在摘要之后均列出了本文的关键词。

1. 含义 关键词(key words)是指用以表示论文主要内容的词或术语(名词或词组)。

2. 目的 一是便于年终做主题索引,二是便于读者检索文献。因此,在标引关键词时尽量做到标引准确与完全。

3. 标引方法及注意事项 关键词标引方法应按照中华人民共和国国家标准(GB3860—83)关于"文献主题标引规则"中有关关键词的标引执行。标引中应注意:

(1)每篇论文选出 3~5 个词作为关键词,以显著的字符排列在摘要左下方,另起一行,列关键词时,各词汇之间空两个字符。英文关键词每个词第一个字母要大写,达到清晰醒目,便于检索。

(2)通常采用"浅引法",即标引文章所研究和讨论的重点内容,仅在研究方法中提及的手段(未作研究和讨论的主体)不予标引。尽可能使用中国医学科学院医学情报研究所翻译出版的《医学主题词注释字顺表(1984 年版)》,该表译自美国国家医学图书馆编辑的 *Index Medicus* 中的医学关键词表(MeSH)内所列的词。如果最新的 MeSH 中还无相应的词,按下面方法处理：①可选直接相关的几个词组配。例如，给有关食管异物的文章标引关键词，而在 MeSH 中无"食管异物"一词，则可用 MeSH 中列有的"食管"和"异物"两个关键词分别列出。②如果无法组配时，可选用最直接的上位关键词，例如"五硫化物"（MeSH 中没有）可标"硫化物类"（MeSH 中有）。③必要时，可适当地选用已被广泛接受的自由词。

（3）缩写语一般应按 MeSH 还原为全称，如"HBsAg"标引"乙型肝炎表面抗原"。

四、正 文 部 分

正文是科研论文的核心部分，包括引言、材料与方法、结果、讨论四部分。

（一）引言

引言（introduction）又称导言、前言或序言。引言是正文的起始部分，相当于演说中的开场白，是写在论文最前面的一段短文，对全文起提纲挈领和引导阅读兴趣的作用。国内大部分刊物一般引言部分不立标题。在内容上应当开门见山，引言必须精练，一篇 4000～5000 字的学术论文，引言词量一般以 200～300 字为宜。

引言主要是说明为什么要从事这项科研，立题的理论或实践依据是什么，拟创新点何在，理论与实践意义怎样。要求简要地说明问题的提出根据、解决问题的关键、本文在解决这个问题中的地位。初学写作科研论文的人常常将引言写得过于冗长，字数超出 600 字，语言叙述缺乏针对性。此外，论文研究的结论不要放入引言，要注意引言与摘要的区别。

一篇写得好的引言，读后使读者感到言之有据，起点较高，内容新颖，生动而有吸引力，引起读者的阅读兴趣。

（二）材料与方法

材料与方法（materials and methods）部分是科技论文正文中重要的组成部分。材料是用来说明所做研究的科学性，并表现研究的主题。方法是着重介绍研究对象与获取研究数据的步骤。在论文中专门开辟材料与方法一项，主要是说明实验所用的材料、方法和研究的基本过程，以便读者了解论文的实验依据的可靠性，也为别人重复提供资料。材料与方法的撰写内容和要求包括以下几方面：

1. 受试对象

（1）受试的对象是病人：应说明住院或门诊病人、性别、年龄以及有关情况，同时必须将疾病诊断标准、病情判断依据、疗效判断标准及观察条件等说明清楚。正常对照应说明对象来源，健康含义等有关情况。临床疗效观察则还应说明：①病例选择标准（诊断与分型标准）；②病例一般资料（病情、临床分型、传染病史、过去治疗史等）；③随机分组情况（包括比较组间可比性的资料）；④治疗方法（包括中西医结合治疗、理疗、放疗、化疗和辅助治疗，以及药物剂量、剂型、用药途径、疗程等）；⑤疗效观测项目（症状、体征、实验室检查、病理检查、现代医疗仪器检查等）；⑥疗效标准（痊愈、显效、好转、缓解、部分缓解、完全缓解、无效或死亡）等资料。

（2）受试对象是动物：具体介绍动物名称、来源、种系、级别、许可证号、性别、年龄、体重、健康状况、是否隔离，实验方法中的麻醉与手术方法、动物模型复制的方法、记录、观察、测定结果、描记图像等。此外，应说明分组原则与样本分配方法是配对、配伍或完全随机等。

2. 仪器试剂

（1）药品与试剂：采用试剂的名称、成分、纯度和浓度、剂量、生产厂家、出厂时间、批号等。药品按《中华人民共和国药典》1985 年版和卫生部药典委员会办公室组织编订的《英汉、汉英药名词汇》书写。应说明药物来源(包括批号)、剂量、施加途径与手段。中草药还应注明学名,说明产地与制剂方法。若以疗法作为被试因素,该疗法的出处、施加等级与方法、疗程等等都应加以扼要介绍。

(2) 仪器设备:仪器的名称、制造厂家、型号、性能和误差范围、出厂时间、使用方法等。

3. 实验方法　若是通用的常规方法,仅提名称即可;若是新测定方法,则应注明出处;若是改良的方法,则应说明修改的根据与内容;若是本文作者自己建立的新方法,其新的方法事先应另行成文,不要将新方法介绍与运用该方法研究的新问题混在一篇文章中;若论文属于报道新的方法,则应详尽具体,特别是试剂配制与实验具体操作步骤应当清楚,便于读者学习与推广应用。如果在一篇论文中涉及几个不同方法与材料的实验,而且方法与结果关系甚为密切,为了使读者一目了然,必要时可将方法与结果合在一起,标题为"方法与结果"。

4. 统计学方法　应简要说明使用何种统计处理方法与显著性水准,必要时还应说明计算手段与软件名称。

总之,对材料与方法内容的组织和表达,内容要有取舍,层次要清晰,书写的繁简程度应该以提供读者在重复验证时具有必要而充分的信息为原则。

(三) 结果

实验结果(results)是论文的核心部分。它是研究者在实验研究、临床试验、调查研究中的主要劳动成果。科研成败与否是根据其结果来判断,论文的结论由结果得出,一切讨论由结果引发,判断推理由结果导出,因此,撰写论文时要高度重视这一部分。

结果部分要求将研究获得的原始资料或数据,经过认真审查核对,分析归纳、统计处理后,准确、如实地表达出来。所有的结果项目均应围绕研究的主题,要有逻辑、有层次的一一罗列;与主题无关的不宜列出,但对于某些实验结果不符合自己的意图,绝不能轻易摒弃。对一些不成功的或发生某些变故的实验结果,例如动物的意外死亡、失败的数据、非阳性结果等,也要说明,这样就能让别人少走弯路。各种研究结果应注明统计学处理的结果,并附以统计量的大小和 P 值,以说明结果的可信程度。

结果的表达多采用图、表与文字相结合,但三者内容不能重复,以文字描述为主,凡文字可以说清的,不必用图表;图表更能说清楚的,就应压缩文字。

(1) 文字描述:文字描述应是第一位的,是结果部分的主要表达方式。文字表达要简明扼要、数据准确无误,力求用最少的文字、最简洁的语言把结果表达清楚。

(2) 表格:数据表格是研究结果表达的主要形式,最为常用的是统计分析表。编制表格要重点突出,科学性强,内容精练,栏目清楚,数据准确,使读者一目了然。表格计量单位应一致,同一项目保留小数位数应一致,上、下行数字的位数应对齐,合计数纵横相符,数字必须与正文相符,准确无误。目前采用"三"字型表。

表格应少而精,表内以数字为主,文字从简,必要时可用" ＊ "引出至表格底线下备注项。

(3) 图示:附图的种类较多,主要有统计图、描记图、照片、示意图等,应依据不同的资料进行选择,特别是统计图的选用一定要符合资料的性质和分析的目的。统计图的制作,要主题明确,突出重点,层次清楚,使其能直观地表达研究的结果,便于事物现象的对比。图的设计应正确、合理、易懂。图中的字母、数码和符号必须清晰、匀整、大小合适,使之缩印后易于辨认。图要少而精,不与文字描述内容重复。

另外,各项实验结果都应注明单位。我国正式期刊均已实行法定计量单位。作者在写稿或修稿时应参照《法定计量单位在医学上的应用》（中华医学会杂志社编，人民军医出版社，2001）中的规定执行，对计量单位不同者应进行适当转换。

对统计名词及符号应参照中华人民共和国国家标准（GB3358—82）有关"统计名词及符号"的规定及有关统计学专著执行。

（四）讨论

讨论（discussion）是实验结果的升华，也是衡量作者学术水平高低的内容。它是论文所要报道的核心部分，是将研究结果从感性认识上升到理性认识的过程。讨论已不是事物的表象与外部联系，而是已经深入到事物的本质与内部联系。也就是说，在讨论中通过综合分析与逻辑推理，使感性认识提高到理性认识，从广度和深度两方面丰富和提高对实验结果的认识，使论文的结论更加具有吸引力。为达到此目的，作者在写讨论部分时，必须掌握以下几方面的内容和知识：

1. 讨论的主要内容　大体上应包括以下几方面：

（1）在概述国内外对本课题的研究动态的基础上，根据文中内容明确地回答引言中所提出的问题。即本研究的结果和结论与国际国内先进水平比较，居什么地位。

（2）研究中所得到的各种结果的理论阐述。主要原理和概念，作者可应用已有的理论解释；也可用国内外的新学说、新见解进行学术讨论，并提出见解，阐明观点。

（3）详细地比较本文所得结果和预期的结果是否一致。如一致，可得出什么结论；如不一致，又可得出什么结论。针对不一致，今后该如何设计新的实验。

（4）要把本文所得结果与文献或过去的工作进行对比，寻找其间的关系。在对比过程中，要说明与他人结果之异同，突出新发展、新发明，要分析找出本实验比文献或原来的研究前进了多少，哪些问题尚未解决，以后如何做，切不可单纯与文献对比。

（5）本文创新点的理论与实践意义，应特别强调对医学发展与临床实践的意义。同时可阐述其应用价值，是否有社会效益和经济效益。

（6）还存在哪些尚未解决的问题或相反的理论，指出进一步的研究方向、展望、建议及设想。

2. 讨论中应遵循的依据

（1）科学的材料与方法，所得的结果是科学可靠的；所讨论的结果不仅是存在的、真实的、数量上准确的，而且在研究方法上应该是正确的。

（2）在实验观察中，应该交代实验的不足之处，尤其是某些实验条件未能控制之处，缺点更应说明。

（3）在解释因果关系时，应说明偶然性与必然性。如果发现异常现象，一时不能解释的，应在不影响整体文章主要观点的前提下，予以说明，留待后人研究。

（4）讨论中所应用的理论，必须是科学的，否则就不能进行科学讨论。对于尚未定论之处或相反的理论应进行分析，陈述假说要有根据，特别注意的是不能把未经实践验证的假说当作已经证明的科学理论。

（5）对研究中的不足之处、经验教训，也应适当地加以讨论。

3. 讨论中值得注意的问题

（1）讨论的内容不要写成文献综述，避免重复叙述前言与结果部分的内容。

（2）对实验中出现的阳性结果、阴性结果都要讨论，不要隐瞒观点只讨论阳性结果；不要循环推理，以假说来证明假说，以未知来证明未知。

（3）讨论内容必须从本文的实验结果出发，紧紧围绕创新点与结论展开。中西医结合的科研论文引经据典要少而精，应充分体现古为今用，推陈出新。不能将讨论部分当做自由论坛园地，泛泛而谈。

（4）结论与结果要分开。结果是客观事实，结论是人们对客观事实的理性概括，这种理性概括与客观事实符合程度如何，不应说得过于绝对化。每篇论文的实验结果都是在作者限定条件下得到的事实，所做的结论可能只适用于一定的范围与条件。因此对文章结论要恰当，留有余地。例如，有些药物在体外有作用，而其体内作用并不明显，相反有些药物体外作用不明显，但在体内却有显著的作用。

（5）推理要合理，不宜过分外延。由于生物科学与医学许多问题并未阐明，所以推理应当持严谨的态度，通常冠以"可能"为妥。一般说来，从实验结果出发的一级推理，大体是可靠的，但二级以上的推断大多数不完全正确甚至是错误的。例如细胞外 Ca^{2+} 浓度升高，可使心肌收缩力增加，因而推理它可能使心肌收缩性增强，这是正确的，但若根据心肌收缩性增高，然后按照兴奋-收缩耦联的关系，反过来进一步推断：细胞外 Ca^{2+} 浓度升高，必然也引起心肌兴奋性增强，这就完全是错误的。

（6）要查阅大量有关文献资料：文章讨论部分写得好坏，很大程度上反映作者的业务能力。因为讨论的广度与深度取决于专业理论水平，讨论的逻辑性与科学性取决于辩证分析的能力，而这二者都取决于作者掌握文献的多少。只有充分掌握支持与不支持本文结论的全部文献材料，才有可能灵活而准确地做出正确的结论。如果文献掌握不充分，可能将别人早已发现的东西，本文中可能当成新观点提出，或者将早已被别人证实是错误的东西，本文还可能作为正确的东西来肯定。

（7）坚持一分为二的观点。任何研究都存在一定的局限性，总有不完备之处。例如，体外试验结论有待体内试验证明；体内效应的机制有待深入研究；本试验的发现有待别的实验室验证；本试验尚存问题有待进一步研究等。至于本试验与别人报道不同之处，应当客观地分析可能原因，不要示以"唯我正确"之意，宜取谦虚谨慎和实事求是的态度。

五、致　谢

科学研究工作离不开别人的帮助，作者应对参加过本论文部分工作的有关单位和个人以简词表示谢意。

1. 致谢对象　①对本论文作过全面修改者。②对论文给予过指导、审阅、资料提供、技术协作及统计的有关人员。③提供实验材料、仪器及给予其他方便的有关人员。④为本文绘制图表或为实验提供样品者。⑤对本科研及论文工作参加讨论或提出过指导性建议者。⑥对本文给予捐赠、资助者或单位。

2. 致谢要求　①致谢必须实事求是，并应征得被致谢者的书面同意。②一般在正文后面提出其姓名和工作内容或说明其贡献。如"技术指导"、"参加实验"、"收集数据"、"参与现场调查"等。③书写方式常为："致谢：本文曾得到某某帮助、审阅、指导"。或"本文承蒙某某帮助、审阅、指导，谨此致谢。"④致谢部分应放在正文讨论之后，参考文献著录之前。

六、参 考 文 献

参考文献（references）是医学科研论文必不可少的组成部分，它能反映论文起点的高低，说明作者跟踪国内外该领域前沿的程度。读者通过参考文献，除进一步了解该文的来龙去脉外,同时还为自己评估该文的水平与意义提供了文献依据和历史背景,提示作者在前人研究基础上的提高、发展与创新所在。读者从参考文献中比较作者与前人研究结果的内在联系和异同,由此及彼,追溯探索,从而更深刻地理解论文的得失,评价其意义。

由此可见,参考文献既描述文献的外表特征,又为读者提供书目数据,起着导向原文的作用。因此,作者应当高度重视参考文献这一部分写作。

目前,参考文献的书写要求,应当符合中华人民共和国国家标准 GB7714—87 关于《文后参考文献著录规则》的规定。但不同专业的期刊对参考文献的格式可能略有不同,投稿者应按其稿约行事。大多数医学期刊现已按照国际通用的《生物医学期刊投稿的统一要求》制定稿约。该统一要求明确规定:凡引文来自期刊者应列出参考文献著录,按其在论文中出现的先后为序,用阿拉伯数字,连续编号,附于正文引文句末右上角方括号内。书写时,两篇相连序号以逗号分开,如[1,2];3 篇或 3 篇以上连续的序号,仅写始末序号,中间用范围号"～"连接,如[1,2,3]应写为[1～3]。参考文献著录序号在文末、文内标注的序号应完全一致,文末序号不用括号。近年国内大多数期刊还要求在文题后标明文献类型,期刊标为[J],专著标为[M]。著录格式如下:

1. 期刊的著录格式

著者. 文题. 刊名,出版年,卷次(期次):起页-止页.

作者不超过 3 人者需全部列出,相互之间加一逗号;3 人以上者列前三名,后加"等"(中文)、"et al"(英文)。参考文献为增刊或附刊时,应在刊名后加注。如"南华大学学报医学版(增刊)"。

例:

[1] 章朋,张林珊. 细胞因子和一氧化氮在溃疡性结肠炎发病中的作用[J]. 现代康复,2000,4(1):46-47.

[2] 李淑华,袁宏伟,谷红梅,等. 发育期慢性染铅大鼠脑组织中 NO、SOD、MDA 的变化及其相互关系[J]. 中国全科医学,2003,6(11):898-899.

[3] Saukkonen K,Niemmen O,Rees B,et al. Expression of Cyclooxygenase-2 in dysplasia of the stomach and intestinal type gastric adenocarcinoma[J]. Clin Cancer Res,2001,7(7):1923-1931.

2. 专著的著录格式

编著者. 书名(包括副书名). 版次(第 1 版略). 出版地:出版者,出版年:起页-止页.

例:

[1] 孙振球. 医学统计学[M]. 第 2 版. 北京:人民卫生出版社,2005:20-38.

[2] Ogston D,The Physiology Of Hemostasis[M]. Cambridge MA,Harvard University Press,1983:249-265.

完成一篇科研论文,需要参考大量文献资料,但是在列出参考文献时,应当针对主要论点与方法按照精选的原则有所选择,不是越多越好。一般说来,应将课题提出的根据,主要实验方法,提示与支持本文的资料以及不支持本文的资料录入正式论文中的参考文献。科研论文参考文献的数量,国内专业杂志一般控制在 5～20 篇为宜。应尽可能选用新近的,因为新近文献必然包括老的有关文献。同时要注意在引用的文献中,近 5 年的应占 50% 以上。教科书、综述性文章、未公开出版的会议论文集不能作为参考文献引用,但正式出版的会议论文集可以引用。引用时应列出:著者,文章名,见(In):论文集编者. 论文集名. 出版地:出版者(具有 CN

与 ISSN 编号的期刊社亦可),出版年:文章的起讫页码。

例如:黄华玉,周成文.蛋白激酶 C 调制神经递质释放机制.见:中国生理学会编.中国生理学会七十周年纪念学术论文集.生理通讯,1996,15(1)增刊:116-119.

注意,凡引用的文献,都必须是亲自阅读过全文的论文或论著。如阅读的仅是摘要,就不应列为参考文献。凡所刊内容系经人加工的第二手材料,也不能作为科研论文的参考文献。

第六节　英文摘要的书写技巧

随着医学事业的发展,为满足对外交流的需要,国家统一规定,公开发表的学术论文应附有英文摘要。

一、文　题

论文英文摘要的文题(title)应当与中文题相同,要求层次清楚、语言简练、用词准确、概括基本内容、突出创新之处。按照英文的语法和习惯,把中文标题的内容确切地译成英文。一般英文文题不超过 10 个实词。

文题常用直叙式,一般不是一个完整句子。但有时为突出创新点,也可写成句子,有时甚至写成疑问句。在中文的文题中,有时可能有一定的套语,如:……的研究,……的探讨,……的观察,这些套语在英文文摘中一般可省去。

关于文题的字母,有些杂志要求全部采用大写,但大部分杂志要求第一个字母一律大写,其余的实词第一个字母也大写,但冠词、介词和连词一律小写。

二、英文摘要的格式和内容

国内医学期刊中英文摘要的内容要求与中文摘要一样,包括目的、方法、结果和结论四部分。但是,英文有其自身特点,最主要的是中译英时往往造成篇幅较长,同样内容的一段文字,若用英文来描述,其占用的版面可能比中文多一倍。因此,撰写英文摘要更应注意简洁明了,力争用最短的篇幅提供最主要的信息。第一,对所掌握的资料进行精心筛选,不属于上述"四部分"的内容不必写入摘要。第二,对属于"四部分"的内容,也应适当取舍,做到简明扼要,不能包罗万象。比如"目的",在多数标题中就已初步阐明,若无更深一层的目的,摘要完全不必重复叙述;再如"方法",有些在国外可能早已成为常规的方法,在撰写英文摘要时就可仅写出方法名称,而不必一一描述其操作步骤。

国外医学期刊中多采用八段结构式摘要,其撰写内容是:目的、设计、地点、对象、处理方法、主要测定项目、结果、结论。其特点是条理清楚,结构严谨,信息完善,便于读者对资料的选阅,更有利于科技信息的快速传递与交流。

中英文摘要的一致性主要是指内容方面的一致性,目前对这个问题的认识存在两个误区,一是认为两个摘要的内容"差不多就行",因此在英文摘要中随意删去中文摘要的重点内容,或随意增补中文摘要所未提及的内容,这样很容易造成文摘重心转移,甚至偏离主题;二是认为英文摘要是中文摘要的硬性对译,对中文摘要中的每一个字都不敢遗漏,这往往使英文摘要用词累赘、重复,显得拖沓、冗长。英文摘要应严格、全面的表达中文摘要的内容,不能随意增删,但这并不意味着一个字也不能改动,具体撰写方式应遵循英文语法修辞规则,符合英文专业术语规范,并照顾到英文的表达习惯。

三、时态与语态

选择适当的时态和语态,是使摘要符合英文语法修辞规则的前提。通常情况下,摘要中谓语动词的时态和语态都不是通篇一律的,而应根据具体内容而有所变化,否则容易造成理解上的混乱。但这种变化并非无章可循,存在着如下一些规律:

1. 时态 大体可概括为以下几点:

(1) 叙述研究过程,多采用一般过去时;

(2) 在采用一般过去时叙述研究过程当中提及在此过程之前发生的事,宜采用过去完成时;

(3) 说明某课题现已取得的成果,宜采用现在完成时;

(4) 摘要开头表示本文所"报告"或"描述"的内容,以及摘要结尾表示作者所"认为"的观点和"建议"的做法时,可采用一般现在时。

2. 语态 在多数情况下可采用被动语态。但在某些情况下,特别是表达作者或有关专家的观点时,又常用主动语态,其优点是鲜明有力。

四、内容表达技巧

掌握一定的遣词造句技巧的目的是便于简单、准确的表达作者的观点,减少读者的误解。

1. 用词力求简单。在表达同样意思时,尽量用短词代替长词,以常用词代替生僻词,但是当描述方法、步骤时,应该用狭义词代替广义词。例如,英文中有不少动词,do,run,get,take等,虽简单常用,但其意义少则十几个,多则几十个,用这类词来描述研究过程,读者难免产生误解,甚至会不知所云,这就要求根据具体情况,选择意义相对明确的词,诸如 perform,achieve等,以便读者理解。

2. 造句

(1) 熟悉英文摘要的常用句型:尽管英文的句型种类繁多,丰富多彩,但摘要的常用句型却很有限,而且形成了一定的规律,大体可归纳为:

1) 表示研究目的,常用在摘要之首:In order to. . . ,This paper describes. . . ,The purpose of this study is. . . 。

2) 表示研究的对象与方法:The [curative effect/sensitivity/function] of certain [drug/kit/organ. . .] was [observed/detected/studied. . .]。

3) 表示研究的结果:[The results showed/It proved/The authors found] that. . . 。

4) 表示结论、观点或建议:The authors [suggest/conclude/consider] that. . . 。

(2) 尽量采用-ing 分词和-ed 分词作定语,少用关系代词 which,who 等引导的定语从句。由于摘要的时态多采用一般过去时,使用关系代词引导的定语从句不但会使句式变得复杂,而且容易造成时态混乱(因为定语和它所修饰的主语、宾语之间有时存在一定的"时间差",而过去完成时、过去将来时等往往难以准确判定)。采用-ing 分词和-ed 分词作定语,在简化语句的同时,还可以减少时态判定的失误。

以上所述只是撰写英文摘要时应注意的问题中的一小部分,尚有许多问题,需要进一步探讨。总之,英文摘要作为医学论文的重要组成部分,其修改和完善是永无止境的。

(李东阳)

第七章 ▸ EndNote 在科研写作中的应用

第一节 EndNote 简介

EndNote 是一款用于海量文献管理和批量参考文献管理的工具软件，由美国 Thomson Corporation 下属的 Thomson ResearchSoft 开发。自问世起就成为科研界的必备工具。在前 EndNote 时代，从各大数据库中搜集到的文献往往千头万绪、或重复或遗漏，难以管理，阅读所作的笔记则分散各处，难以高效地进行有机整合。到写论文时，大量的文献引用往往复杂异常，尤其修改时，牵一发而动全身。这些难题，EndNote 可以凭一己之力，彻底解决。目前使用最新版本为 EndNote X3。

一、EndNote 的主要功能

1. 在线搜索文献　EndNote 让用户非常简易且直接地从网络查询在线书目资料库书目（包含自各种不同的在线服务或资料库，汇入检索结果资料档），并协助将相关文献导入到 EndNote 的文献库内。

2. 建立文献库和图片库　EndNote 针对个人储存的参考 Library 进行书目资料储存、管理、查询。用户可以组织像图片、表格和方程式的影像资料，并能就 EndNote 书目管理软体储存电子全文文件。

3. 定制文稿　EndNote 可以透过 Cite While You Write TM 功能直接在 Microsoft Word 中编排引用、图表等格式。利用文稿模板直接书写合乎杂志社要求的文章。

二、EndNote 网页

EndNote 官网（http://www. endnote. com）包含支持小工具、资料转档效益、与 EndNote 最新版本信息。官网的 Support and Services 有各种不同版本的教育训练文件、更新 styles、filters、connection files，以及其他相关档案。另外，也可参考 EndNote 的 Help 选单，选择"EndNote Program Updates"进行更新。如果用户想参加 EndNote 使用者的讨论区，可到 EndNote 官网，点选 Support and Services 选项，将网页下拉至 EndNote Discussion Forum、点选，即可连至讨论区，并检索、浏览相关议题，或参与各相关 EndNote 的议题讨论。

第二节 EndNote Library 介绍

EndNote 数据库称为 Reference Library，以 * . enl 格式存储，其中的数据存储于同名文件

夹 *. Data 中。本文所举例子中的 Library 包括单记录图书馆"acedemic. enl"和数据文件夹
"acedemic. Data"。

一、新建 enl

File→New，或者单击工具栏第一个按钮 New Library ，都可以新建一个空白图书馆
（图 7-1）。

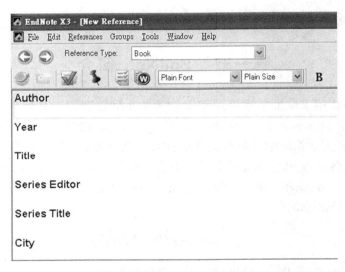

图 7-1 在 EndNoteX3 中新建记录

二、打开既有 enl

File→Open→Open Libray，或者单击工具栏第二个按钮 Open Library... ，都可以打开
一个既有的 enl 图书馆。

三、新 建 记 录

选择工具列中的 References 选单→New Reference，跳出 New Reference 的空白窗口。新
参考文献窗口预设为 Journal Article 类型，可从参考文献下拉选单中选择所想要的参考文献
类型（Reference Type）。

四、编 辑 记 录

"Reference Library"窗口中双击选中的记录，或者右键"Edit References"，都可以进行编
辑。编辑记录界面如图 7-2 所示。一般需要用到的条件包括 Author、Year、Title、Journal、
Volume、Issue、Pages、Keywords、Abstract，读书笔记记录在 Note 中，如果有全文 pdf，可以将
其链接添加到 Link to PDF，并将附件链接到 Image 中，如果文摘是从网上数据库下载的，
URL 中可记录其出处。其余条项相对用得不多。

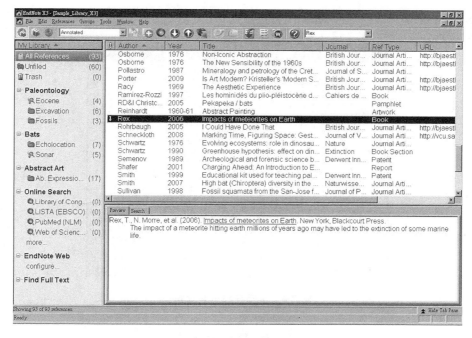

图 7-2　编辑记录界面

第三节　搜寻在线资料库

EndNote 进行在线资料库搜寻参考书目的查询方式，就跟在 EndNote Library 查找书目资料一样简易；而且，查得的检索结果可直接汇入 EndNote Library 中。下面以 PubMed 远程数据库导入为例。

一、连结在线资料库

从 EndNote X3 窗口上方工具列中，选择 Tools→Online Search，会出现一个标题为 Choose A Connection File 的窗口，选择在线资料库名称（同 Groups 中的 Online Search 区块，点击"more"呈现资料库清单）（图 7-3、图 7-4）。在 Online Search 选单会将您选择过的在线资料库记忆在左边

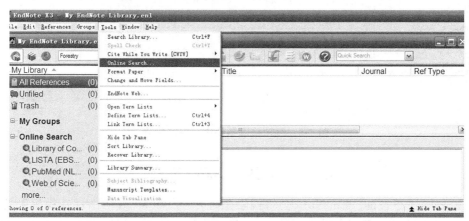

图 7-3　在线检索工具栏界面

Online Search 群组下,以便使用者下次直接点选、查询。

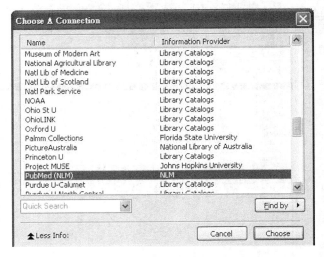

图 7-4 选择在线资料库窗口

二、编辑检索条件

选 PubMed 后,点 Choose 。接着会在 EndNote Library 窗口下方,跳出"Online Search - PubMed MEDLINE at PubMed(NLM)"检索窗口,表示已连上这个资料库。从查询窗口栏位下拉选单选"MeSH Terms"或"Author(Smith,A,B)"等,在后方空白栏位中输入"主题词"或"作者姓名"等词条;对照选单请选择 Contains 。如查询作者"Long DX"的文献,按图 7-5 所示操作。

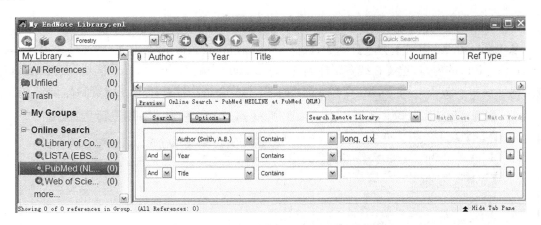

图 7-5 编辑检索条件进行在线检索

三、在线查询和下载

点"Search"进行查询。EndNote 会将检索条件传至 PubMed,待出现查得笔数之检索结果窗口。读者可按需要下载文献。下载后,会在 All References 群组和 PubMed 资料库的暂存群组中出现这些文献信息。如图 7-6 所示。

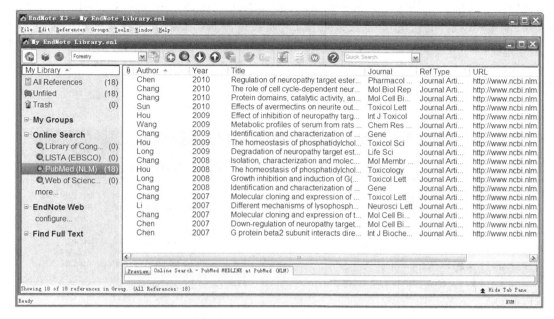

图 7-6　在线检索结果界面

若查得笔数觉得太大，可按 Cancel 返回检索画面下更精确的检索条件，如在第二查询栏位输入检索词，并从下拉选单中选择"Any Field"栏位、对照下拉选单中选 Contains，最后并选择布林逻辑 AND 来结合第一个与第二个检索条件。可依需求，更改欲下载笔数。

四、检查参考文献

可仔细阅读取得的参考书目，确认这些参考文献是否都符合需求。亦可个别开启每篇文献，或利用 Preview 快速浏览标签检视。

1. 自参考文献清单点选书目。

2. 在 Tab 窗口点选 Preview 卷标，预览点选的书目。

3. 在 EndNote X3 工具列，从 Edit 选单→Output style→选择 Show All Fields，即可在 Preview 窗口浏览书目格式与内容。

第四节　在 Microsoft Word 中使用 EndNote 撰写文章

EndNote 的 Cite While You Write 功能内建在 Word2003 的"工具"选单中，以及 Word 2007——EndNote 的群组标签。透过 Cite While You Write 的指令，可使 EndNote X3 于正在使用的 Microsoft Word 中，建立参考文献的书目与引用格式。本节以 Microsoft Word 2003 为例。

一、选择论文格式

打开 Endnote X3，点击 Tools，在 Manuscript Template 中建立新文件。

假如,作者写了一篇有关"Degradation of neuropathy target esterase by macroautophagic lysosomal pathway"的论文,并欲投稿至"Cell/Molecular Neuroscience"这本期刊,要撰写符合 Cell/Molecular Neuroscience 该期刊编辑部发表文章之投稿格式;即可透过 EndNote X3 中提供的 Manuscript Template 功能,更快速简单地建立发表论文的电子文件起草架构、格式给期刊编辑部。

1. 从 EndNote X3 工具列 Tools 中选择 Manuscript Templates(图 7-7)。

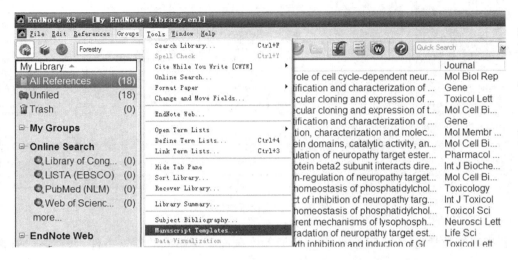

图 7-7 文稿模板工具栏界面

2. 出现"Manuscript Templates"窗口,选择"Neuroscience"(Cell-Mol).dot 范本,点选 开启,来套用 Neuroscience(Cell-Mol)撰写文献之范例架构。

注意:如果是第一次使用 Manuscript Template Wizard,会收到一个宏的安全性警告画面。选择接受宏,勾选"总是这个来源的宏"→开启宏。

3. 出现 EndNote Manuscript template wizard 窗口,点选 下一步(Next)(图 7-8)。

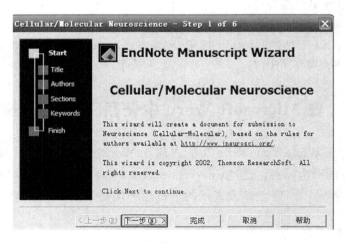

图 7-8 文稿模板工具栏界面

4. 输入撰写文章的篇名:Degradation of neuropathy target esterase by macroautophagic

lysosomal pathway，Running title：Degradation of NTE by lysosome/autophagy，也可填写页眉，然后点选 下一步 (Next)（图 7-9）。

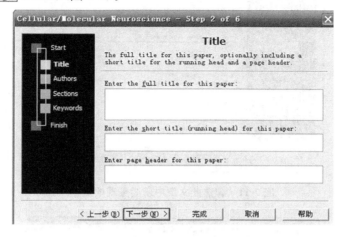

图 7-9　输入撰写文章的标题界面

5. 输入该篇文章的作者姓名，首先选择"Add Author"进行发表论文者的"作者信息"。在出现的窗口中点选 New ，依序输入作者姓名及相关资料，输入完点 确定 (OK)（图 7-10），所输入的作者会建立在 Author List 中，以同样方式可再建立第二位作者等其他作者资料。

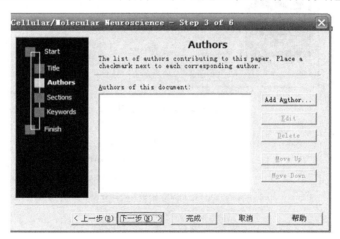

图 7-10　输入作者资料界面

建立好所有作者资料后，按 确定 ，再至上一层画面选取这次发表文章的作者，然后按 OK ，再点 下一步 (Next)。

6. 勾选这篇文章中所要呈现的资料，如正文、摘要、参考文献、图表等（图 7-11），选择完毕后点选 下一步 (Next)，之后填写关键词，点 完成 (Finish)（图 7-12）。

7. 点选 完成 后，系统会开启 Word 档案，以及刚刚所输入的信息和欲呈现的资料（图 7-13），即可开始编辑这篇文章。

发表论文者的基本资讯、论文标题、摘要、论文内容、研究方法等，依版面依序撰写文章内容。

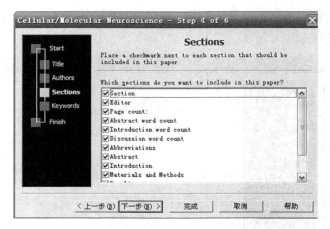

图 7-11　勾选此文章中所要呈现的资料

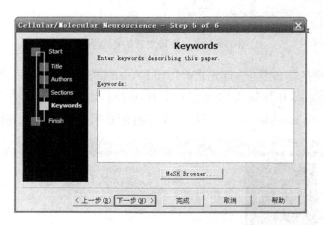

图 7-12　填写关键词

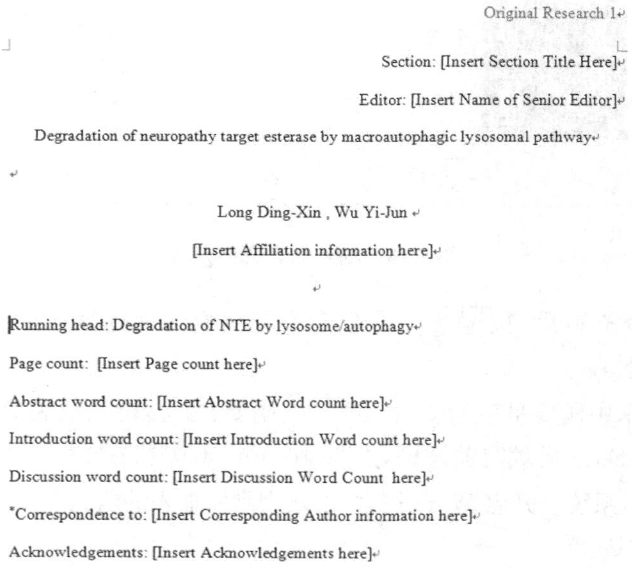

Original Research 1

Section: [Insert Section Title Here]

Editor: [Insert Name of Senior Editor]

Degradation of neuropathy target esterase by macroautophagic lysosomal pathway

Long Ding-Xin , Wu Yi-Jun

[Insert Affiliation information here]

Running head: Degradation of NTE by lysosome/autophagy

Page count: [Insert Page count here]

Abstract word count: [Insert Abstract Word count here]

Introduction word count: [Insert Introduction Word count here]

Discussion word count: [Insert Discussion Word Count here]

*Correspondence to: [Insert Corresponding Author information here]

Acknowledgements: [Insert Acknowledgements here]

图 7-13　生成论文格式

二、撰写论文和插入引文

1. 输入欲撰写的文章内容，例如：

Neuropathy target esterase（NTE）was originally identified as the primary target of those organophosphorus compounds（OPs）that induced a delayed neuropathy characterized by demyelination and degeneration of long nerve axons（Glynn，2006）。现在，开始准备插入参考文献（引用）。

2. 从 Word2003"工具"选单→选择 EndNote X3→选择 Find Citation(s)。

3. 点选 Find Citation ，接着跳出"EndNote Find Citations"窗口。在"Find"后的空格中输入作者名称"Glynn"，点选 Search ，EndNote 会自动找出符合该条件的参考文献，选择符合要求的文献。

4. 确认无误后点选该笔文献，再点选 Insert 即可在文章内文中插入这笔文献；EndNote 不只是插入引用文献，也会就目前所选择的 Numbered 书目格式，产生在文章末端，做为参考文献。

5. 在正文中加入欲增加书写的内容：Though NTE activity is not required for neurite initiation or elongation per se，it is essential for the optimal rate of neurite initiation in NTE-deficient mouse embryonic stem cells（Li et al. ，2005）

6. 从 Word 2003"工具"选单→选择 EndNote X3→选择 Find Citation(s)

7. 在"Find"窗口的空白栏位中，输入"2005"并点选 Search ，EndNote 会自动找出符合的参考文献。

8. 点作者为 Li 符合要求的参考文献，再选 Insert ：EndNote 会插入引用文献，透过其 Cite While You Write 技术，将格式化引用的参考文献为指定的书目格式，并加入该参考文献在文章末端，呈现结果如图 7-14 所示。

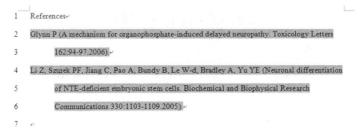

图 7-14　EndNote 插入引用文献

9. 如果已经完成在文章中插入引用文献的步骤，从 Word 的"档案"选单中→选择"存档"，将文件储存。

三、改变参考文献书目格式

凡有套用着 EndNote 参数的文件，可改变不同的输出格式，并在其他版面编排设计格式。

1. 从 Word2003"工具"选单→选择 EndNote X3→选择 Format Bibliography。

经点选后，会主动跳出一个"Format Bibliography"对话窗口，可在此选择书目格式。Style 会影响引用与书目之格式。

同样地，在 With Output style 尚有许多其他出版格式选项，可改变不同的输出格式，在 Word 即会一并覆盖现行之输出格式。

2. 于前述范例中，可点在 With output style 旁的 Browse 按钮，呈现出所有 OutputStyle 清单。

3. 选择 Biochemistry 格式，点选 OK 。

4. 在 Format Bibliography 对话窗口中点选 确定 。

EndNote 将会自动将现有的引用文献和书目重新产生为 Biochemistry 格式。

如：Neuropathy target esterase (NTE) was originally identified as the primary target of those organophosphorus compounds (OPs) that induced a delayed neuropathy characterized by demyelination and degeneration of long nerve axons(1) . Though NTE activity is not required for neurite initiation or elongation per se, it is essential for the optimal rate of neurite initiation in NTE-deficient mouse embryonic stem cells (2)

文章最后的参考文献也将变成 Biochemistry 所要求的格式，如图 7-15 所示。

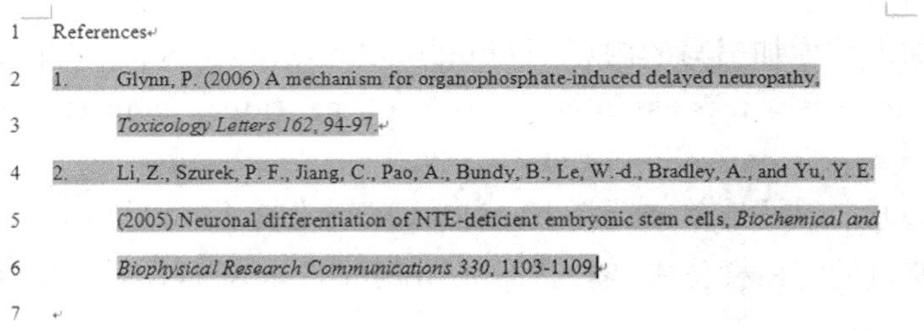
References

1. Glynn, P. (2006) A mechanism for organophosphate-induced delayed neuropathy, *Toxicology Letters 162*, 94-97.

2. Li, Z., Szurek, P. F., Jiang, C., Pao, A., Bundy, B., Le, W.-d., Bradley, A., and Yu, Y. E. (2005) Neuronal differentiation of NTE-deficient embryonic stem cells, *Biochemical and Biophysical Research Communications 330*, 1103-1109.

图 7-15 EndNote 自动将引用文献和书目重新产生为 Biochemistry 格式

若想改变输出格式或是书目输出版面设置，再一次选择 Format Bibliography 指令即可。EndNote 会重新依指定的格式，改变文中引用至新的书目格式。

四、插入图片或表格

从 Word2003 的“工具”选单→EndNote X3→Find Figure(s)，等待跳出 EndNote Find Figure 对话窗口，即可执行 EndNote X3 在 Word 文中插入图片或表格的功能。

（龙鼎新）

第八章 医学科研成果申报

第一节 概　　述

科技奖励是对我国科技工作者在科学技术研究中做出卓越贡献的认可,也是鼓励科技工作者不断攀登世界科学高峰的强大动力。对社会生产力的发展和人类文明进步,增强我国综合国力和提升国际地位具有重大现实意义。科技成果的申报是科技奖励工作的重要环节,也是一项科学性和政策性很强的工作,科技工作者应积极申报成果,认认真真、扎扎实实地做好成果申报各个环节的工作。

一、科技成果定义与分类

(一) 定义

科技成果(scientific and technological achievements)是科学技术研究成果的简称。指人们在认识自然与改造自然活动中,通过研究活动所获得的具有一定学术意义或实用价值,并经过专家评审、鉴定的创造性研究结果。医学科技成果指科技工作者在其所从事的医学科学研究中,通过调查分析、探索观察、试验研究、综合分析等一系列创造性活动取得的,具有一定学术价值、社会价值和经济价值的研究结果。

(二) 科技成果分类

科学技术成果分类方法很多,按形态分为有形成果和无形成果;按学科性质分为基础医学成果、临床医学成果和预防医学成果;按成果性质分为科学发现、技术发明、技术进步等;按国家科学技术进步奖的分类,科技成果可分为技术开发类、基础公益类、国家安全类和重大工程类。

根据成果的作用与功能分为科学理论研究成果、应用技术研究成果和软科学成果三大类。

1. 科学理论研究成果　科学理论研究成果是人们在研究过程中发现新的问题、阐明新的规律、建立新的观点、创建新的理论,并对科学技术的发展或国家经济建设具有指导意义的研究成果。科学理论研究成果的表现形式主要为学术论文与专著。理论研究成果又分为纯基础研究成果、应用基础研究成果和应用研究成果。如:1900 年奥地利生理学家兰德斯坦纳等发现了人类的 ABO 血型系统,1953 年美国生物学家沃森和英国物理学家克里克首次确定人类DNA 双螺旋立体结构,均为历史上重大的科学理论研究成果。

2. 应用技术研究成果　应用技术研究成果是将已有的科学理论,应用于某些特定目标开展的研究所取得的具有创新性、先进性和实用性的研究成果。应用技术成果包括:应用技术的开发成果,生产性综合研究成果,技术改造成果,消化和吸收引进技术的成果等。这类成果一般以实验报告、样件、产品为主要表现形式,如新技术、新工艺、新产品、新材料、新方法等。医药科学研究将获得的新药物、新诊疗仪器和器械、新生物制品、新生物材料,应用于疾病的预防、诊断、治疗、康复、保健、优生优育的新方法新技术,以及对已有的方法、技术、标准的改进,各类卫生标准的制定等都属于此类成果。

3. 软科学成果 软科学成果是指运用系统、信息、控制论原理和方法,为决策科学化和管理现代化而进行的创造性研究成果。其主要表现形式为研究报告。软科学成果对促进科技、经济与社会协调发展起重大作用,在有关战略、政策、规划、评价、预测、科技立法及有关管理科学与决策科学的研究中,做出创造性贡献,并能取得明显的社会、经济效益。

软科学成果包括科技发展战略和政策方面的成果,科技管理理论、方法和技术方面的成果,体制改革方面的成果,组织实施重大综合性科技项目方面的成果,基层科技部门在管理中取得创造性的成果,科技成果推广和应用方面的成果,智力开发和人才培养方面的成果等。

二、科技成果特征

按照科技部《关于科学技术研究成果管理的规定》精神,凡属科技成果,都必须同时具备新颖性,先进性和实用价值(或学术意义)三个特征,缺一不可。

(一)新颖性

即指成果的创新性,凡科技成果都必须具有创新性。要求科技成果在发现新物质、阐明新规律方面,应有新的内容和创见。对已知原理的应用,应在开拓新的领域或在技术发展中有新的突破。科技成果的新颖性,体现在它是同类科技领域内前所未有的、不是公知公用的东西。对科学理论研究成果,应该体现在新发现、新观点、新学说、新理论方面。对应用技术和软科学成果,应表现有新技术、新工艺、新产品、新材料、新方法。

对新颖性的评价,如果是全世界前所未有的称绝对新颖性或世界新颖性。只是在一个国家中前所未有的称国内新颖性或有限新颖性、地域新颖性。

(二)先进性

先进性是指科技成果的学术水平或技术水平务必是先进的。确定一项科技成果的先进性,需将这项成果与此前的同类成果学术水平或技术水平进行比照,证实此项成果确实具有突出的特点和明显的进步。新的科技成果必须是来源于现有的科技成果,而又高于现有的科技成果。

评定一项技术成果是否具有技术先进性,主要从技术原理的进步、技术构成的进步和技术效果的进步三个方面进行综合评价。先进性的评定采用比较法,比较法评定时必须以相类似的最新最优的科技成果项目作为参照,同时应注意不能仅就某一单项指标进行比较,只有全面的、整体的、综合的进行技术对比分析,方可得出全面的评价结论。

(三)实用性

科技成果的实用性指成果所产生的经济效益、社会效益,或学术意义。成果推广应用后可以在国民经济或国防建设上获得显著的经济或社会效果,或者在科学上具有一定的学术意义。一项科技成果是否具有实用价值可从以下三方面体现:

1. 符合重现性的科学规律 即在相同条件下能够重复同样的结果,不能重复的科研成果缺乏科学性,科技成果只有具备重现性才有实用价值。

2. 具备实施条件 不具备实施条件的科技成果,没有实用价值。由于科学研究总是先于生产之前,有些科技成果不能立即体现出其实用价值,往往要在若干年后才能被人们所认识,或虽已被认识,但由于当时技术发展水平所限,暂时还不能实施,这些成果所具有的潜在实用价值,也应该予以承认。

3. 是社会需要的　社会不需要的成果,显然不具有实用价值。

科技成果应能进一步指导科学技术的发展,并在经济、社会发展中发挥重要作用,产生效益。有的成果在发挥作用、产生效益的同时,可能会产生一些负面作用或影响,如果这种负面影响或消极的作用大到影响社会发展、甚至产生有害作用,即使再新颖、再先进的成果,也没有实际价值和意义。如:可能造成环境污染、生态平衡失调而危及人类健康,这样的成果宁可不要。医药科技成果同样具有新颖性,先进性和实用价值的特征。

三、科技奖励种类

科技奖励的种类有国际性奖励和国内设立的各项奖励。国际性奖项有诺贝尔奖、联合国教科文组织科学奖、美国国家科学奖、克拉福德奖等。国内奖项又分为政府奖项和社会力量奖。

(一)政府奖励

有国家级科学技术奖、省(部)级科学技术奖、市(厅)级科学技术奖三个级别。

1. 国家级科学技术奖　目前我国设立的国家级科学技术奖项有国家最高科学技术奖、国家自然科学奖、国家技术发明奖、国家科学技术进步奖、中华人民共和国国际科学技术合作奖五大项。以上奖项每年评审一次。其中国家最高科学技术奖、中华人民共和国国际科学技术合作奖不分等级。国家自然科学奖、国家技术发明奖和国家科学技术进步奖分别设一、二等奖两个等级,对作出特别重大科学发现或技术发明的公民,对完成具有特别重大意义的科学技术工程、计划、项目等作出突出贡献的公民、组织,可以授予特等奖。国家自然科学奖、国家技术发明奖、国家科学技术进步奖每年奖励项目总数不超过 400 项。国家最高科学技术奖每年授予人数不超过 2 名,奖励金额为 500 万人民币。中国工程院院士王忠诚、中国科学院院士徐光宪获得 2008 年度国家最高科学技术奖;中国科学院学部委员谷超豪院士,中国科学院院士孙家栋获得 2009 年度国家最高科学技术奖。

2. 省(部)级科学技术奖　国务院有关部门根据国防、国家安全的特殊情况,国防科工委、公安部、国家安全部可以设立部级科学技术奖。其奖项只涉及国防和国家安全,以及安全和保密不能公开的项目。其他部委设立奖项具体办法由国务院有关部门规定,报国务院科学技术行政部门备案。

各省、自治区、直辖市人民政府可以设立一项省级科学技术奖。具体办法由省、自治区、直辖市人民政府规定,报国务院科学技术行政部门备案。中央、国务院各部委所属的科研院所、大专院校、企业等完成的科技成果及其完成人,可以在成果实施应用地或本机构所在地参加省级科技奖的评审。国防科工委、公安部、国家安全部民用项目不属于部级科技奖的奖励范围,可以推荐省级科技奖。

(二)社会力量奖

社会力量奖是指国(境)内外企业事业组织、社会团体及其他社会组织和个人利用非国家财政性经费(含自筹资金),面向社会设立的经常性的科学技术奖。社会力量奖是我国科学技术奖励工作的组成部分。应当大力支持、积极引导、规范管理,保证社会力量奖的有序运作。目前准予登记的社会力量设立的科学技术奖共有 173 项。

1. 何梁何利基金科学与技术奖(He liang & He Li Prize for Science and Technology)　该奖是由何善衡慈善基金会有限公司和伟伦基金有限公司的何善衡先生、梁銶琚先生、何添先生、利国伟先生四位香港企业家各捐资一个亿港元,于 1994 年设立的一项科技奖励基金。该基金设"科学与技术成就奖"和"科学与技术进步奖",每年评奖一次。"科学与技术成就奖"每人奖金 100 万港元,奖励长期致力于推进国家科技进步,贡献卓著,并取得国际高水平科技成就者。"科学与技术进步奖"每人奖金 20 万港元。

2. 中华医学科技奖(Chinese Medicine Prize for Science and Technology) 于 2001 年设立,由中华医学会负责评审及组织管理工作。是面向全国医药卫生行业设立的科技奖,该奖项内容涉及广泛,包括医药领域的自然科学、技术发明、科学技术进步、国际科学技术合作。设一、二、三等奖,每年评选授奖一次。获得中华医学科技奖项目者可由卫生部推荐国家科学技术奖。

3. 中华预防医学会科学技术奖(Chinese Preventive Medicine Association Prize for Science and Technology) 于 2006 年由中华预防医学会设立,奖项基金由"葛兰素史克公司"独家赞助。分设基础研究类、技术发明类、应用研究类和国际科学技术合作类。用于奖励在预防医学基础研究、应用基础研究、应用研究和开发研究中取得优秀成果的个人和集体。设一、二、三等奖,每两年评审并授奖一次。由中华预防医学会负责评审和组织管理。

第二节　医学科技成果鉴定

科技成果是需要得到社会认可和行政认可的。科研项目或科研课题完成以后,需要通过结题和验收,然后通过成果鉴定、成果评审,得到行政认可。社会认可是由社会各界根据生产和生活的实际应用情况进行评价的行为。科技成果鉴定是科技成果申报中尤为关键的一个环节。一般由科技行政管理机构组织鉴定,科技行政管理机构聘请同行专家,按照国家 1995 年颁发的《科学技术成果鉴定办法》(以下简称鉴定办法)规定的形式和程序,对科技成果进行审查和评价,并作出相应的结论,出具成果鉴定证书。

科技成果鉴定是评价科技成果的方法之一,目的是正确判别科技成果的质量和水平,促进科技成果的完善和科技水平的提高,加速科技成果的推广应用。科技成果鉴定的原则是实事求是、科学民主、客观公正、注重质量、讲求实效,确保科技成果鉴定工作的严肃性和科学性。

一、鉴定范围

根据国家发布的《科学技术成果鉴定办法》对科技成果鉴定的范围有明确规定。《鉴定办法》将其分为进行鉴定、不组织鉴定和计划外成果三类。

(一) 不组织鉴定的科研成果

科技成果鉴定只是评价科技成果方法之一,有些科技成果不需组织鉴定,可通过其他方式进行评价。

1. 基础理论研究成果　指自然科学中纯理论性研究的成果,主要表现形式为学术论文。这类研究成果评价方法应根据国际惯例,通过国内外学术期刊或学术会议公开发表,被国内外专家关注、评论和引用来认可,并由相关单位学术机构出具综合评价意见。

2. 软科学研究成果　指对推动决策科学化和管理现代化,促进科技、经济与社会的协调发展起重大作用的研究成果,主要表现形式为研究报告。

3. 已申请专利的应用技术成果　这类成果以向中国专利局提交专利申请的日期为限,在申请专利之后的成果申报可不组织鉴定。

4. 已转让的应用技术成果、企事业单位自行开发的应用技术成果,应通过市场机制得到社会认可,或由生产实施单位作出评价,不需鉴定。

5. 须经专门机构审查确认的科技成果 指有专门的法律规定,或主管部门规章明确规定,必须由专门机构进行审定的科技成果。如:研究某种新药成果,必须由"卫生部药品审评委员会"审查,经批准后获得《新药证书》的新药,无需再组织鉴定。新的医疗器械,如已获得国家医药管理局产品注册证的,也可以不组织鉴定。这类成果还包括新兽药(含饲料药物添加剂)、新血液制品、新生物制品(疫苗、菌苗)及新保健食品等,经相应的主管部门或专门机构审查、检测,符合规定要求,具有法定单位的检测报告及批准文号等,已获得生产许可证的高压电器、压力容器、劳保安全用品等新产品。

6. 违反有关法规的成果 违反国家法律法规的规定,对社会公共利益、国家资源有破坏作用,对生态环境造成污染危害的科技成果(包括三废未达标的成果),不予组织鉴定。

凡不组织鉴定的科技成果,各级科技管理部门不受理鉴定的申请。可通过其他方法评价,但不能使用《科技成果鉴定证书》格式。

(二)需组织鉴定的成果

在基础医学、临床医学、预防医学、医药卫生领域研究的具有创造性、科学性和实用价值的新方法、新认识、新技术、新理论的成果,除上述不组织和不予组织鉴定的科技成果外,其他的成果均需要鉴定。

(三)计划外的成果

少数计划外的重大应用技术成果,必须具备以下条件:技术成熟并有明显的创新性,其性能指标在同领域中处于国内领先水平,经实践证明有明显的推广应用前景,对本行业或本地区的经济发展和社会发展以及科学技术进步具有重大的促进作用,这类成果也可参照《鉴定办法》组织鉴定。

凡科技计划外重大应用技术成果的鉴定申请,须经省科技厅或国务院有关部门的科技成果管理机构批准,方可组织鉴定。

二、鉴定的材料准备

鉴定材料是用来提供给专家鉴定的全部技术资料,必须全面完整。科技成果鉴定一般要考证是否完成项目或课题计划的要求和指标,审核技术资料是否完整、是否符合规定,评价应用技术的创新性、先进性和成熟性,应用价值及推广的条件和前景,社会效益与经济效益。因此,鉴定材料需提供《科学技术成果鉴定申请表》,科技项目的计划任务书或者合同书,单位起草完成的《科学技术成果鉴定证书》和行业主管部门要求具备的其他文件。同时还需根据成果的种类分别准备以下材料。

(一)必备技术资料

1. 鉴定大纲 鉴定大纲内容包括:①题目;②概要:项目任务来源、工作起止时间、计划任务完成情况、是否具备鉴定条件;③鉴定依据:计划任务书或合同,含任务书和下达计划的文件,有关技术条件或产品标准;④鉴定内容:包括提交鉴定的技术,试验方案的科学性和合理性分析,有关的检测数据和质量性能,生产工艺的稳定性、合理性描述,产品质量和技术水平评价,技术关键、创新点、推广应用价值论证;各项技术的经济指标、经济效益和社会效益论证,生产现场、考察试验描述等。

2. 项目批复文件或合同书,计划外项目可不提供。

3. 研究工作总结报告　要求简明扼要,实事求是,以学术内容为主,一般控制在 3000 字左右。内容包括:课题研究主要内容和方法,技术方案论证(研究方案、主要研究数据),研究成果的科学意义和应用前景,进一步研究目标与设想。基础理论研究需提供已公开发表的论著复印件以及由具有资格开展检索任务机构出具的收录、引用证明(不含自引)。

4. 技术研究报告　包括研究技术路线、技术特征、总体性能指标与国内外同类先进技术的比较、技术成熟程度、对社会经济发展和科技进步的意义、推广应用的条件和前景、存在的问题等基本内容。基础理论研究还需提供具有资格开展检索任务的科技信息机构出具的查新结论报告。

5. 应用技术成果需要提供测试分析报告,主要实验和测试记录报告(包括原始记录),国内外同类技术的背景材料和对比分析报告,应用报告及经济效益证明,质量标准(企业标准、行业标准、国家标准、国际标准);新仪器设备成果要有设计与工艺图表。

6. 应用技术研究和开发研究成果需准备用户使用情况报告,经济效益(一次性直接效益)、社会效益分析报告及证明材料。涉及污染环境和劳动安全等问题的科技成果,须有主管机构出具的报告或证明。

7. 准确的完成单位(不包括一般试制加工单位及一般协作单位)和主要完成人员名单(按解决该项成果技术问题所作贡献大小排序)。

8. 国内外情况对比分析报告。

(二) 特殊技术资料

有些研究成果由于涉及法律法规、人体健康、环境保护等方面的问题,特别是医药卫生方面的研究成果,在成果鉴定时,除准备上述必备材料外,还有一些特殊要求。

1. 诊断、治疗、预防、保健、康复的新技术、新方法成果,还需提供效果的观察,根据不同病种,应有一定数量的有效病例,并提供随访观察资料等。

2. 涉及新材料的成果须有材料质量标准、稳定性、毒性、生物相容性实验结果,并提供是否污染环境有关数据资料。

3. 有关新产品的成果应有产品工艺报告、技术规格、环境实验报告、工艺审查报告、产品鉴定和使用报告等。样品或样机必须按合同书保质保量提供。

4. 新药、新生物制品、医用生物新品种等须按卫生部发布的新药和新生物制品审批办法的有关规定办理,同时还须经中国药品生物制品检定所复核检定,并提供国外有关中心实验室复核证实材料。

5. 卫生标准、流行病学、环境评价等研究成果必须有调查研究设计、数据结果,与国内外标准相比较的论证资料。

上述技术资料和有关文件的内容必须真实可靠,引用的文献资料和他人技术必须说明来源,材料文件必须打印,装订整齐,符合档案部门的要求。必备技术资料可装订成一册,特殊技术资料作为附件。

三、鉴 定 形 式

科技成果鉴定分为检测鉴定、会议鉴定和函审鉴定三种形式,三种鉴定形式具有同等效力,申报者可根据成果的自身特点选择适合的鉴定方式。

(一) 会议鉴定

对需要进行现场考察或演示、测试,并经过讨论答辩才能作出评价的科技成果,可采用会议鉴定形式。由组织或主持鉴定单位聘请7～15名具有高级职称的同行专家组成鉴定委员会。应聘专家不得以书面意见或委派代表出席鉴定会,组织或主持鉴定单位不得因专家不到会临时更换鉴定委员。鉴定结论必须是到会专家的四分之三以上通过才有效。不同的意见应在鉴定结论中明确记载。

(二) 函审鉴定

函审鉴定不需进行现场考察、测试和答辩即可作出评价。由组织或主持鉴定单位聘请7～9名高级职称同行专家组成函审组(可设组长、副组长各一人)。同行专家通过书面审查申请者提供的技术资料后,填写《科技成果鉴定函审表》,各自写出函审意见,最后由函审组组长综合全部专家的函审意见形成鉴定结论,鉴定结论必须依据函审专家四分之三以上的意见形成。

(三) 检测鉴定

凡是需要通过技术检测机构检验或测试来评价其性能指标的成果(如计量器具、仪器仪表、新材料等)都须采用该鉴定形式。由组织鉴定或主持鉴定单位指定经省部级认可的专业技术检测机构,对成果提供的样具进行检验、测试,对检测项目作出质量和水平的评价,出具检测报告。

如果凭检测报告难以作出评价时,组织或主持鉴定单位可以会同检测机构,成立由3～5名同行专家组成的检测鉴定小组,提出综合评价意见。

四、鉴 定 程 序

科技成果鉴定是一项科学、严肃的工作,必须本着严谨认真、实事求是的科学态度,按一定的程序进行。我国科技部和卫生部等对科技成果鉴定的程序提出了明确的要求和原则,鉴定的基本程序为:提出申请→审查批准→组织鉴定或评审。

(一) 提出申请

凡符合申请条件的科技成果,由成果完成部门或个人填写《科学技术成果鉴定申请表》(一式三份),同时递交申请鉴定的科技资料。申请单位科研主管部门应对申请表的填写内容及申请鉴定的科技资料进行全面审查,对审查通过的研究项目的科学性、创新性、科学水平和实用价值作出客观评价,签署意见后,在鉴定或评审日期前两个月,根据科研任务来源或隶属关系,向有权组织鉴定的单位申请鉴定。隶属关系不明确的,可向所在省、自治区、直辖市科委申请鉴定或评审。

(二) 审查批准

由组织鉴定单位或评审单位审查批准。包括形式审查、技术性审查和批复三项内容。首先要在形式上对申请鉴定项目的内容进行审查,审查是否属于鉴定或评审范畴、提交的文件技术资料是否齐全、完整并符合要求,成果完成单位及主要完成人员排序是否正确,有无成果权属争议等。技术性审查包括是否完成合同或计划任务书规定的任务,报送的文件和技术资料内容是否正确、翔实,并初步判别成果的创新性、先进性、实用性、成熟性和可靠性,推广应用的条件和前景以及存在的问题等。组织鉴定或评审单位一般在30天内完成审查,并对是否同意组织鉴定和鉴定形式作出批复。不同意组织鉴定的应说明理由。

(三) 组织鉴定或评审

经组织鉴定单位或评审单位批准后进入正式鉴定。可根据成果的类别或主管部门意见选择会议鉴定、函审鉴定或检测鉴定,不同类别的成果鉴定的侧重点不同。

1. 基础理论研究成果　这类成果主要从以下几个方面进行鉴定:研究的目的是否明确,

成果的论点与论据是否严谨,相关数据是否准确完整,结论是否科学可靠,对成果的创新点、学术意义、学术价值、应用前景与应用范围、可产生的社会效益和经济效益状况、与国内外相同学科领域比较及其所达到国内外的实际水平等方面进行分析评价,同时评价其优缺点。

2. 应用研究成果　鉴定内容主要包括研究成果的设计思想;技术指标或结构造型、生产工艺等是否具有科学性、合理性;是否达到计划任务书规定的技术指标;相关数据是否准确,图表是否正确完整,分析的可靠性如何;与国内外同类技术比较其特点、创造性、先进性和成熟度如何;应用价值及推广方案的可能性,社会效益和经济效益预算;存在的问题及改进意见等。

3. 软科学研究成果　对软科学成果着重考查所需的技术资料、文件是否齐全并符合要求;是否达到课题要求的标准和目的,成果的科学价值和意义,提出的观点、方法和理论对决策科学化和管理现代化的作用和影响,社会效益和经济效益的分析,研究难度和复杂程度以及科研规模和效率的评价,存在的问题及改进意见。

经鉴定通过的科技成果,最后由组织鉴定单位颁发《科学技术成果鉴定证书》,《鉴定证书》需主持鉴定单位和组织鉴定单位加盖公章方能生效。

第三节　医学科技成果的申报

科技成果鉴定经评审通过后,还需做科技成果的申报工作,包括申报材料准备,如申请书、推荐书填写,成果登记等工作。

一、医学科技成果申报需提供的材料

需要准备的申报材料包括科学技术奖申报书、科学技术成果推荐书、成果鉴定证书、查新咨询报告书、研究工作总结报告、技术研究报告、研究论文、医学实验动物和动物实验设施合格证、软科学研究成果评审证书;应用技术成果需提供项目简介、专利证书、新药或新生物制品证书、推广应用报告、产品项目的生产批准和市场准入文件,推广、应用及引证的证明材料;科技著作应提供有新闻出版机构的图书管理部门的图书成品质量证明,最新版本的科技著作样书。

二、申报程序

科技成果的申报评审程序依申报级别不同、奖励类别不同有不同要求(大同小异)。一般程序是:由课题完成人或完成单位填写《科学技术奖申报书》→申报单位的主管部门审查→申报单位填写《科学技术奖励推荐书》→形式审查→成果登记→成果受理机构组织专家评审→综合评审→评审委员会终审→异议期→政府批准颁奖。

上述《科学技术奖申报书》和《科学技术奖励推荐书》表格可在拟申报的各级受理机构网站下载,填写内容、填写要求和注意事项在相应的网站都有详细说明,务必仔细阅读,按要求认真填写。

三、医药科技成果学科评审组划分

(一)自然科学奖学科评审组

1. 生物学评审组　评审生物数学、生物物理学、生物化学、细胞生物学、生理学、发育生物学、遗传学、放射生物学、分子生物学、生物进化论、基因组学、生态学、神经生物学、植物学、昆虫学、动物学、微生物学、病毒学。农业基础科学、农艺学、植物保护、林业基础科学、畜牧与兽

医科学基础学科及水产学基础学科的科技成果奖。

2.**基础医学评审组**　负责医学生物化学、人体解剖学、医学细胞生物学、人体生理学、人体组织胚胎学、医学遗传学、医学分子生物学、放射医学、人体免疫学、人体寄生虫学、医学微生物学、病理学、药理学、医学神经生物学、医学实验动物学、医学心理学、人类学、中医学科技成果奖的评审。

（二）技术发明奖、科技进步奖学科评审组

1.**医疗卫生与运动医学评审组**　负责以下医药学科科技成果奖的评审：诊断学、治疗学、护理医学、内科、地方病、外科、妇产科、儿科、急诊医学、肿瘤学、核医学、精神病与神经病、皮肤病与性病、耳鼻咽喉科、眼科、口腔医学科。

营养学、毒理学、消毒学、流行病学、传染病预防、媒介生物控制学、环境医学、职业病学、地方病学、社会医学、卫生检验学、少儿卫生学、妇幼卫生学、劳动卫生学、放射卫生学、卫生工程学、计划生育学、医学心理学、医学统计学、保健医学。

人类运动学、运动解剖学、运动生物力学、运动生理学、运动心理学、运动生物化学、体育保健学、运动营养、运动训练学、动作技能学、体质测量与评价、体育电子学、兴奋剂检测技术。

2.**中医中药评审组**　负责以下医药学科科技成果奖的评审：中医临床学、中医内科、中医外科、中医五官科、中医急症治疗、中医养生康复、民族医学、中西医结合、中医预防与卫生学；中药学、中药材、中药炮制、中药制剂、中药管理。

3.**药学与生物医学工程评审组**　负责药物化学、天然药物化学、放射性药物、生物药物、微生物药物、基因药物、药剂学、药效学、医药工程、药物统计、药用生物工程；生物医学电子技术、临床工程、康复工程、生物医学测量技术、医疗卫生器械、制药器等科技成果奖的评审。

四、科技成果申报需注意的问题

（一）选择合适的科技奖种类和等级

根据国家科技奖励和省市奖励办法及细则的相关规定，对自然科学奖、技术发明奖、科技进步奖三类奖项在奖励范围上都有明确的界定。在申报前应认真查阅，熟悉每种奖励的条件和对象，根据成果自身的特点和类别选择适合自己的奖项，"对号入座"进行申报。一般来说，基础研究和应用基础研究类理论成果只能推荐自然科学奖，如没有应用的应用基础研究成果、临床医学应用基础研究成果，就不能申报为技术发明奖。医药类基础研究和应用基础研究可先申报医学科技奖，根据医学科技奖评审结果可以推荐申报科技进步奖。同时注意要选择合适的奖项等级，国家级奖励只设一、二等奖，省部级、地市级奖励分别设一、二、三等奖，各个等级的奖励都有不同的条件和要求，申报者要量体裁衣，在申报时切忌任意拔高。

（二）选择恰当的时机

申报者可上网查阅国家、省市相关机构的受理时间，按照各级规定的时间和要求进行申报。基础理论成果必须在论文发表一年以后申报，应用成果必须经过应用一年以上并取得较大经济效益后申报。成果条件还不成熟，如论文还未发表，成果刚刚通过鉴定，尚未推广应用或应用单位很少，效益还没有真正体现出来就不要急于申报奖励。

（三）重视申报过程的每一个环节

1.**重视申报书填写**　申报书是科技奖励评审的基本技术文件，是科技成果报奖过程中至关重要的环节。申报书填写的质量直接影响到成果能否获奖。各奖励种类不同，申报书的格式也不尽相同，但包含的内容大致相同。每一章节的内容相互联系、相互依存，不能孤立看待，

因此,填写申报书时要仔细阅读申报书的填写说明。申报书中的"主要技术内容"是申报书的核心部分,要简明、准确、完整地表述项目所采用的技术方案、关键技术及创新点,必要时可附加技术图表、图片及相关数据。其他内容也要认真斟酌、认真对待。

2. 附件材料要齐全 附件材料是申报书中所填写内容的证明文件和支撑材料,是对申报书填写内容的证明和补充,是体现申报成果真实性的主要依据。没有附件材料,申报书就成为一个没有内容的空壳,因此申报者必须重视并如实提供相关的附件材料。附件材料要求真实、准确、实事求是,既不空洞无物,又不滥竽充数,既要有分量,更要有质量;提供的附件要与申报书填写内容和数据相符,并要完整,不能有缺项。附件材料依不同奖项有不同要求,但大同小异,可根据奖项类别要求和申报书内容提供。一般包括成果登记证书、技术评价证明、应用证明、知识产权证明、自然科学奖引用报告、科技查新报告六大内容。

3. 上报以后跟踪 科技奖励申报材料的上报,仅仅是报奖全过程中的一个阶段,还有许多工作需要申报者或科技管理部门去做,必须做好奖励上报后的跟踪工作。如向上级主管部门汇报报奖成果的概况及意义水平,以加深他们对项目的了解。有的项目还需答辩,对需要答辩的奖项要充分做好答辩准备。管理部门要随时掌握信息并及时将上级精神向下反馈,必要时需补充和完善报奖材料。

综上所述,科技成果的申报是科技奖励工作的一个重要环节,是一个复杂的系统工程,是长期的、系统的、多方面的研究工作积累,成果的获得主要取决于科学研究者创造性研究活动,也需要有科技管理部门策略的正确引导。准备工作在申报中尤为重要,准备工作中的任何一个环节失误,都会给科技人员报奖带来无法弥补的损失。只有采取科学的、严格的管理方法,严密地控制各阶段管理质量,才能提高科技成果获奖的成功率。

（陈　锋）

第九章 医学科研专利申请

第一节 概　述

一、专利及其特性

专利（patent）指专有的利益，是专利权（patent right）的简称，是发明创造人或其权利受让人对特定的发明创造在一定期限内依法享有的独占实施权。专利权是一种重要的知识产权。发明创造者通过申请批准拥有专利权，包括专利实施权、实施许可权、转让权和标示权。标示权是指专利权人享有在其专利产品或者该产品的包装上标明专利标记和专利号的权利。

专利具有专有性、地域性和时效性三个特性。专有性也可称为排他性，一项专利权只能为相应的专利权人所拥有，其实施方法只能由专利权人决定，未经专利权人许可，任何人不得实施该项专利，否则就是侵权。地域性是指某项专利获得只能在申请国实施，因为专利制度是各个国家设立的法律制度，在本国申请的专利如果要到其他国家实施，必须根据他国的专利法再重新申请专利，否则得不到他国的专利保护。中国个人或单位向外国人转让专利申请权或者专利权时，必须经国务院有关主管部门批准。时效性，基于对专利权人和公众利益平衡的考虑，任何一项发明创造专利都有一定的保护期限，专利权人在法律规定的期限内享有独占实施权，超出专利期限，他人就可以无偿使用该发明创造。

二、专利申请的作用

专利申请有利于保护专利权人的合法权益，防止科研成果流失，有利于鼓励人们从事发明创造，有利于发明创造的推广应用，有利于发明创造成果的转让和国际合作，加速技术情报交流，促进国家科学技术进步和社会经济发展。我国专利法于 1985 年 4 月 1 日开始实施，第六届全国人民代表大会常务委员会第 4 次会议通过了《中华人民共和国专利法》，专利法先后经过三次修改完善，专利制度实施以来在我国科学技术进步和经济发展中发挥了非常重要的作用，取得了可喜的成就。

根据我国专利法实施细则，被授予专利权的发明创造者可获得不同额度奖励金。此外，专利人还可以通过生产销售专利产品、转让专利技术、专利入股等方式获得相应的经济效益。专利权作为一种财产可以在市场上进行交易（转让），转让方式一般有一次性结算、提成、固定与提成相结合三种。

1. 一次性结算　是指签订转让合同后，按合同所定的价格，由受让方一次性向专利权人支付转让费。

2. 提成分为固定提成和滑动提成两种　固定提成就是不管实际的生产数量或净销售额

123

是多少,按照合同每年从纯利润中提成一定比例(不低于0.2%);滑动提成是按照每年实际生产出来的产品数量或实际的净销售额提成。

3. 固定与提成相结合,其中固定的部分叫初付费,这部分费用在合同生效后就要立即支付,提成部分要在项目投产后在合同约定的年限内支付。

所以专利既可以促进科学技术进步和社会经济发展,又能保证发明人获得一定经济实惠,达到利国利民、两全其美的效果。

三、专利的种类

我国专利分为发明专利、实用新型专利和外观设计专利。

(一) 发明专利

发明是指对产品、方法或者其改进所提出的新的技术方案。发明必须是一种技术方案,而不是自然规律本身,科学发现不属于发明范畴。发明分为产品发明、方法发明两种类型,可以是原创性的发明,也可以是改进型的发明。产品发明是关于新产品或新物质的发明,这种产品或物质是自然界从未有过的,否则不能取得专利权。方法发明是指为解决某特定技术问题而采用的手段和步骤的发明,通常包括制造方法和操作使用方法两大类,如爱迪生发明的白炽灯是一种前所未有的新产品,属于产品发明,而给白炽灯填充惰性气体,提高了白炽灯的质量和寿命,属于改进发明。发明专利的保护期为20年(自申请日起)。

(二) 实用新型专利

是指对产品的形状、构造或者其结合所提出的适于实用的、新的技术方案。产品的形状是指产品所具有空间形状,对产品形状提出新的技术方案可以是产品三维形态的空间外形的技术方案,也可以是产品二维形态的空间外形的技术方案。产品的构造是指产品的各个组成部分的安排、组织和相互关系,可以是机械构造,也可以是线路构造。实用新型专利必须是一种有用的产品,必须具有一定的形状和构造。实用新型专利保护期是10年。

(三) 外观设计

是指对产品的形状、图案以及色彩与形状、图案的结合所作出的富有美感并适于工业应用的新设计(见专利法实施细则)。外观设计应当符合以下要求:

1. 是形状、图案、色彩或者其结合的设计。
2. 必须是对产品的外表所做的设计。
3. 必须富有美感。
4. 必须适于工业上的应用。保护期限为自申请日起10年。

第二节 专利授权条件与申请范围

一、授予专利权的条件

发明创造要取得专利权,必须满足实质条件和形式条件。实质条件是指申请专利的发明创造自身必须具备的属性要求,形式条件则是指申请专利的发明创造在申请文件和手续等程序方面的要求。以下所介绍的授予专利权的条件,仅指实质条件。

(一) 新颖性

指在专利申请日以前没有同样的发明、实用新型、外观设计在国内外出版物上公开发表过,也没有在国内公开使用过或者以其他方式为公众所知。也没有同样内容由他人提出过专利申请,在专利申请文件中查不到相同专利登记。申请专利要满足新颖性的标准,必须不同于现有技术,同时还不得出现抵触申请。外观设计专利还要求外观设计必须依附于特定的产品,外观设计的产品、形状、图案、色彩与已有的外观设计不相同、不相近似。

(二)创造性

创造性必须是通过创造性思维活动的结果,不能是现有技术通过简单分析、归纳、推理就能够获得的结果。创造性是指该发明和实用新型与申请日以前已有的技术相比较,有突出的实质性特点和显著的进步,在技术方案的构成上有实质性的差别。发明的创造性比实用新型的创造性要求更高。创造性的判断是以所属领域普通技术人员的知识和判断能力为准。

(三)实用性

实用性指该发明或者实用新型能够制造或者使用,并且能够产生积极效果。外观设计则要求设计本身以及作为载体的产品能够以工业的方法批量生产。实用性有两层含义:

1. 该技术能够在工业、农业、林业、水产业、畜牧业、交通运输业以及服务业等产业中生产制造和使用,具有可实施性和再现性。

2. 必须能够产生积极的效果,与现有的技术相比,能够产生更好的经济效益或社会效益,如能提高产品数量、改善产品质量、增加产品功能、节约能源或资源、防止环境污染等。

二、可申请专利的范围

我国专利主管部门是国家知识产权局(原名:专利局),是我国唯一依法有权接收专利申请的受理机关。知识产权局设立专利受理处和专利申请受理窗口,并在沈阳、济南、长沙、成都、南京、上海、广州、西安以及武汉等地设立知识产权局代办处,接收和受理专利申请和其他文件,国家知识产权局受理处和上述代办处业务工作范围是受理和审查专利申请。

(一)新药产品、药物制备方法和用途

包括新开发的新药品、以医药为用途的原料药及活性成分、新药物组合物,药物化合物或制剂的制备方法,药物化合物或制剂新的医药用途等,凡符合新颖性、创造性和实用性的均可以申请专利。分别从新药产品、药品的制备方法和药品的用途三个方面申请,其中对新药产品专利保护效率比方法专利和用途专利更强。

(二)微生物菌种、遗传物质及其制备方法和用途

专利法实施细则规定,分离得到且有特定工业用途的微生物菌种和微生物,只要能够重复得到就属于可授予专利的主题。微生物菌种包括各种细菌、放线菌、真菌、病毒、原生动物和藻类。遗传物质包括 DNA、RNA 和染色体等均可以像其他化学物质一样被授予专利。如果是从自然界找到以天然形态存在的遗传物质,仅仅是一种发现,属于专利法定义的"科学发现",不能授予专利权。

(三)生物制品及其制备方法和用途

生物制品可以获得产品专利。生物制品是指用微生物及其代谢产物、动物毒素、人或动物的血液或组织等经加工制成,作为预防、诊断或治疗特定传染病免疫制剂或其他有关疾病的制剂。如疫苗、抗毒血清、干扰素、蛋白酶抑制剂、抗生素等。根据生物制品的具体属性,可以按照化学物质或药品申请专利。

(四)医疗器械、设备、防护用品及其制造方法、外观设计

这种类型的发明创造除可以申请发明专利以外,还可以申请实用新型和外观设计专利保

护。申请实用新型专利保护时,其产品必须有形状和构造方面的改进;申请外观设计专利保护时,产品的外观的形状、图案、色彩应当富有美感,产品具有重现性。后两种专利的保护期虽然比发明专利短,但授权程序比较快捷,因为不需要经过实质审查。

三、不能申请专利的范围

1. **违反国家法律和社会公德或妨碍公共利益的发明创造** 如吸毒的用具、破坏防盗门的方法和工具,克隆人及克隆人的方法,人胚胎的工业或商业目的的应用,伤害民风习俗的外观设计,以及违反科学原理的所谓发明,如永动机等都不能给予专利保护。

2. **科学发现** 科学发现属于人类认识世界的范畴,并没有对客观世界作任何技术性改造,不受专利保护。如对自然现象、社会现象及其规律的新发现、新认识以及纯粹的科学理论和数学方法。

3. **智力活动的规则和方法** 智力活动的规则和方法是指导人们进行思维、表述、判断和记忆的规则和方法。由于这类方法没有采用技术手段或者利用自然规律,且未解决技术问题、未产生技术效果,不能构成技术方案,不予受理专利。如对人进行教育的方法、对动物进行训练的方法,生产管理、经商和游戏的方案及规则,单纯的计算机程序。

4. **疾病的诊断和治疗方法** 疾病的诊断和治疗方法是以有生命的人和动物为实施对象,考虑到人道主义和社会伦理道德因素,亦无法在产业上应用,不符合实用性原则,不能授予专利权。如中医的诊脉及针灸方法,西医的化验方法,医师根据病情开出的处方和医师对处方的调剂等均不能授予专利。

5. **动物和植物的新品种** 动物和植物品种与工业商品不同,受自然因素影响大,缺乏用人工方法重现的可能性。此外,这类研究与我国动植物保护法相悖,国际上也有争议。

6. **用原子核变换方法获得的物质** 这主要是出于国防上的考虑,原子核变换方法以及用原子核变换方法所获得的物质,关系到国家、国防、科研和公众生活重大利益,不能为单位或私人垄断,因此不能被授予专利权。

第三节 授予专利权的程序

一、专利申请与受理

(一)专利申请的原则

我国专利申请有形式法定原则、单一性原则和先申请原则。

1. **形式法定原则** 申请专利的各种手续,都必须以书面形式或者国家知识产权局规定的其他形式办理。以口头、电话、实物等非书面形式办理的各种手续,或者以电报、电传、传真、胶片等直接或间接产生印刷、打字或手写文件的通讯手段办理的各种手续均视为未提出,不产生法律效力。

2. **单一性原则** 是指一件专利申请只能限于一项发明创造。但是属于一个总的发明构思的两项以上的发明或者实用新型,可以作为一件申请提出;用于同一类别并且成套出售或使用的产品,如有两项以上的外观设计,可以作为一件申请提出。

3. **先申请原则** 即两个或者两个以上的申请人分别就相同的发明创造提出的申请,专利权只授予给最先申请的人。

（二）专利申请文件

凡申请发明专利或实用新型专利者,需提交的必备文件有请求书、说明书、说明书摘要和权利要求书。

1. 请求书内容包括　发明或实用新型的名称,发明人或设计者姓名,申请人姓名和详细地址,联系电话及其他事项。

2. 说明书　说明书应体现"清楚、完整、能够实现"三个要点。"清楚"是指主题要明确、表述要准确,即要求保护的主题和类型要明确,表述时使用规范、通用的技术术语。"完整"是要求形式完整和内容完整,形式上要按说明书中五个部分全面描述,内容上能充分体现新颖性、创造性和实用性。"能够实现"是阐述技术方案和预期效果能够实现。申请发明或实用新型专利,要求说明书能对发明或实用新型作出清楚、完整、全面的描述,以该领域的技术人员能够实现为准,必要时请提供附图。

3. 说明书摘要　应当简要阐述所属技术领域、需要解决的技术要点、主要技术特征和有益效果四大内容,摘要不具有法律效力,主要是提供技术情报。

4. 权利要求书　必须以说明书为依据,简要、清楚表述要求专利保护的范围、类型、权利要求间的引用关系。注意表述权利要求的内容不要超出说明书公开的范围。

申请外观设计专利者,必须提交请求书和外观设计的图片或照片等,并注明使用本外观设计的产品及其所属的类别。

（三）专利受理

国家知识产权局收到专利申请文件之日为申请日。如果申请文件是邮寄的,以寄出的邮戳日为申请日。如申请人享有优先权,优先权日则视为申请日。优先权分国际优先权和国内优先权,发明或者实用新型的国际优先权,指申请人自在外国第一次提出专利申请之日起 12 个月内,外观设计优先权,指在外国第一次提出专利申请之日起 6 个月内,如果相同的主题又在国内提出专利申请,依照该外国同中国签订的协议或共同参加的国际条约,或依照相互承认优先权的原则,可以享有优先权。国内优先权是指申请人自发明或者实用新型在中国第一次提出专利申请之日起 12 个月内,可以享有优先权。

专利申请提交后,经知识产权局审核,确认申请日期后,就会给申请人发送受理通知书。

二、专利申请的审查

（一）发明专利的审查

专利审批按以下三个流程进行:

1. 初步审查　专利申请提交到知识产权局受理处或各代办处以后,首先是初步审查。受理专利主管部门查明该申请是否符合专利法关于申请形式要求的规定,主要审查提交的文件是否齐全、各部分内容书写格式是否符合规定、文字附图是否整齐清晰。对符合受理条件的申请,知识产权局将确定申请日,给予申请号,并在核实文件清单后,发出受理通知书,通知申请人,确认收到申请文件。

2. 早期公开　知识产权局收到发明专利申请后,经初步审查认为符合要求的,自申请日起满 18 个月,即行公布。知识产权局可以根据申请人的请求早日公布其申请,约 3 个月后,在专利公报上公布并出版说明书单行本。

3. 实质审查　发明专利申请自申请日起 3 年内,向知识产权局提出实质审查申请。知识产权局根据申请人提出的请求,发给申请人"进入实质审查阶段通知书",对其申请进行实质审查。申请人无正当理由三年内不请求实质审查的,该申请即被视为撤回。实质审查是以现行的专利法、专利实施细则、审查指南为依据,全面审查其新颖性、创造性、实用性,审查专利法规定的其他实质条件。实质审查发现不符合授权条件或存在缺陷,知识产权局会通知申请人,要求在指定时间内陈述意见或修改申请,修改后仍不符合要求者,予以驳回。申请人对驳回申请不服的,可以自收到通知之日起3个月内,向专利复审委员会请求复审,专利复审委员会复审后作出决定,并通知专利申请人。实质审查周期一般为一年左右。

三、专 利 授 权

1. 发明专利授权 发明专利申请经实质审查没有发现驳回理由的,由知识产权局作出授予发明专利权的决定,发给发明专利证书,同时予以登记和公告。发明专利权自公告之日起生效。

2. 实用新型和外观设计专利授权 实用新型和外观设计专利申请经实质审查没有发现驳回理由的,由知识产权局作出授予实用新型专利权或者外观设计专利权的决定,颁发专利证书,同时予以登记和公告。实用新型专利权和外观设计专利权自公告之日起生效。

四、注 意 事 项

(一)申请前注意保密

对于有市场前景的发明创造,在未获得专利权前不受法律保护,其技术一旦泄密,有可能被他人使用或抢先申请专利,对发明者损失巨大。因此,在专利申请前切记注意保密,即使是口头交谈、学术报告、讨论发言、论文发表都会丧失其新颖性,都有可能泄密。对于有申请前景的发明、实用新型和外观设计等,一定要先申请专利,再发表论文。

(二)选择有资质的专利代理人

专利代理人是指获得了专利代理人资格证书,持有专利代理人执业证并在专利代理机构专职从事专利代理工作的人员。专利代理人可以代理申请人撰写专利申请文件,处理专利申请中专利侵权等纠纷事项。专利申请手续烦琐,申请文件繁多且复杂,这些文件的撰写要求周密细致,无懈可击,除了要求精通技术外还需熟悉国家有关政策、法律、法规、程序,发明创造者往往不如专利代理人内行,多数不擅长从事这些工作,即使做出了优秀的发明创造,不知道如何进行申请,或撰写的申请文件往往存在这样那样的纰漏,也不知进行充分有效的法律保护。而专利代理人是经过专门培训并获得资格,他们在申请和处理有关问题方面是行家。所以建议申请者选择有资质的专利代理人代办这些事项,以最大限度地提高专利申请的成功率。专利代理人确定后,申请者要与代理人充分沟通,将申请的技术内容翔实告知代理人,使代理人全面深刻了解申报的技术内容。

(三)注意不接收和不予受理的专利

国家知识产权局对两类情况是不接收或不予受理的,不接收申请人不具备条件的申请,不受理申请文件不符合要求的专利。

1. 下列任何一项均不接受专利申请文件

(1)不接收PCT(专利合作条约简称)申请文件。

(2)不接收分案申请文件。

(3)不接收要求优先权声明的专利申请文件。

(4)不接收专利申请被受理后提交的中间文件。

(5)不接收境外及港、澳、台地区法人提交的专利申请文件。

（6）不接收完全无民事行为能力人提出的申请。

（7）不接收服刑期间无政治权利的人申请专利文件。

2. 申请文件不符合要求不予受理　专利申请有下列情况之一的,知识产权局不予受理,并通知申请人,同时退还申请文件。

（1）专利申请未以书面形式提出,或者未用中文书写的不能受理。未经翻译的外文申请文件也不能受理。

（2）申请文件(包括请求书)未打字、印刷,或者字迹不清、有涂改的;附图或外观设计图片未用绘图工具和黑色墨水笔绘制,或者模糊不清(外观设计照片)、有涂改的不能受理。

（3）基本申请文件不齐全,如发明或者实用新型专利申请缺请求书、说明书(实用新型申请缺附图),或者权利要求书中缺任一项的;外观设计专利申请缺请求、图片或者照片中任一项的不能受理。

（4）请求书中缺申请人姓名或名称以及地址不详的不能受理。

（5）专利申请类别(发明、实用新型或外观设计)不明确或者无法确定的不能受理。

（6）与我国既无协议或条约关系、又无专利互惠的国家所属的国民或单位,向我国提出的申请不予受理;或者在我国没有经常居所或营业所的外国人或外国单位,以及港、澳、台地区的单位和同胞未按规定办理申请手续的不能受理。

（陈　锋）

第二篇　实验设计原理与方法

第十章　医学科研设计的基本要素与统计学原则

进行任何一项科学研究,首先必须作好研究方案的设计,医学科研也不例外。方案设计是进行具体研究和数据统计分析的先决条件,是科学研究获得预期结果的重要保证。一项科学合理的医学科研设计,不仅要有合理的专业设计,还要做好统计设计,即合理的安排具体科学研究的基本要素,并严格遵守科研设计的基本原则,以保证科研设计的可靠性、科学性和可行性。

第一节　医学科研的基本要素

医学科研设计目的是要阐明处理因素作用于受试对象后产生的实验效应。医学科研由三个基本要素组成,即处理因素(treatment factors)、受试对象(object)、实验效应(experimental effect)。例如,研究甲醛对 PC12 细胞的存活率的影响,其中甲醛为处理因素,PC12 细胞为受试对象,细胞存活率为实验效应。如何合理安排实验的三要素,是科研设计的关键。

一、处　理　因　素

(一)基本概念

处理因素一般是指根据研究目的而施加于受试对象的各种措施,根据处理因素的性质不同,可将其分为物理因素、化学因素及生物因素。物理因素包括电、磁、光、声、温度、射线等;化学因素包括营养素、毒物、药物、激素等各种有机和无机的化学物质;生物因素包括寄生虫、真菌、细菌、病毒及生物制品等。处理因素可以是研究者主动施加的某种外部干预措施,如某种生产性毒物;也可以是客观存在的某种因素,如糖尿病的病因学调查,年龄、性别就是客观存在的因素。

处理因素为单个时,称为单因素;处理因素为多个时,称多因素。每个因素在数量上或强度上的不同就称为水平(level),按研究因素与水平的不同,可分为四种类型:①单因素单水平　这是科研中最常见研究类型,如甲胺磷对胆碱酯酶活性的影响观察,甲胺磷只安排一个水平。②单因素多水平　如研究茶多酚不同剂量的抗氧化作用,茶多酚安排多个剂量。③多因素单水平　如比较几种不同药物对某病疗效,几种药物都只设置一个水平。④多因素多水平　如比较几种不同药物对某病疗效,每种药物都设计多个剂量,多因素多水平也是常用的设计类型。

（二）处理因素设计要点

确定处理因素时应当注意以下几点：

1. 确定研究的主要因素　　一项研究可能有很多因素需要探索，不可能将所有因素通过一次或几次实验完成，因此在实验设计时必须找出研究的主要因素。例如：要研究一种新的细胞培养方法，已知的影响因素很多，如温度、pH、培养基的成分、培养时间、培养转动盘的速度等。若选择 4 个因素，各取 10 个水平，将要做 $10^4 = 10\,000$ 次实验，显然是做不到的。因此，进行实验设计时首先要抓住主要的处理因素。

2. 明确处理因素和非处理因素　　处理因素是某项实验中所要阐明的因素。那些对实验结果有一定影响的其他因素称非处理因素，它不是研究因素，但其中有些因素会影响实验结果，产生混杂效应，因此非处理因素又称混杂因素。

如何选择处理因素，取决于研究目的。例如，研究两种降血糖药物对糖尿病病人的疗效实验，显然药物为处理因素，但对于疗效而言，除药物作用外，同时还有一些非处理因素如年龄、性别、饮食等也会影响降糖的效果。因此，在确定处理因素的同时，必须明确哪些是非处理因素或混杂因素。非处理因素作为误差来源应该严格加以控制。

3. 处理因素要标准化　　处理因素在整个实验过程中要保证标准化，即保持如下因素不变，包括处理因素的强度、频率、持续时间、施加方法乃至施加者等应始终如一，按一个标准进行。如处理因素是某化学物，确定化学物的名称、性质、成分、浓度及用法同时，还要明确该化学物的生产厂家、批号、出厂日期及保存方法。

二、受 试 对 象

受试对象或称研究对象，即指被处理因素作用的对象，是根据研究目的确定的研究对象的总体。受试对象的选择在医学实验研究中十分重要，对实验结果有重要影响。医学实验研究的受试对象主要是人体和动物，还有器官、细胞或细胞器等，一般是先做动物或细胞实验后，再进行人群观察。在实验进行前必须对研究对象的条件作严格的规定，即明确纳入标准（inclusion criteria）与排除标准（exclusion criteria），以保证其同质性（homogeneity）和代表性，使得研究结果具有普遍性和推广价值。因此，受试对象首先应满足两个基本条件：①对处理因素敏感。②反应比较稳定。例如，研究某食物中的生物活性成分对高血压的治疗效果，宜选用Ⅱ期高血压患者作为研究对象。因Ⅲ期患者对药物或营养素不敏感，而Ⅰ期患者本身血压波动范围较大。此外，受试对象还应满足如下要求：①特异性：受试对象对被施加的处理因素应有较强的特异性，不易受非处理因素干扰。②可行性：实验动物较易施加处理及采取标本。③经济性：实验动物易得、便宜。④相似性：实验动物对处理因素的反应（效应）尽可能与人相似。⑤依从性：受试对象的依从性是指他们按预定计划接受处理因素的合作程度。动物、器官、细胞依从性好，而患者由于心理、社会、经济等多方面原因可能出现忘记服药、中途退出实验或出现换组等依从性不佳的现象，另外也有由于病情恶化或严重的不良反应而中途退出试验的。因此，要充分关心体贴病人，建立信任，提高依从性。

存在以下情况之一者，不宜作为一般科研的受试对象：①反应不敏感者。如大鼠对过敏反应不敏感。②不易形成理想病理模型者。研究动脉粥样硬化症的预防，不宜用大鼠制备动脉粥样硬化板块模型，通常用大白兔或小香猪作为动脉粥样硬化的模型动物。③临床上存在影响反应结果的并发症。④疾病危重状态。⑤患者对多种疗法无效（机体反应和/或致病因素与一般病例不同）。⑥不能配合的患者。

三、实 验 效 应

实验效应是处理因素作用于受试对象的反应（response）和结果（outcome）。通过具体的效应指标（统计学常将指标称为变量）来表达。如效应指标选择不当,不能准确的反映处理因素的作用效果,所得到的研究结果就缺乏科学性,因此效应指标的选择关系到整个研究的成败。效应指标应满足下列基本要求:

（一）客观性

根据医学实验数据的来源,效应指标分为主观指标和客观指标。主观指标是受试对象的主观感觉、记忆、陈述或观察者的主观判断结果,主观指标易受研究者和受试对象心理因素和暗示程度的影响,具有随意性和偶然性;客观指标则是借助测量仪器和检验手段来反映观察结果,如脑电图、血细胞自动计数、血压测量值等,客观指标具有较好的真实性和可靠性,较少受心理因素影响。因此,科研设计时应尽可能选择客观性强的效应指标。

（二）关联性

选用的效应指标应与研究目的有本质的联系,这种联系即指标的关联性。它必须能够确切地反映处理因素的效应。

（三）灵敏性

灵敏性（sensitivity）是反映其检测出真阳性的能力。灵敏度高的效应指标能将处理因素的效应更好地显示出来,指标的灵敏性是增强实验效应的一个重要方面。如测定某种微量元素在人体各脏器中的分布,用原子吸收分光光度计等灵敏性较高的仪器才能测出。研究某药治疗缺铁性贫血的效果,若选用临床症状、体征、血红蛋白等作为观察指标则缺乏灵敏性,因为这类指标只有在缺铁较明显的情况下才有较大波动;如选用血清铁蛋白作为观察指标,则可充分地反映出处理因素的效应。在实验设计时,为了充分显示实验效应,选用的指标应灵敏,同时受试对象、测量仪器及方法也应具有灵敏性。

（四）特异性

特异性（specificity）是反映其鉴别真阴性的能力。选用指标时应选用能准确反映被试因素的效应本质且特异高的指标。特异性高的指标易于揭示事物的本质特点,且不易受其他影响因素的干扰。而非特异性的指标,极易受其他因素的干扰,使效应指标的结果不准确。

（五）精确性

指标的精确性包括指标的准确度和精密度两层含义。准确度即所观察结果的真实程度,表现为观测值或其平均数与真值的接近程度,主要受系统误差的影响。精密度即所观察的结果的精度,表现为重复观察时,观察值与其均数的接近程度,其差值略等于随机误差。精密度应控制在专业规定的容许范围内。

（六）指标的观察

实验效应的观察常常带有偏性（bias）。若实验的观察带有偏性则影响结果的比较和分析。如研究者在观察某项效应时,往往偏于得出阳性结果,医生在观察诊疗效果时,往往偏于新疗法组更有效,而病人则对新疗法持怀疑态度等。为消除或最大限度地减少这种偏性,在实验设计时常采用盲法（blind method）设计。盲法设计的主要方法可参见下节。

第二节　实验设计的基本原则

实验设计的主要作用在于减少误差、提高实验效率。因此在进行实验设计时必须遵循对照（control）、随机（randomization）、重复（replication）、均衡（balance）以及盲法（blindness）的原则，以期达到用较少的人力、物力和时间，获得相对较多的有效信息，最大限度地减少误差，达到高效、快速、经济的目的。

一、对　照　原　则

(一) 对照的意义

对照是指没有处理因素存在时提供的基线数据（base line），对照就是比照、同比、对比。将两个或几个事物放在一起比较，更鲜明地表现被比较事物的特征，是人类认识事物的常用方法。在实验设计时设立对照组有利于客观评价处理因素的效应大小。在确定接受处理因素的实验组（experimental group）时，应设立对照组（control group）。对照是比较的基础，有无正确的对照，关系到医学科研成果和论文的价值，无对照、不合理的对照或虚假的对照都是医学科研和论文中存在的常见问题之一。

1. 通过对照可排除或控制自然变化和非处理因素对观察结果的影响，使处理因素的效应单独显现出来。

（1）排除或控制自然变化对观察结果的影响：通过对照可排除或控制人或动物的生理、疾病现象因自然发展的波动以及疾病的自然恢复、好转、加重或死亡的影响。很多疾病如气管炎、早期高血压、感冒等疾病，不经药物治疗也可以自愈，能自行缓解的疾病就更多。只有通过设立对照才能确定观察结果是属于某种处理因素的作用还是自然发展的结果。

（2）消除和控制非处理因素对观察结果的影响：非处理因素是指处理因素以外的其他所有可能影响实验效应的各种因素，既有实验条件和环境因素，也有受试对象本身的内在条件及实验处理所造成的附加作用，如疾病除治疗因素外，气候、营养、休息、精神状态等也对疾病产生影响。因此，要做到正确的鉴别，就必须设立对照组。

2. 通过对照可消除或减少实验误差　合理的对照能使实验组和对照组的非处理因素处于齐同可比状态，其结果是实验误差得到相应的抵消或减少。

3. 对照的其他作用　如：通过对照可以找出综合因素中的主要有效因素；验证实验方法的可靠性；分析实验中存在的问题或差错的原因等。

(二) 对照的形式

对照的形式有多种，根据研究目的和内容选择。常用的有以下几种：

1. 安慰剂对照（placebo control）　安慰剂（placebo）是指对病情不产生任何药效的制剂或称伪药物（dummy medication），要求安慰剂在剂型、外观、气味、包装或处理上不能为受试者识别。使用安慰剂对照有助于避免受试对象心理因素形成的偏倚。安慰剂对照的使用一定要慎重，做好保密工作且以不损害病人健康为前提。例如，观察某种避孕新药是否影响女性血清胆固醇含量，让实验组服用新药，对照组服用安慰剂，观察两组女性的血清胆固醇含量。这种方法一般用于小规模的实验研究，常与盲法结合使用。

2. 空白对照（blank control）　指对照组不施加任何处理因素。在动物实验和实验室研究中最常见,多用来评价测量方法的准确度,观察实验是否处于正常状态等。如在实验中设置空白管并同时测定,以检测本底值。在临床试验中空白对照的使用容易引起受试对象心理上的反感,从而影响试验效应,另外还涉及伦理道德问题,因此,临床上不宜用空白对照。空白对照适用于不宜用安慰剂作对照的情况:①处理手段非常特殊,安慰剂盲法试验无法执行,或执行起来非常困难。如试验组为外科手术或放射治疗等;②试验药物的不良反应非常特殊,无法使研究者处于盲态(blindness),此时使用安慰剂对照意义不大。空白对照在处理因素很强,非处理因素很弱的情况下使用。

3. 实验对照(experimental control) 对照组不施加处理因素,但施加某种与处理因素有关的实验因素。例如,维生素 E 与肝中维生素 A 含量的关系,实验组用正常饲料,对照组用维生素 E 缺乏饲料,饲料是与处理因素有关的实验因素,除两组动物除饲料中维生素 E 含量不同外,其他条件一致。注意:当处理因素的施加伴随其他因素,而这些因素又影响实验结果时,应设立实验对照,以保证组间的均衡性。

4. 标准对照(standard control) 用现有的标准方法或常规方法,或者现有标准值或参考值作对照。这种对照在临床试验中用得较多,因为很多情况下不给病人任何治疗是不道德的。例如,观察某新药的降血脂疗效,实验组给予新药,对照组给予已知的标准药物。在使用现有标准值或参考值作对照时一定要注意其可比性问题,没有可比性时不能使用其作为对照。

5. 自身对照(self control) 在同一受试对象身上进行对照与实验,如身体的对称部位或同一受试对象在实验前后接受不同的处理因素,比较不同部位和处理前后的差异。例如,研究某治疗神经性皮炎新药的疗效,可选用患者身体对称部位进行治疗,一部位用新药,另一部位用已公认的有效药物。又如,研究某药物的减肥效果,以肥胖病人用药前的体重作为对照,简单易行,使用广泛,但以用药前的体重作为对照,严格地说,它不是同期对照,如实验前后某些自身因素或环境因素发生了变化,并且会影响实验结果时,这时自身前后对照的结果可比性差,需要另外设立一个对照组,用处理前后效应的差值将实验组和对照组进行比较。

(三) 设立对照的要求

要发挥对照组作用,医学研究中对照组的设置必须达到以下三个要求:

1. 均衡 指除处理因素外,对照组具备与实验组对等的非处理因素。

2. 同步 即对照组与实验组设立后,在整个研究进程中始终处于同一空间和同一时间,即同时进行,不能先完成实验组再作对照组的实验。

3. 专设 指任何一个对照组都是为相应的实验组专门设立的。一般不得借用文献上记载或以往的结果或其他研究资料作为本研究的对照。

二、随机化原则

(一) 随机化的含义与作用

1. 含义 随机化(randomization)是指在实验研究过程中,每一个受试对象都有同等机会被抽出并分配到实验组和对照组中去的一种手段,包括实验对象的抽样、分组和实验顺序都要随机。具体体现在如下几方面:①随机抽样,即保证总体中每个个体有相同的机会被抽到样本中来。②随机分组,指每个实验对象分到不同组的机会相同。③随机实验顺序,即每个实验对象接受处理先后的机会相同。随机化不能简单地理解为"随意"和"随便"。

2. 作用 在医学研究中随机化主要有以下作用:

（1）保证试验组和对照组各种已知或未知的特征都达到（如患者的性别、年龄、病情、用药史等）均衡。或者说在实验分组后，施加干预前，所有观察对象都属于同一总体。保证了组间的可比性和实验结果的真实性。

（2）避免研究者主观愿望破坏试验组和对照组的均衡性，如有意或无意将病情轻的患者分配到实验组，将病情重的患者分配到对照组。因此，随机化原则是实验研究中保证取得无偏估计的重要措施。

（3）随机化原则是所有统计分析进行统计推断的前提。因为统计分析方法都是建立在随机化基础上。

（二）随机化的方法

随机化的方法有多种，如抽签法、随机数字表法等，在实验研究中广泛应用随机数字表（random number table）和随机排列表（random permutation table）进行随机化。

1. 随机数字表

例 10-1　试将 20 只大鼠随机均分为 A、B、C、D 四组。

步骤：

（1）先将动物按体重大小编号 1、2、3、…、20。

（2）查随机数字表（附表 1），从表中任意指定行、列开始向后连续读取 2 位数的随机数字 20 个，遇相同的随机数字舍去，即 82,25,65,……。依次抄录于动物编号下，然后将 20 个随机数字按大小顺序编序号于相应的随机数下。

（3）按预先规定：序号 1～5 为 A 组，序号 6～10 为 B 组，序号 11～15 为 C 组，序号 16～20 为 D 组。分组过程如下（表 10-1）。

表 10-1　随机分组方法

大鼠编号	1	2	3	4	5	6	7	8	9	10	11	12	13	14	15	16	17	18	19	20
随机数字	82	25	65	83	92	19	52	18	64	38	70	61	29	68	45	44	40	66	77	78
随机数字序号	18	3	12	19	20	2	9	1	11	5	15	10	4	14	8	7	6	13	16	17
分配组别	D	A	C	D	D	A	B	A	C	A	C	B	A	C	B	B	B	C	D	D

分组结果如下：

A 组:2,6,8,10,13;　　B 组:7,12,15,16,17;

C 组:3,9,11,14,18;　　D 组:1,4,5,19,20。

2. 随机排列表

例 10-2　甲、乙两种药物治疗某病，用两阶段交叉设计观察 16 例患者的疗效，请设计分组。

步骤：

（1）先将受试者中每两名条件相似的患者编成对，编号分别为 1 号、2 号，3 号、4 号，…，15 号、16 号，共 8 对。

（2）查随机排列表（附表 2），随机指定的某行，舍去 8～19,将 0～7 依次抄录于患者对子下。

（3）按预先规定：随机数字为奇数者，每对中编号为单号者先用 A 药后用 B 药,编号为双号者先用 B 药后用 A 药；随机数字为偶数者，每对中编号为单号者先用 B 药后用 A 药,编号为双号者先用 A 药后用 B 药。分配结果见表 10-2。

表 10-2 试验的随机分配结果

患者编号	1	2	3	4	5	6	7	8	9	10	11	12	13	14	15	16
对子号	1		2		3		4		5		6		7		8	
随机数字	1		0		2		4		5		7		6		3	
分配组别	AB	BA	BA	AB	BA	AB	BA	AB	AB	BA	AB	BA	BA	AB	AB	BA

结果是 1、4、6、8、9、11、14、15 号患者先用 A 药后用 B 药,2、3、5、7、10、12、13、16 号患者先用 B 药后用 A 药。

三、重 复 原 则

(一)重复的意义

重复是指在相同的实验条件下进行实验过程的全重复。重复程度表现为样本含量的大小和重复次数的多少。随机化在很大程度上能够抵消非处理因素所造成的偏差,但由于个体变异与各种偶然因素的影响,观察例数太少,有可能把个别情况误认为普遍现象,把偶然性或巧合现象当作必然的规律性,歪曲了实验结果的真实性。样本含量大或实验次数多,能反映机体变异的客观真实情况,但样本含量大或实验次数多,会增加严格控制实验条件的困难,造成不必要的浪费。执行重复的原则,就是为了保证实验结果具有一定的可靠性的条件下,确定最小的样本含量,节省人力和经费。

(二)样本含量大小的估计

1. 影响样本含量的因素

(1) 检验水准:即第一类错误的概率 α。统计推断时,一般采用 $\alpha=0.05$ 或 $\alpha=0.01$,α 愈小所需样本含量愈多。

(2) 检验效能:即把握度 $(1-\beta)$。$(1-\beta)$ 是在特定的水准下,若总体间确实存在差异,该次实验能发现此差异的概率,$(1-\beta)$ 愈大所需样本含量愈多。

(3) 最小差值或容许误差 δ:在实际应用中差值是指样本均数与总体均数($\overline{X}-\mu$)、两样本均数($\overline{X_1}-\overline{X_2}$)、两样本率($P_1-P_2$)和样本率与总体率($P-\pi$)之差等,$\delta$ 愈小所需样本含量愈多。

(4) 总体标准差 σ:σ 愈大所需样本含量愈多。

(5) 资料的性质:一般而言,同等条件下,计量资料的样本含量可以比计数资料少些,若误差控制较好,设计均衡,10~20 例即可,但不得少于 5 例;而计数资料即使误差控制较好也需30~100 例。

(6) 实验设计的类型:从常用的实验设计来看,完全随机设计所需样本含量多,配对设计与随机区组设计所需样本含量少。拉丁方、正交、均匀设计所需样本含量更少。

2. 样本含量估计的方法

(1) 样本均数与总体均数比较(或配对比较),按式(10-1)计算。

$$n=\left[\frac{(\mu_\alpha+\mu_\beta)S}{\delta}\right]^2 \qquad 式(10\text{-}1)$$

式中 n 为所需样本例数,S 为总体标准差 σ 的估计值,δ 为容许误差,μ_α 和 μ_β 可由 t 界值

表($\nu = \infty$)查得，μ_α 有单侧和双侧之分，μ_β 只取单侧值(表 10-3)。

表 10-3　常用 μ_α 和 μ_β 值

α 或 β	μ_α		μ_β
	单侧	双侧	
0.01	2.32	2.58	2.32
0.05	1.65	1.96	1.65
0.10	1.28	1.65	1.28
0.20	0.84	1.28	0.84

例 10-3　某医师试验某种升白细胞药的疗效，先以 9 例白细胞降低病人做预试验，结果计算出用药前后白细胞差值的标准差为 $2.5 \times 10^9 / L$，现要做正式临床试验，且要求白细胞平均上升 $1.0 \times 10^9 / L$ 才算该药有临床实际有效，问要多少病人进行正式临床试验？

本例 $\delta = 1, \sigma = 2.5$，单侧 $\alpha = 0.05, \mu_{0.05} = 1.645$，单侧 $\beta = 0.1, \mu_{0.1} = 1.282$，代入式 10-1 得

$$n = \left[\frac{(1.645 + 1.282) \times 2.5}{1} \right]^2 = 53.5, \quad 取 \ 54$$

故可认为需要 54 例病人进行正式临床试验。若该药确实能升白细胞，则有 90% 的把握可以得出有差别的结论。

本例亦可直接查附表 4，单侧 $\alpha = 0.05, 1 - \beta = 0.9, \delta / \sigma$，得 $n = 55$，与上述计算结果相近。

(2) 两样本均数比较的样本含量估计，按式(10-2)计算。

$$n_1 = n_2 = 2 \left[\frac{(\mu_\alpha + \mu_\beta) S}{\delta} \right]^2 \qquad \text{式(10-2)}$$

式中 n_1 和 n_2 分别为两样本所需例数，一般以两组例数相等时效率最高，S 为两总体标准差 σ 的估计值，一般假设其相等，δ 为均数之差；μ_α 和 μ_β 意义同前。

例 10-4　在作两种处理动物冠状静脉窦的血流量实验时，A 处理平均血流量增加 1.8ml/min，B 处理平均血流量增加 2.4ml/min。设两处理的标准差相等，均为 1.0ml/min，$\alpha = 0.05, \beta = 0.10$，若要得出两处理差别有显著性的结论，需多少实验动物？

本例 $\delta = 2.4 - 1.8 = 0.6, S = 1$，双侧 $\alpha = 0.05, \mu_{0.05} = 1.96, \beta = 0.1, \mu_{0.1} = 1.282$，代入式 10-2 得

$$n_1 = n_2 = 2 \left[\frac{(1.96 + 1.282) \times 1}{0.6} \right]^2 = 58.4，取 \ 59$$

故可认为每组需动物 59 只，两组共需 118 只。

当然，也可用查表法，查附表 4 两样本均数比较所需样本含量，双侧 $\alpha = 0.05, 1 - \beta = 0.9, \delta / \sigma = 0.6 / 1 = 0.6$，得 $n = 60$，结果相近。

(3) 多个样本均数比较的样本含量估计，按式(10-3)计算。

$$n = \frac{\psi^2 (\sum_{i=1}^{k} S_i^2 / k)}{\left[\sum_{i=1}^{k} (\overline{\chi_i} - \overline{X})^2 / (k-1) \right]} \qquad \text{式(10-3)}$$

式中 n 为各样本所需例数，$\overline{\chi_i}$ 和 S_i 分别为第 i 个样本的均数和标准差估计值，总均数

$\overline{X} = \sum \dfrac{\overline{\chi_i}}{k}$,k 为组数,ψ 值由附表 5 查得。先以 $\alpha, \beta, \nu_1 = k-1$,$\nu_2 = \infty$ 时的 ψ 值代入式 10-3 中求 $n_{(1)}$,再用 $\alpha, \beta, \nu_1 = k-1$,$\nu_2 = k(n_{(1)} - 1)$ 的 ψ 值代入式中求 $n_{(2)}$,第三次用 $\alpha, \beta, \nu_1 = k-1$,$\nu_2 = k(n_{(2)} - 1)$ 的 ψ 值代入式中求 $n_{(3)}$,仿此进行,直至前后两次求得的结果趋于稳定为止,即为所求样本含量。

例 10-5 拟用四种方法治疗贫血患者,估计治疗后血红蛋白量(g/L)增加的均数分别为 18、13、16、10,标准差分别为 10、9、9、8,设 $\alpha = 0.05, \beta = 0.10$,若要得出有差别的结论,问每组需观察多少例?

本例 $\overline{x} = (18+13+16+10)/4 = 14.25$ $\sum S_i^2 = 10^2 + 9^2 + 9^2 + 8^2 = 326$

$\sum (\overline{x}_i - \overline{x})^2 = (18-14.25)^2 + (13-14.25)^2 + (16-14.25)^2 + (10-14.25)^2 = 36.75$

$\nu_1 = 4-1 = 3, \nu_2 = \infty, \psi_{0.05, 0.1, 3, \infty} = 2.17$

$n_{(1)} = 2.17^2 (326/4)/[36.75/(4-1)] = 31.3$,取 $n = 32$

$\nu_1 = 4-1 = 3, \nu_2 = 4(32-1) = 124, \psi_{0.05, 0.1, 3, 120} = 2.21$

$n_{(2)} = 2.21^2 (326/4)/[36.75/(4-1)] = 32.5$,取 $n = 33$

两次计算结果相近,故可认为每组需要观察 33 例,四组共需 132 例。

(4)随机区组设计的样本含量估计,按式(10-4)计算。

$$n = 2 \times \left(\dfrac{MS_e}{D^2}\right) \times (Q + \mu_\beta)^2 \qquad\qquad \text{式(10-4)}$$

式中 n 为每组所需样本数;MS_e 为误差的均方;D 为组间差值;一般取 $\alpha = 0.05$ 水平,Q 值查表 10-4。

表 10-4 随机区组设计样本含量估计的 Q 值表($\alpha = 0.05$)

组数	3	4	5	6	7	8	9	10
Q 值	3.4	3.8	4.0	4.2	4.4	4.5	4.6	4.7

例 10-6 欲比较四种不同药物降低血清谷草转氨酶的疗效。从预试验已知误差的均方为 30U/dl,组间差值可达 8U/dl,拟取 $\alpha = 0.05$;$\beta = 0.05$,问每组需多少病例?

本例 MS_e 为 30,D 为 8,查表 10-4 得 Q 为 3.8,代入式(10-4)得

$$n = 2 \times (30/8^2) \times (3.8 + 1.645)^2 \approx 28$$

(5)样本率与总体率比较的样本含量估计,按式(10-5)计算。

$$n = \pi_0 (1 - \pi_0) \left(\dfrac{\mu_\alpha + \mu_\beta}{\delta}\right)^2 \qquad\qquad \text{式(10-5)}$$

式中 π_0 为已知总体率,π_1 为预期实验结果的总体率,$\delta = \pi_1 - \pi_0$ 。

例 10-7 已知用常规方法治疗某病的有效率是 80% ,现试验一种新的治疗方法,预计有效率是 90% 。给定 $\alpha = 0.05, \beta = 0.1$,问至少需要观察多少病例?

本例,$\pi_0 = 0.8, \pi_1 = 0.9, \delta = 0.9 - 0.8 = 0.1$,单侧 $\alpha = 0.05, \mu_{0.05} = 1.645, \beta = 0.1$,$\mu_{0.1} = 1.282$,代入式(10-5)

$$n = 0.8 \times (1 - 0.8) \times \left(\dfrac{1.64 + 1.282}{0.1}\right) = 136.4 \approx 137$$

(6)两样本率比较的样本含量估计,按式(10-6)计算。

$$n_1 = n_2 = \frac{2P(1-P)(\mu_\alpha + \mu_\beta)^2}{(P_1 - P_2)^2} \qquad 式(10\text{-}6)$$

式中 n_1 和 n_2 分别为两样本所需含量；P_1 和 P_2 分别为两总体率的估计值；$P = (P_1 + P_2)/2$，μ_α 和 μ_β 分别为检验水准 α 和 II 型错误的概率 β 相对应的 μ 值。

例 10-8　用两种中药治疗乙肝表面抗原（HBsAg）转阴的疗效，初筛甲药转阴率约 30%，乙药约 50%，取 $\alpha = 0.05$，把握度 $1 - \beta = 0.9$，问各组需要多少病例才能显示差异具有统计学意义？

本例用双侧检验，$P_1 = 0.30$，$P_2 = 0.5$，$P = (0.3 + 0.5)/2 = 0.4$，$\alpha = 0.05$，$\mu_{0.05} = 1.96$，$\beta = 0.1$，$\mu_{0.1} = 1.282$，代入式（10-6）得：

$$n_1 = n_2 = \frac{2 \times 0.4(1 - 0.4)(1.96 + 1.28)^2}{(0.3 - 0.5)^2} = 126$$

即每组需要 126 例。

本例亦可使用查表法，单侧时查附表 6，双侧时查附表 7，本例查表得 $n = 125$。

（7）多个样本率比较，按式（10-7）计算。

$$n = 2\lambda / (2\sin^{-1}\sqrt{p_{max}} - 2\sin^{-1}\sqrt{p_{min}})^2 \qquad 式(10\text{-}7)$$

式中 p_{max}、p_{min} 分别为最大率和最小率。λ 为自由度 $\nu = k - 1$ 的界值（附表 8），k 为组数。

例 10-9　拟观察三种方法治疗消化性溃疡的效果，初步估计甲法有效率为 40%，乙法有效率为 50%，丙法有效率为 65%，设 $\alpha = 0.05$，$\beta = 0.1$，试估计样本含量。

本例 $p_{max} = 0.65$，$p_{min} = 0.40$，$\nu = 3 - 1 = 2$，$\alpha = 0.05$，$\beta = 0.1$，由附表 8 查得，$\lambda_{0.05,2} = 12.65$，代入式（10-7）得：

$$n = 2 \times 12.65 / (2\sin^{-1}\sqrt{0.65} - 2\sin^{-1}\sqrt{0.4})^2 = 98.8$$

即每组需要 99 例，三组共需 297 例。

（8）直线相关，按式（10-8）计算。

$$n = 4\left[(\mu_\alpha + \mu_\beta) / \ln\left(\frac{1+r}{1-r}\right)\right]^2 + 3 \qquad 式(10\text{-}8)$$

式中 n 为所需样本含量；r 为总体相关系数 ρ 的估计值；μ_α 和 μ_β 的意义同前。

例 10-10　血硒与发硒含量间直线相关系数为 0.8。若想在 $\alpha = 0.05$，$1 - \beta = 0.90$ 的水平上得到相关系数有统计学意义，至少应调查多少人？

本例，$\alpha = 0.05$，$1 - \beta = 0.90$，$\mu_{0.05/2} = 1.96$，$\mu_{0.1} = 1.282$，$r = 0.8$ 代入式（10-8）得

$$n = 4\left[(1.96 + 1.282) / \ln\left(\frac{1+0.8}{1-0.8}\right)\right]^2 + 3 = 11.7，取 12 例$$

至少应调查 12 人。

四、均衡性原则

均衡是指实验组和对照组或各实验组之间除了处理因素不同外，其他一切条件应尽可能相同或一致，使实验组与对照组具有可比性。如动物的种属、系、窝别、年龄、性别、体重、健康状况、饲养环境等要保持均衡一致。如果受试对象是病人，则要求病人的病种、病型、病程、病情、年龄、性别、生活、社会、心理等因素保持均衡一致，才能更好地避免偏性，减少误差，提高实验的精确性。均衡的方法常用：

1. 交叉均衡法　在实验研究中，尽管研究者经过精心策划，企图使实验组和对照组非处理因素达到尽可能一致，但要达到绝对一致是很难做到的。在不能达到完全一致或有的因素

无法均衡,或还有一些不可预料到的非处理因素等情况下,采用交叉均衡方法基本可以将两组间的实验条件均衡。例如,某医生研究评价一种中药预防甲肝的效果,作者在甲大学随机选10 000名健康大学生,其中男、女各5000人,服用某中药干预作为实验组;在乙大学也选同年龄、同年级、其他条件与甲大学基本一致的大学生10 000名,男、女各5000人,服用安慰剂作为对照组。经过两年观察,甲大学10 000人中甲肝发病率明显下降,而乙大学甲肝发病率有上升趋势,两校甲肝发病率差异有统计学意义,认为该中药预防甲肝有效。这一设计设置了对照组,初步看设计似乎合理,但仔细推敲这种设计是不能得出上述结论的。其原因是实验设计不均衡。因为甲肝的发病与饮食卫生、饮水卫生及个人卫生等有关,如果乙大学食堂卫生条件差于甲大学,两组之间更没有可比性了,所以上述结论很可能受均衡性影响而产生了偏倚。

如果进行交叉均衡,即将每个学校观察对象的1/2作为处理组,1/2作为对照组,再分析实验组与对照组间甲肝发病率差异。这样,即使甲大学与乙大学之间有一些条件难以均衡,或还有一些未预料到的非处理因素,通过交叉法两组之间的均衡性也较好。

2. 分层均衡法 如果总体中某因素差别较大,并且该因素对实验效应影响较大,在总体内按该因素进行分层,在层内随机抽样进行样本分配。这样可使实验组与对照组之间均衡,从而增强可比性。

分层的要求是尽量使每一层内该因素的变异范围减小,而充分显示层间的差别,从而减少抽样误差。当层间差异具有统计学意义时,层间变异从组内项分离出来,则误差均方减小,有利于处理间的显著性检验。因此,分层也是实验设计中的一个重要方法。

例如,研究四种处理因素对32名受试者皮肤温度变化的实验。设计的方案是:每天进行一种处理,第一天8名受试者全部接受A因素处理,第二天8名受试者全部接受B因素处理……依此类推。由于受试者皮肤温度受室温影响较大,若4天室温不恒定,这样室温这一混杂因素与处理因素交织在一起,难以得出肯定、科学的结论。

如果采用分层均衡法,就可以消除混杂因素的影响。即按实验日期分层,每天安排四种处理因素,每种处理都有2例进行实验,每天处理8例受试者,分别安排在4天进行,使室温这一混杂因素得到均衡。

五、盲 法 原 则

盲法是指按实验方案的规定,不让参与研究的受试者和(或)研究者知道病人所接受的是何种处理(实验药或对照药),从而避免他们对实验结果的人为干扰。

盲法原则对于临床实验尤为重要,临床研究的对象绝大多数是病人,由于人的心理因素参与,就不可避免地产生偏差。解决这个问题的主要方法,只有使用"盲法"。根据研究中"盲"的程度,盲法可分为单盲、双盲和三盲。

1. 单盲法(single blindness) 在研究中,受试对象不知道自己接受的是何种处理,但是研究人员知道是何种处理的设计方法,称单盲法。其优点是可避免研究对象的主观因素所致的偏差。由于单盲还保留非盲法的优点,即实施起来容易,在研究对象出现任何变化时,研究人员容易判断其原因,并决定是否终止实验或改变方案,以保证处理因素使用的安全性。其缺点是不能避免研究人员主观因素所产生的结果偏倚,所以单盲法获得结论的客观性和可信度低于双盲法。用于对照的药物既可是安慰剂,也可以是有效药物或标准治疗。

2. 双盲法(double blindness) 在研究中,受试者和研究人员均不知道每个受试对象的分组和接受处理的情况,可避免来自受试对象主观偏差,同时又避免了研究者人为的偏差。

双盲法实际执行起来困难较大。在研究过程中,由于各种原因容易造成盲底泄露,即破盲;在执行双盲法时,病情发生变化不能准确判断、及时处理。鉴于双盲法的以上缺陷,在双盲法临床试验中应注意:①严格随机分组,认真、客观填写病例报告表。②实验组与对照组所用的药物外观、形状、剂型等必须高度一致。③要有一套完善的执行盲法编码制度,受试对象的所有记录、请求单、回报单等全采用代号制。④每个盲法试验应指定一个第三者作为统筹负责和监督整个研究工作的监视员,其职责是监督盲法执行,保证结果的可靠性,保证受试对象的安全,分发应急信件,保管盲底,试验终末揭盲等。⑤设有应急信件和紧急情况个别病例揭盲规定,为每一个编盲号设置一个应急信件(内容为病例用药编号、药名),以便紧急情况时对个别病例揭盲抢救治疗。保密是双盲法的关键,如果泄密,其效果反不如非盲法,偏性会更大。

3. 三盲法(Triple blindness)　三盲法实际上是双盲法的扩展,即受试对象、研究人员和资料分析人员均不知道受试对象的分组和处理情况。这样可以减少资料分析上的偏差,但在分析时减弱了对整个研究工作的全局了解。

(吕　媛)

第十一章 完全随机设计与配对设计

第一节 完全随机设计

一、概　念

完全随机设计(completely randomized design)，也称简单随机分组设计，或称成组设计，是一种单因素多水平的实验设计方法，实际工作中较常使用。一般是将受试对象随机分配到各个处理组(水平)中进行实验观察。分别从不同总体中随机抽样进行比较观察的方法也属完全随机设计。可以是两样本或多个样本的比较。完全随机设计的各组样本量可以相等也可以不等，各组样本含量相等的称平衡设计(balanced design)；各组样本量不等的称之为非平衡设计(unbalanced design)。设计时最好是各组样本量相等，否则会降低统计效率。完全随机设计基本模式如图11-1。

该方法优点是设计和实施都比较简单，要求条件不高，不论是数值变量资料、分类变量资料或半定量资料，也不论分两组或多组，均可采用完全随机设计。出现缺失值时也可进行统计分析。但是这种设计方法存在较多的

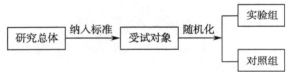

图 11-1　完全随机设计基本模式

缺陷，最大的缺陷是统计学效率低。由于只涉及单因素，其他的非处理因素未加考虑，非处理因素对各组观察结果的影响被归入实验误差，这样使实验误差增大，而且降低精确性，带来统计学效率较低。其效率低于配对设计，也低于随机区组设计。其次是不能满足多因素分析，所需样本量相对较多，工作量大。由于存在以上缺陷，设计时需注意各组间的均衡可比性，同时要求研究样本中个体变异较小。如果个体差异大将产生较大的抽样误差，即使随机分组也难以克服。

二、设计与应用

(一)实验设计

根据受试对象的抽取或分组的随机程度可分为以下两种形式：

1. 单因素多水平完全随机设计　当研究因素的水平数与受试对象的分组无关时，可从符合条件的总体中完全随机抽取所需数目的受试对象，再将全部受试对象完全随机地分入该研究因素的多个水平组中去。如，比较三种药物对某疾病的疗效，将病人随机分成三组，就属于这种形式。

2. 单因素多水平组内完全随机设计　当研究因素的各水平决定了受试对象各自应归属的组别时，可按研究因素的多水平将全部受试对象划分成多个子总体，再分别从多个子总体中完全随机抽取所需受试对象。如：研究某药物对不同性别患者的疗效差异，此时性别因素有 2

个水平,即分别从男性总体和女性总体中随机抽样;再如,研究某药物对不同年龄段患者的疗效差异,此时年龄因素有老、中、青三个水平。

(二)应用范围与实例

当研究因素只有一个时,凡两组实验无法配对或多组实验无法配伍时可采用完全随机设计;该设计方法可用于动物实验和临床疗效观察研究。在临床科研中,该方法主要适用于非专科病室的对比研究;在实验室研究中,该设计主要用于大动物及珍贵动物的比较实验。通常在非处理因素对效应指标影响不很大的情况下,或非处理因素对效应指标的影响在实验组和对照组能均衡的情况下采用这种设计方案。

例 11-1　为研究某药物的抑癌作用,诱发一批小白鼠致癌后,采用完全随机设计方法将其随机分成四组,设 A、B、C 三个处理组和一个对照组,实验组注射三种剂量抑癌药物分别为 0.5、1.0 和 1.5ml,对照组注射生理盐水。经一定时间以后,分离瘤体,分别测定各组小白鼠的肿瘤重量(g),结果见表 11-1。请判断该研究采用的实验设计类型。

表 11-1　某药物对小白鼠抑癌作用试验结果(g)

对照组	实验组		
	A	B	C
3.7	3.1	0.4	3.2
4.6	2.2	1.8	1.3
4.1	2.3	2.0	1.3
4.5	1.1	4.3	2.5
3.8	4.1	3.6	3.1
5.7	3.7	1.3	3.3
7.0	2.7	3.2	0.6
4.2	1.9	2.1	1.4
5.0	2.6	2.6	1.3
4.3	1.4	2.3	2.4

本例为单因素 4 个水平完全随机设计,属于数值变量资料,受试对象为诱癌的小白鼠,研究因素是某抑癌药物,4 个水平分别为 0、0.5、1.0 和 1.5ml 的抑癌药(0ml 组为对照,注射生理盐水),定量观测指标为小白鼠的肿瘤重量(g)。

例 11-2　用磁疗法治疗扭挫伤患者 829 人和腰肌劳损患者 576 人,如表 11-2 所示。为了分析两组总体有效率之间的差别有无统计学意义,请判断该研究所采用的实验设计类型。

表 11-2　磁疗法治疗两种损伤的疗效观察

病种	n	有效(人)	有效率(%)
扭挫伤	829	798	96.26
腰肌劳损	576	487	84.55

本例为组内完全随机设计。从资料提供的信息可知,各受试对象是从两种不同人群中随机抽取的,而不是事先抽取受试对象,再将他们随机分为两组,该资料为分类变量资料,受试对

象为扭挫伤患者和腰肌劳损患者,磁疗为处理因素,扭挫伤和腰肌劳损是研究因素的两个水平,有效率为定性效应指标。

例 11-3 用苦参、赛庚啶和二药联合治疗慢性麻疹患者,结果如表 11-3。欲分析三种药物治疗慢性麻疹患者的疗效差异,请判断该研究的实验设计类型。

表 11-3 三种药物治疗慢性麻疹患者的疗效观察

组别	疗效				合计
	治愈	显效	有效	无效	
苦 参	19	40	26	25	110
赛庚啶	21	39	15	20	95
苦参＋赛庚啶	46	40	20	9	115

本例为完全随机设计,资料为半定量资料,受试对象是慢性麻疹患者,处理因素是药物,苦参、赛庚啶和"二组联"是处理因素的三个水平,疗效构成是定性效应指标。

三、统计分析原则

完全随机设计实验的统计分析,根据实验处理数、资料类型不同,采用的统计分析法也不同,具体见表 11-4。

表 11-4 单因素完全随机设计资料的统计分析方法与适用条件

资料类型	分组	条件	检验方法
数值变量	两组	方差齐性、正态性	两样本 t 检验、u 检验(大样本)、方差分析
	两组	不满足方差齐性、正态性	两个独立样本比较 Wilcoxon 秩和检验、t' 检验
	多组	方差齐性、正态性的条件	完全随机设计资料的方差分析
	多组	不满足方差齐性、正态性	多个样本比较 Kruskal-Wallis H 检验
分类变量	两组	$n \geqslant 40$ 且 $T \geqslant 5$	四格表资料 χ^2 检验、两样本率比较 u 检验
	两组	$n \geqslant 40$ 而 $1 \leqslant T < 5$	校正的四格表资料 χ^2 检验、校正 u 检验
	两组	$n < 40$ 或 $T < 1$	Fisher 确切概率法
	多组	理论频数不宜太小	行×列表资料的 χ^2 检验
半定量	两组		Ridit 分析、两独立样本比较的 Wilcoxon 秩和检验
	多组		Ridit 分析、多个样本比较的 Kruskal-Wallis H 检验

第二节 配 对 设 计

一、设 计 原 理

配对设计(pairred design)是将受试对象按某些特征或条件配成对子(非随机),再将每对中的两个受试对象随机分配到两个不同的处理组。受试对象配对的特征或条件是可能影响实验结果的主要非处理因素。在动物实验时,常以动物种属、品系、性别相同,年龄、体重相近的两只动物配对;临床试验研究中常将病种、病程、病情、性别、年龄、生活习惯、工作环境等相似的病人配对。在病因学研究中,常根据病人的性别、年龄、职业、居住年限等条件与相同条件的受试对象配对。选择的配对条件越严格,对非处理因素的综合能力越强,配对设计的质量就越高。配对结果"组内可不一致,而组间尽可能一致",从而达到组间均衡的设计要求。

这种设计可较严格地控制非处理因素对实验结果的影响,使组间均衡性较好,减少实验误差,提高实验效率。它与两组完全随机设计方法比较,可缩小受试对象间个体差异,同时还可以减少样本量,效率高于完全随机设计。配对设计的缺点在于配对条件不易严格控制,当配对失败或配对欠佳时,反而会降低效率。

二、设计与应用

(一) 实验设计

在医学科研中,配对设计主要有以下两种情形:

1. 将两个条件相同或相近的受试对象配对,分别接受两种处理。如欲研究维生素 E 缺乏时对肝中维生素 A 含量的影响,将同种属的大白鼠按性别相同,月龄、体重相近配对,分别按随机方法喂以正常饲料和维生素 E 缺乏饲料,这样就实际控制了性别、月龄、体重等三个非处理因素对效应指标肝中维生素 A 含量的影响。

2. 对同一受试对象分别给予两种不同处理。如对有对称性皮损的皮肤病患者,可以在患者的两侧对称部位同时采用两种不同的处理,一侧采用试验药物,另一侧相同部位不加受试药物,仅用基质作对照,也可在两侧分别用不同的药物处理。同一批样本采用几种不同的方法检测也属此类配对。

(二) 注意事项

1. 配对时应尽量做到对子本身的齐同 这是配对研究成功与否的关键,选择的匹配因素应力求包括所有的主要影响因素,配对是否齐同可在实验前进行齐同性检验(配对 t 检验),齐同性要求 $P > 0.2$,否则配对不成功。

2. 扩大样本量 匹配条件一般很难穷尽,有时还会存在某些重要的未知影响因素,如果将 1:1 的配对扩展成 1:2 甚至 1:3 的配对,就可以弥补这一缺陷。

3. 配对设计应防止"匹配过头" 如研究高血压与钠盐摄入量的关系,若将高血压患者与非高血压患者按饮食习惯配对后比较钠盐摄入量,因饮食习惯与钠盐摄入量关系密切,可能会掩盖病例与对照在钠盐摄入量上的实际差异。

4. 实验数据的记录应保持每个对子的对应关系,不能错乱或缺失 每对实验数据差值的计算,顺序应当一致,否则就会失去配对实验设计的意义。研究者在实验过程中,必须始终能辨认同一对子的是哪两只动物。因此动物编号非常重要。

5. 关于自身前后比较 过去为了消除个体差异,常把自身前后的比较看作配对设计,并用配对 t 检验方法进行统计学分析。近年来有学者指出,自身前后比较与配对设计是有区别的:①配对设计一般要求对照和处理予以同时观察,而自身前后比较总是将实验前测定值视为对照;②配对设计要求将每个对子的两个受试对象随机分到实验组和对照组,而自身前后比较总是将第一次测量结果作为对照,处理和对照的分配没有随机化。因此,有学者进一步指出:在治疗前后比较的实验中,如无法保证前后两次测量能在大致相同条件下进行,有必要设立处理组例数相同或相近的对照组,即设立实验内对照,然后对两组用药前后进行对比分析,这样就可以消除系统误差和某些与时间、条件等有关的混杂因素的干扰。

（三）应用实例

例 11-4 有 20 只小鼠需要按窝别、性别，月龄、体重或接近的条件配成 10 对，试用随机数字表将其分配到甲、乙两组中去。

利用随机数字表分组法：

1. 编号 将 10 对小鼠按顺序编为 1～10 号；

2. 取随机数字 从随机数字表（附表 1）中的任一行任一列开始，如第 2 行第 5 列开始，依次读取一位数抄写于配对号下，见表 11-5 第 2 行；

3. 事先规定 若随机数字为奇数，则将对子中第 1 只小鼠分至甲组，第 2 只分至乙组，遇偶数则将对子中的第 1 只小鼠分至乙组，第 2 只分至甲组，结果见表 11-5 第 3 行。

表 11-5 10 对小白鼠配对设计分组结果

对子号	1	2	3	4	5	6	7	8	9	10
随机数	2	7	5	9	4	6	1	3	7	9
第 1 只小鼠组别	乙	甲	甲	甲	乙	乙	甲	甲	甲	甲
第 2 只小鼠组别	甲	乙	乙	乙	甲	甲	乙	乙	乙	乙

例 11-5 研究女性服用某避孕药后是否影响其血清总胆固醇含量，将 20 名女性按年龄配成 10 对。每对中随机抽取一人服用新药，另一人服用安慰剂。经过一定时间后，测定血清总胆固醇含量（mmol/L），资料见表 11-6。请指出该研究采用的实验设计类型。

表 11-6 新药组与安慰剂组血清总胆固醇含量（mmol/L）

组别	配对号									
	1	2	3	4	5	6	7	8	9	10
新药组	4.4	5.0	5.8	4.6	4.9	4.8	6.0	5.9	4.3	5.1
安慰剂组	6.2	5.2	5.5	5.0	4.4	5.4	5.0	6.4	5.8	6.2

本例为配对设计，该资料为数值变量资料，受试对象为"女性服用避孕药者"，配对条件是"年龄"，处理因素为"某避孕药"，效应指标是"血清总胆固醇含量"。

例 11-6 某医师研究脑缺氧对脑组织中生化指标的影响，将乳猪按出生体重配对，共 7 对，一组为对照组，一组为脑缺氧动物模型组，资料见表 11-7；欲检验两组乳猪脑组织钙泵含量均值之间的差异是否有统计学意义，请说明该研究的实验设计类型。

表 11-7 乳猪脑组织钙泵含量（μg/g）

组别	对子号						
	1	2	3	4	5	6	7
对照组	0.3561	0.2010	0.3230	0.3730	0.3644	0.3350	0.3150
实验组	0.2655	0.2745	0.1811	0.3232	0.3313	0.2955	0.2830

本例为配对设计，属于条件相近者配对的情形，该资料为数值变量资料，受试对象是"月龄相同的乳猪"，配对条件是"体重"，处理因素是"脑缺氧"，定量观测指标为"钙泵含量"。

例 11-7　用两种血清学方法对 100 例肝癌患者进行检测,检测结果见表 11-8。为了分析这两种方法的检测结果的差别有无统计学意义,请判断该研究所采用的实验设计类型。

表 11-8　两种血清学方法对肝癌检测的结果比较

甲法	乙法		合计
	+	−	
+	50	32	82
−	15	3	18
合计	65	35	100

本例为配对设计,属于同一受试对象分别接受两种不同的处理的情形,资料类型为分类变量资料,受试对象为 100 例肝癌患者,配对条件为自身,研究因素为两种检测方法,效应指标是定性的检测结果。

三、统计学分析原则

配对设计资料的统计学分析,由于资料类型不同,采用的统计分析法也不同,具体方法见表 11-9。在实际工作中往往有人将配对设计的研究结果用两组比较的 t 检验或四格表 χ^2 检验,这是常见的错误,在此特别强调要用配对 t 检验或配对 χ^2 检验。采用差值配对 t 检验或配对 χ^2 检验更好。

表 11-9　配对设计资料的统计分析方法与适用条件

资料类型	条件	检验方法
数值变量	满足正态性的条件	配对样本 t 检验、随机区组设计资料的方差分析
	不满足正态性条件或分布类型不明	配对样本比较的 Wilcoxon 符号秩检验
分类变量	$b+c \geqslant 40$	配对四格表资料的 χ^2 检验
	$b+c < 40$	校正的配对四格表资料的 χ^2 检验

（张朝晖　陈　锋）

第十二章　随机区组设计

第一节　概　　述

一、定　　义

随机区组设计(randomized block design)亦称配伍组设计,可看成是配对设计进一步扩展的一种设计方法。该设计是将受试对象按照某些特征(性质)相同或相似者组成区组(称为配伍组或单位组),再按随机化原则分别将各配伍组中的受试对象分配到各个处理组或对照组中。每个配伍组中的受试对象数与处理组数相等,或为处理组数的倍数,在动物实验中,常按种系、窝别、性别、年龄、体重设计配伍组,对人群研究时,常按性别、年龄、病情、生活条件、职业等因素设计配伍组。

二、应用范围

如果像配对设计一样,将配伍因素看作是影响效应的非处理因素,那么这种设计仍属单因素设计,如果视配伍因素为一种待验证因素,那么配伍组设计属于两因素实验设计。基于此种理解,凡是实验目的是要回答两种因素(受试因素、配伍因素)差异有无统计学意义的研究,不论处理组的多少均可选用随机区组设计,该设计被认为是医学研究中的重要设计类型。

三、优　缺　点

1. 随机区组设计是按配比条件将受试对象配成对子或配伍组,从而排除了诸多非处理因素对实验的影响,保证了各组间的均衡性,减少了抽样误差。

2. 该种设计方法不仅可回答处理间(第一因素)差异有无统计学意义,而且还告诉区组(第二因素)间差异有无统计学意义。可以减少样本量,提高统计效率。

3. 由于受配对或配伍条件的限制,有时难以将受试对象配成对子或配伍组,从而损失部分受试对象的信息。

4. 该设计方法要求 m＝k 或 m 是 k 的整倍数(m:区组数,k:处理数),如果不能满足该条件,可以采用均衡不完全配伍组设计。

5. 自身配对时,两种处理施加于受试对象的顺序效应会混杂在实验效应中。要避免这一情况,可采用交叉设计。

第二节　设计方法与分析

一、设计方法

1. 设计分组

例 12-1　某医生欲比较甲、乙、丙、丁四种药(降脂药)对主动脉硬化斑块面积的影响,在五窝大鼠中各取 4 只体重相近的雄鼠,了解不同降脂药对斑块形成的影响及不同窝别的大鼠对斑块形成的影响。如何设计分组?

先按实验对象的主要非处理因素配成区组。本例按窝别作为划分区组的特征,以同窝别、体重相同(或相近)的 4 只雄性大白鼠为一个区组,共配成 5 个区组。

每一区组中分别按大白鼠的体重编号,规定一区组的编号为 1~4,二区组的编号为 5~8,……,五区组的编号为 17~20。

从随机数字表中任意一行列开始,连续查 20 个两位随机数字,抄于表 12-1 中相应的鼠编号下,在同一区组内遇相同的随机数字舍弃。将每个区组的四个随机数字从小到大编序号 R,并规定 R 为 1 者进入 A 组,R 为 2 者进入 B 组,R 为 3 者进入 C 组,R 为 4 者进入 D 组。分组结果见表 12-1。

表 12-1　20 只大白鼠随机区组的样本分配

鼠号	一区组				二区组				三区组				四区组				五区组			
	1	2	3	4	5	6	7	8	9	10	11	12	13	14	15	16	17	18	19	20
随机数	22	15	23	34	13	32	26	18	05	47	21	35	56	28	19	32	34	09	43	19
R	2	1	3	4	1	4	3	2	1	4	2	3	4	2	1	3	3	1	4	2
组别	B	A	C	D	A	D	C	B	A	D	B	C	D	B	A	C	C	A	D	B

使用简单随机法,得 B 组用甲药,A 组用乙药,D 组用丙药,C 组用丁药。将分配结果整理如表 12-2。

表 12-2　20 只大白鼠随机区组的分配结果

分组	动物号				
甲药组(B 组)	1	8	11	14	20
乙药组(A 组)	2	5	9	15	18
丙药组(D 组)	4	6	10	13	19
丁药组(C 组)	3	7	12	16	17

2. 设计要求

(1)每个区组间的观察对象数应相等,并且区组数等于处理数或为处理数的整倍数;

(2)在配伍组设计时,第一因素应该安排作为研究的主要因素,第二因素相对次要为区组因素,它可以是待考察的因素,也可以是仅仅为了排除它对实验结果影响的非处理因素;

(3)区组间差异越大越好,区组内差异越小越好;

(4)以对实验结果有明显影响的非处理因素作为划分区组的条件。

二、统 计 分 析

1. 计量资料　资料符合正态分布和方差齐性的要求,可用两因素的方差分析,即将总变异分为处理间、配伍间和误差三部分,分别回答处理间差异和配伍间差异是否有统计学意义。处理或配伍每两两之间的比较可用 LSD-t 检验、SNK-q 检验或 Dunnet-t 检验。若不呈正态分布,可用秩和检验(Friedman M 检验)。

2. 计数资料　若是呈二项分布资料，先用秩和检验，然后再用 χ^2 检验；或采用数据变换法、按配伍实验进行方差分析。每格基数大于等于 50 时，将百分率化为比率，然后通过反正弦变换，最后将 x 值进行 χ^2 分析。

若是泊松(Poisson)分布资料，则先进行平方根转换，然后作两因素的方差分析。

例 12-2　某脑电图室观察家兔在注射不同剂量的 AT_3 后所造成的脑电图(EEG)波形变化有无差别(表 12-3)。同时考虑到不同种系的家兔 EEG 波形变化可能也有所差异，故采用随机区组设计安排实验，以便同时分析 AT_3 剂量和家兔种系对 EEG 波形变化有无影响。

表 12-3　注射不同剂量 AT_3 的家兔脑电图 δ 波的变化率(%)

区组	处理组(AT_3 剂量)			
	小剂量	中等剂量	较大剂量	大剂量
A	29	37	27	38
B	28	44	31	33
C	38	52	38	39
D	29	35	36	34
E	34	41	31	30
F	41	43	42	29

分析步骤：

(1) 建立 SPSS. sav 数据文件例 12. 2. sav，文件格式如图 12-1。

	区组	处理组	脑电图波	var
4	D	小剂量	29.00	
5	E	小剂量	34.00	
6	F	小剂量	41.00	
7	A	中等剂量	37.00	
8	B	中等剂量	44.00	
9	C	中等剂量	52.00	
10	D	中等剂量	35.00	
11	E	中等剂量	41.00	
12	F	中等剂量	43.00	
13	A	较大剂量	27.00	
14	B	较大剂量	31.00	
15	C	较大剂量	38.00	
16	D	较大剂量	36.00	
17	E	较大剂量	31.00	
18	F	较大剂量	42.00	
19	A	大剂量	38.00	
20	B	大剂量	33.00	
21	C	大剂量	39.00	
22	D	大剂量	34.00	
23	E	大剂量	30.00	
24	F	大剂量	29.00	

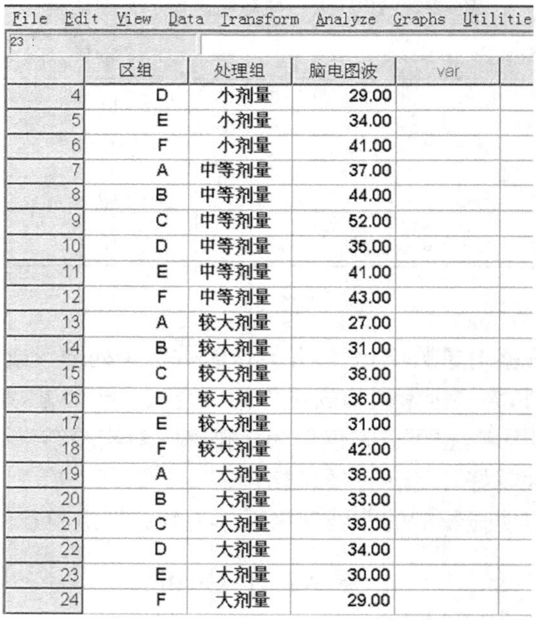

图 12-1　例 12-2 的数据文件格式

(2) 使用统计软件 SPSS 11. 0 中的 Analyze→General Linear Model→Univariate... 进行分析，结果见表 12-4。

表 12-4 例 12-1 数据方差分析结果

变异来源	SS	ν	MS	F 值	P 值
处理组间	311.46	3	103.82	5.19	0.012
区组间	260.71	5	52.14	2.61	0.069
误差	299.79	15	19.99		
总变异	871.96	23			

（3）结论：处理组间：$P<0.05$。在 $\alpha=0.05$ 的检验水准上可得出不同剂量 AT_3 注射后脑电图波形变化不同，即 AT_3 剂量对脑电图波形变化有影响。

区组间：$P>0.05$。在 $\alpha=0.05$ 的检验水准上尚不能得出不同种系家兔脑电图波形变化有差异，即尚不能认为家兔种系对脑电图波形变化有影响。

例 12-3 8 名受试对象在相同实验条件下分别接受四种不同频率声音的刺激，他们的反应率（%）资料见表 12-5。问四种频率声音刺激的反应率是否有差别？

表 12-5 8 名受试对象对 4 种不同频率声音刺激的反应率（%）

受试号	频率 A	频率 B	频率 C	频率 D
1	8.4	9.6	9.8	11.7
2	11.6	12.7	11.8	12.0
3	9.4	9.1	10.4	9.8
4	9.8	8.7	9.9	12.0
5	8.3	8.0	8.6	8.6
6	8.6	9.8	9.6	10.6
7	8.9	9.0	10.6	11.4
8	7.8	8.2	8.5	10.8

分析步骤

本例为随机区组设计，观察结果为计数资料，用秩和检验（Friedman M 检验）。

（1）建立数据文件：例 12-3 * .sav，文件格式如图 12-2。

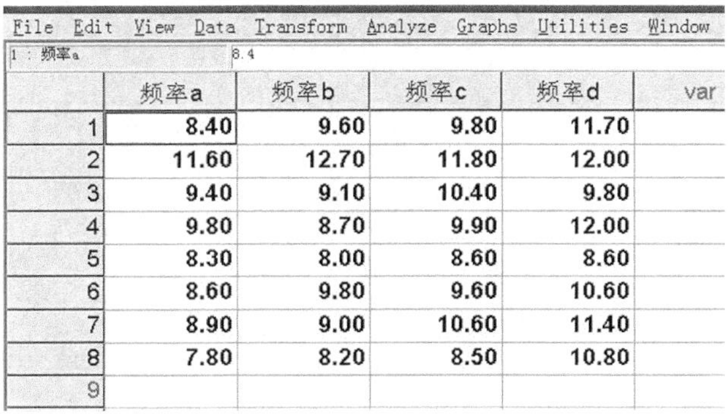

图 12-2 例 12-3 的数据文件格式

（2）使用 SPSS 统计软件中的 Analyze→Nonparametric Test→K Related Samples... 进行分析，结果如下表 12-6。

表 12-6 例 12-2 的分析结果

N	8
Chi-Square	15.15
df	3
Asymp. Sig.	0.002

（3）结论：各种频率的声音间，$P=0.002$，$P<\alpha$。在 $\alpha=0.05$ 的检验水准上，可得出不同频率声音刺激机体的反应率有差别。

（贺栋梁）

第十三章 ▶ 拉丁方设计

第一节 概　述

一、适用范围

前述的完全随机设计只涉及一个处理因素,配对和配伍设计中除了一个处理因素外,还增加了配对或配伍因素。若实验中涉及三个因素,各个因素间无交互作用且水平数相等,可用拉丁方设计。

二、含　义

如果用 r 个拉丁字母排成的 r 行×r 列的方阵,方阵的每行每列中,每个拉丁字母只出现一次,这样的方阵称为 r 阶拉丁方(latin square),或 r×r 拉丁方。

r 个拉丁字母如何排列才能保证 r 阶拉丁方的每行每列中每个拉丁字母只出现一次且是唯一的一次呢? 以 8×8 的拉丁方为例,方法如下:以对角线的方式依次排列,最中间的对角线排列 A,向右上依次按对角线方式依次排列 B、C、D、E、F、G、H;然后向左下依次排列 H、G、F、E、D、C、B,见表 13-1。

处理因素用拉丁字母代替,行和列分别安排另外两个因素进行实验的设计,称为拉丁方设计(latin square design)。拉丁方设计是在随机区组设计的基础上发展的一种三因素(处理因素、区组因素、顺序因素)设计。当实验要求除了要比较不同处理的效应外,还需考察另外两个因素,或试图将另外两个因素对实验的影响分离出来,这种情况可以采用拉丁方设计。以拉丁字母代表处理因素,用行安排第二因素(即区组)与列安排第三个因素(即序列),将实验单元排成方阵。若有 r 个拉丁字母(处理数),即排成 r×r 的方阵。三个因素的水平数必须相等,即 $n_{处理} = n_{行} = n_{列}$。

表 13-1　拉丁方的排列方式

A	B	C	D	E	F	G	H
H	A	B	C	D	E	F	G
G	H	A	B	C	D	E	F
F	G	H	A	B	C	D	E
E	F	G	H	A	B	C	D
D	E	F	G	H	A	B	C
C	D	E	F	G	H	A	B
B	C	D	E	F	G	H	A

第二节　设 计 方 法

一、设 计 方 案

以下面实例说明设计方法:

例 13-1　在某项研究中,将某四种药液,分别用于 4 个受试对象,每个受试对象以不同的药液及不同的给药方法各 1 次(即每个受试对象给药共 4 次),观察它们对血糖的影响,试作拉丁方设计。

本例为 3 个因素各有 4 个水平,即:

药液类型:甲、乙、丙、丁

受试对象:1、2、3、4

给药方法:Ⅰ、Ⅱ、Ⅲ、Ⅳ

1. 根据处理因素的水平数选择标准拉丁方 凡拉丁方的第一行与第一列按拉丁字母顺序排列者称为"标准拉丁方"。如 $r=4$,有 4 个 $4×4$ 标准拉丁方。由标准拉丁方又可派生出若干个拉丁方,即经行行或列列之间随机对调后的所得的拉丁方称为"工作拉丁方"。

A B C D	A B C D	A B C D	A B C D
B A D C	B C D A	B D A C	B A D C
C D A B	C D A B	C A D B	C D B A
D C B A	D A B C	D C B A	D C A B

因本例每个因素为 4 个水平,故选择任意一个四阶标准拉丁方,进行以下随机。

2. 将标准拉丁方随机化 即将任意两整行之间或两整列之间随机对调,使之随机化。一般行与行、列与列之间各对调两次即可。例如,从随机数字表中读取 4 个两位随机数,如 08、65、34、78,并按随机数字大小对其编序 R,对应的 R=1、3、2、4,先进行行间对调,即第 1 行与第 3 行对调,第 2 行与第 4 行对调。再查 4 个两位随机数字,如 23、36、57、86,对应的 R=1、2、3、4,即第 1 列与第 2 列对调,第 3 列与第 4 列对调。随机化过程如下:

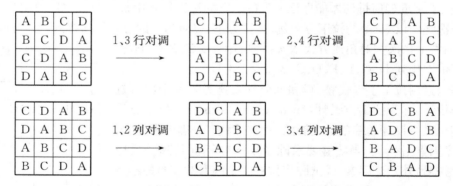

3. 随机分配处理因素 例如,从随机数字表中读取 4 个两位随机数为 11、48、83、28,则 R=1、3、4、2,于是 A、B、C、D 依次对应于甲、丙、丁、乙。将上述随机后得到的最后一个拉丁方的行和列分别对应于受试者序号和给药方法,最终实验安排见表 13-2。

表 13-2 拉丁方设计随机分配结果

受试者	给药方法			
	Ⅰ	Ⅱ	Ⅲ	Ⅳ
1	D乙	C丁	B丙	A甲
2	A甲	D乙	C丁	B丙
3	B丙	A甲	D乙	C丁
4	C丁	B丙	A甲	D乙

二、拉丁方设计的基本要求

1. 必须是 3 个因素的实验,且每个因素的水平数相等;

2. 处理因素间、行间、列间均无交互作用;

3. 各行、列、处理间的方差齐性;

4. 在设计安排上,要求每种处理在不同区组和不同序列分布均匀,每种处理在任意一行与任意一列均出现一次,不得重复;

5. 为提高结论的可靠性,或需要从实验中获取更多信息时,可以做重复的拉丁方。但这种"重复"不是复制同样的拉丁方,而是同样大小但形式不同的拉丁方。重复实验时,拉丁方样本也应随机抽取。

三、拉丁方设计优缺点

1. 优点　①无论在行方向或列方向研究结果出现差异时,拉丁方设计均可克服这两个方面的差异带来的干扰,能充分显示出处理间的差异,实验设计的精确性和灵敏性更高,是一种高效率实验设计。②拉丁方设计是把处理因素均匀地分布在各行和各列中,可视为纵横两向皆为配伍组,比配伍组设计多了一个控制因素,能大大节省实验单位数,尤其适合动物和实验室的试验。相对于完全随机的三因素实验,使用拉丁方可节省 $r^3 - r^2$ 个实验单位数,对任何实验,这种节省都是相当可观的,并且在某些情况下使不可行的实验成为可能。

2. 缺点　拉丁方设计只能满足三因素的试验,且三个因素的水平数要求相等,各因素之间无交互作用。一般的试验难以满足此条件,故在应用上有一定的局限性。

第三节　统　计　分　析

拉丁方设计的实验结果分析,应先对各行、列、字母(处理)间做齐性检验(略)。如方差齐,可考虑用三因素的方差分析,其变异来源分为处理间、行间、序列间与误差四个方面。注意拉丁方实验的数据必须是完整的,若缺失一项,必定给统计分析带来困难,因此,能补做的应当补做实验,以补充数据,若不能补做实验,可通过相关的方法进行缺失数据的估计(参阅其他书籍)。

例 13-2　在例 13-1 的研究中,实验结果见表 13-3,试对试验结果进行不同药物、不同的受试对象、不同给药部位对血糖下降值是否有影响的分析。

表 13-3　不同药物对受试对象的血糖下降值

受试者	给药部位			
	I	II	III	IV
1	D50	C110	B42	A53
2	A31	D64	C78	B50
3	B55	A50	D70	C96
4	C98	B41	A49	D79

＊:A、B、C、D 依次对应于甲、丙、丁、乙四种药物

分析步骤:采用 SPSS 15.0 进行分析:

1. 建立 SPSS 数据文件例 6.1.sav,文件格式 16 条记录,4 个变量,分别为受试对象、给药部位、药液类型及血糖下降值。

2. 进行三因素的方差分析(表 13-4)。

表 13-4　例 13-2 方差分析的结果(Dependent Variable：血糖下降值)

变异来源	Type Ⅲ Sum of Squares	df	Mean Square	F	Sig
受试对象	296.0	3	98.667	0.780	0.547
给药部位	381.5	3	127.167	1.005	0.453
药物类型	6336.5	3	2112.167	16.697	0.003
Error	759.0	6	126.500		
Corrected Total	7773.0	15			

结果为：$F_{受试对象} = 0.780, P = 0.547; F_{给药部位} = 1.005, P = 0.453; F_{药物类型} = 16.697,$ $P = 0.003$。

3. 结论　对于药物间的检验，按 $\alpha = 0.05$ 的水准，认为不同药物对受试对象血糖下降值的影响不同；其余的均不能认为有差别，即还不能认为其余两因素对受试对象血糖下降值有影响。

(吴成秋)

附　常用的标准拉丁方

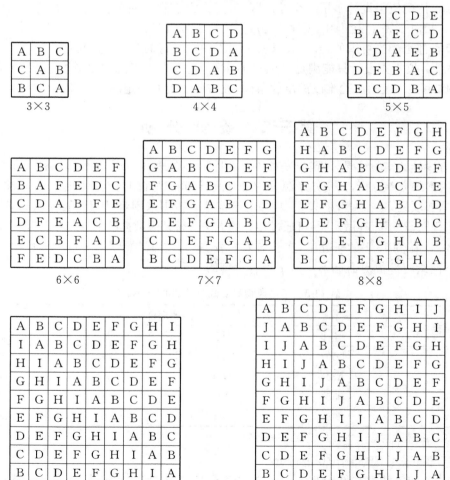

3×3　　4×4　　5×5

6×6　　7×7　　8×8

9×9　　10×10

A	B	C	D	E	F	G	H	I	J	K
K	A	B	C	D	E	F	G	H	I	J
J	K	A	B	C	D	E	F	G	H	I
I	J	K	A	B	C	D	E	F	G	H
H	I	J	K	A	B	C	D	E	F	G
G	H	I	J	K	A	B	C	D	E	F
F	G	H	I	J	K	A	B	C	D	E
E	F	G	H	I	J	K	A	B	C	D
D	E	F	G	H	I	J	K	A	B	C
C	D	E	F	G	H	I	J	K	A	B
B	C	D	E	F	G	H	I	J	K	A

11×11

A	B	C	D	E	F	G	H	I	J	K	L
L	A	B	C	D	E	F	G	H	I	J	K
K	L	A	B	C	D	E	F	G	H	I	J
J	K	L	A	B	C	D	E	F	G	H	I
I	J	K	L	A	B	C	D	E	F	G	H
H	I	J	K	L	A	B	C	D	E	F	G
G	H	I	J	K	L	A	B	C	D	E	F
F	G	H	I	J	K	L	A	B	C	D	E
E	F	G	H	I	J	K	L	A	B	C	D
D	E	F	G	H	I	J	K	L	A	B	C
C	D	E	F	G	H	I	J	K	L	A	B
B	C	D	E	F	G	H	I	J	K	L	A

12×12

第十四章 ▶ 析因设计

前面介绍的完全随机设计等设计方法,只考虑因素本身的作用,均未考虑因素之间的交互作用。实际上,实验研究中实验效应往往是多个因素共同作用的结果,有的表现为各个因素独立作用的结果,有的表现为几个因素交互作用的结果,即一个因素的水平改变时,一个或几个因素的效应也相应有所改变。如果科研的目的是既要知道各因素的作用,又要了解因素之间的交互作用,这时就需要把几个因素及其各种水平相互结合起来进行试验,可采用析因设计(factorial design)。

第一节　设计原理与特点

一、设计原理

析因设计是将两个或两个以上的因素及其各种水平进行排列组合,交叉分组的试验设计,从而探讨各因素的作用以及各因素间的交互作用。又称交叉组设计。

析因设计的试验方案数是多因素各水平数的乘积,如以 n 代表方案数,K 代表水平数,m 代表因素数,则

$$n = K^m$$

如 4 因素 4 水平的实验方案数 $n = 4^4 = 256$。所以,进行析因设计的因素数与水平数都不宜过多,一般要求处理因素最好在 4 个以内,各因素包括的水平数也不宜划分得过细,多取 2 或 3 水平,否则计算、分析太繁杂,工作量很大。另外,要求每个试验条件下重复试验的次数不少于两次。

析因设计的各因素大多是等水平的,如 2^2,2^3 或 3^2,3^4,…,但也可以水平数不等,如 2×4 的设计,代表一个因素为 2 个水平,另一因素为 4 个水平。

二、特　点

1. 全面高效性　析因设计是对各种因素不同水平的全部组合进行实验,全面性与均衡性都好,是一种全面、高效的统计设计。

2. 获得信息多　它可以检验:①每个因素的各水平之间差异是否有统计学意义,找出各因素的最佳水平及最主要的因素;②各因素之间是否有交互作用;③通过比较各种组合,可以找到各因素的最佳水平组合方案。

3. 工作量较大　由于析因设计是全面考虑并全部实施的设计方法,其工作量比较大。因此,在实验中没有必要对所有可能的有关因素和各种水平进行观察,应当从中挑选少数几个对

结果影响较大,且最佳水平尚未确定的因素进行实验,多用于探讨两因素之间是否存在交互作用的研究。

第二节　设　计　方　法

一、2×2 析因设计

1. 设计模型　凡仅考虑两因素和二者的交互作用,均可选择 2^2 析因设计。2×2 析因设计是指有两个因素 A 和 B,每个因素有两个水平:A_1、A_2,B_1、B_2。将各个因素的各个水平间进行排列组合、交叉分组,共有 4 个实验组合,各因素各水平均相遇一次。模型如表 14-1。

表 14-1　2×2 析因设计的实验方案组合

因素		B	
		1	2
A	1	(A_1B_1)	(A_1B_2)
	2	(A_2B_1)	(A_2B_2)

每个因素水平的选择取决于实验目的。如仅了解因素主次及两因素有无交互作用,可设"无"、"有"两个水平;若欲摸索两因素各水平的最佳组合,则应以两个实际剂量作为两个水平。

2. 统计分析　2×2 析因设计的统计分析,一般先进行直观分析,判断交互作用的类型;然后应对四个组合的实验结果作方差齐性检验,如满足齐性要求,则采用方差分析。方差分析时将总变异的来源分为 A 因素、B 因素、交互作用 A×B 所引起的变异及误差四部分,属于三因素的方差分析。

例 14-1　某大夫欲观察甲、乙两药及联合用药对缺铁性贫血的疗效,利用 2×2 析因设计方案分组,治疗缺铁性贫血病人 12 例,一个月后观察红细胞增加数($\times 10^{12}/L$)。试作出设计分组方案,并对研究结果进行统计分析。

设计主要步骤:

(1) 设计分组与实验:甲药与乙药均有"不用"与"用"两个水平。按照 2×2 析因设计的模型安排试验,即有 4 种组合方案:

第一组:一般疗法

第二组:一般疗法＋甲药

第三组:一般疗法＋乙药

第四组:一般疗法＋甲药＋乙药

表 14-2　缺铁性贫血病人治疗 1 个月后红细胞增加数($\times 10^{12}/L$)

	一般疗法	一般疗法＋甲药	一般疗法＋乙药	一般疗法＋甲药＋乙药
红细胞增加数	0.8	1.3	0.9	2.1
	0.9	1.2	1.1	2.2
	0.7	1.1	1.0	2.0
$\overline{X}$	0.8	1.2	1.0	2.1

（2）统计分析

1）交互作用的直观分析：将上述表中的均数整理如表 14-3。

表 14-3 甲与乙两药的交互作用

因素		乙药	
		不用	用
甲药	不用	0.8	1.0
	用	1.2	2.1

甲药的效应＝1.2－0.8＝0.4，乙药的效应＝1.0－0.8＝0.2，甲药与乙药共同作用的效应＝2.1－0.8＝1.3。

可见，甲药与乙药共同作用的效应（1.3）大于甲药、乙药的效应之和（0.6），说明甲药与乙药的交互作用为协同作用。

两因素间有无交互作用，直观分析判断标准如下：

1＋1＞2	协同作用	有统计学意义
1＜（1＋1）≤2	叠加作用	无统计学意义
1＋1＜1	拮抗作用	有统计学意义

直观判断标准是相对的，对于介于边缘的数值应结合专业知识加以判断；必要时应进一步进行假设检验。

2）方差分析

利用 SPSS 15.0 建立数据文件例 6.2.sav，文件格式为 12 条记录，3 个变量分别为甲药、乙药、红细胞增加值。

先对实测数据进行方差齐性检验，本例资料方差齐，作方差分析，分析结果见表 14-4。

表 14-4 2×2 析因设计方差分析的结果（Dependent Variable：红细胞增加值）

Source	Type Ⅲ Sum of Squares	df	Mean Square	F	Sig
甲药	1.687	1	1.687	168.75	0.000
乙药	0.907	1	0.907	90.75	0.000
甲药×乙药	0.368	1	0.368	36.75	0.000
Error	0.08	8	0.010		
Corrected Total	3.043	11			

（3）结论：从表 14-4 结果可知，P 均小于 0.05，按 $\alpha=0.05$ 水准，可认为甲药、乙药对缺铁性贫血均有增加红细胞的作用。甲药与乙药之间有交互作用，表现为协同作用。

二、2×2×2 析因设计

1. 设计模型 凡需考虑三因素的作用和每二者的交互作用，可选择 2^3 析因设计。2×2×2 析因设计是指有三个因素 A、B、C，每个因素有两个水平：A_1、A_2，B_1、B_2，C_1、C_2。将各个因素的各个水平间进行排列组合、交叉分组，共有八个实验组合，各因素各水平均相遇一次。模型如表 14-5。

表 14-5 2×2×2 析因设计组合方案

A	B₁		B₂	
	C_1	C_2	C_1	C_2
A_1	$A_1B_1C_1$	$A_1B_1C_2$	$A_1B_2C_1$	$A_1B_2C_2$
A_2	$A_2B_1C_1$	$A_2B_1C_2$	$A_2B_2C_1$	$A_2B_2C_2$

例 14-2　某研究所为了研究实验动物的性别(雌、雄)、玉米(加 0.6% 己氨酸、不加己氨酸)、大豆粉(加 4% 蛋粉、不加蛋粉)对其体重增加的影响,共用动物 64 只,雌雄各半,试做析因设计,并对实验结果进行分析。

本研究有性别(A)、大豆粉(B)、玉米(C)三个因素,每个因素两个水平(表 14-6),根据研究目的,该研究可用 2×2×2 的析因设计,共 8 个处理组,各因素各水平的组合按照表 14-5 的方案进行。实验结果见表 14-7。

表 14-6 ABC 三因素各水平设计

A_1:雌	A_2:雄
B_1:大豆粉加 4% 蛋粉	B_2:大豆粉不加蛋粉
C_1:玉米加 0.6% 己氨酸	C_2:玉米不加己氨酸

表 14-7 不同饲料喂养对不同性别动物体重增重的影响(日平均增重量,kg)

	$A_1B_1C_1$	$A_1B_1C_2$	$A_1B_2C_1$	$A_1B_2C_2$	$A_2B_1C_1$	$A_2B_1C_2$	$A_2B_2C_1$	$A_2B_2C_2$
	0.55	0.77	0.51	0.48	0.73	0.84	0.67	0.42
	0.54	0.60	0.57	0.61	0.70	0.62	0.60	0.60
	0.74	0.58	0.68	0.59	0.59	0.67	0.63	0.64
	0.71	0.74	0.66	0.62	0.61	0.66	0.66	0.48
	0.62	0.61	0.43	0.49	0.69	0.76	0.61	0.55
	0.58	0.57	0.50	0.49	0.54	0.73	0.57	0.48
	0.56	0.72	0.58	0.52	0.70	0.63	0.67	0.54
	0.51	0.79	0.65	0.61	0.61	0.61	0.71	0.49
$\sum X$	4.81	5.38	4.58	4.29	5.17	5.52	5.12	4.20

2. 统计分析

(1) 方差分析:建立数据文件例 6.3.sav,共 64 个记录,四个变量分别为性别、玉米、大豆粉和体重增重。按照 SPSS 15.0 的操作步骤进行,分析结果见表 14-8。

表 14-8 2×2×2 析因设计方差分析的结果(Dependent Variable:体重增重量)

Source	Type III Sum of Squares	df	Mean Square	F	Sig
性别	0.0153	1	0.0153	2.670	0.108
大豆粉	0.1100	1	0.1100	19.133	0.000 *
玉米	0.0017	1	0.0017	0.297	0.588

续表

Source	Type III Sum of Squares	df	Mean Square	F	Sig
性别 * 大豆粉	0.0000	1	0.0000	0.000	0.987
性别 * 玉米	0.0124	1	0.0124	2.158	0.147
大豆粉 * 玉米	0.0736	1	0.0736	12.829	0.001 *
性别 * 大豆粉 * 玉米	0.0032	1	0.0032	0.552	0.461
Error	0.3210	56	0.0057		
Corrected Total	0.5370	63			

从表 14-8 可见，大豆粉对动物的体重增重有影响，大豆粉和玉米之间有交互作用。

（2）交互作用的直观分析：将表 14-7 中的 $\sum X$ 整理见表 14-9。

表 14-9　2×2×2 析因设计交互作用分析

A	B_1		B_2	
	C_1	C_2	C_1	C_2
A_1	4.81	5.38	4.58	4.29
A_2	5.17	5.52	5.12	4.20

从表 14-9 中的结果可知，B 与 C 之间有交互作用（$P<0.001$），进一步将表 14-9 结果整理成表 14-10。

表 14-10　大豆粉与玉米的交互作用分析

因素		玉米（C）	
		加 0.6％己氨酸（C_1）	不加 0.6％己氨酸（C_2）
大豆粉（B）	加 4％蛋粉（B_1）	9.98	10.90
	不加 4％蛋粉（B_2）	9.70	8.49

从表 14-10 可见，以 B_1C_2 与 B_2C_1 的搭配较好，即加 4％蛋粉的大豆饲料与不加己氨酸的玉米饲料搭配或不加蛋粉的大豆饲料与加己氨酸的玉米饲料搭配较好。

（3）结论　从表 14-8 和表 14-9 中结果可知，体重的增重在动物性别间差异无统计学意义（$P=0.108$）。大豆粉加 4％蛋粉与不加蛋粉之间差异有统计学意义（$P=0.000$），大豆粉和玉米有交互作用，以加 4％蛋粉的大豆饲料与不加己氨酸的玉米饲料搭配或不加蛋粉的大豆饲料与加己氨酸的玉米饲料搭配较好。

三、析因设计注意事项

1. 在侧重了解 A、B 两个因素的主次与交互作用时，设计上易犯的错误是只设三个组，即 A 因素、B 因素、A＋B 因素。这种情况应采用 2^2 析因设计，除了这三个组外，还应设立一个"空白"对照组。没有"空白"对照组，很难说明前三组作用是正性还是负性的。在临床疗效研究中，"空白"对照组（指无 A 无 B）是指单纯的常规治疗组，各组可以在常规治疗基础上进行。

2. 被试因素数与水平数不宜过多，应当尽量少而精，以避免工作量过大。若确需多因素多水平实验,宜选用正交设计或均匀设计,析因设计一般只用在两因素的研究。

3. 样本分配方法应是随机的,以尽量保证组间样本的均衡性。但最好是先划分区组,然后在区组内随机分配,使其实验前的齐同性更好。

4. 析因设计实验的统计分析不宜采用成组 t 检验或配伍组 F 检验,因为这些检验方法无法分析交互作用。

(吴成秋)

第十五章 ▷ 正交设计

当实验因素在 3 个或 3 个以上,各因素的水平数相等或不等,而且因素之间可能存在交互作用时,可用正交设计。正交设计可大大减少实验次数,是一种高效、快速的多因素实验设计方法。

第一节 正交设计及设计原理

一、正 交 设 计

正交设计(orthogonal design) 就是按照正交表和相应的交互表安排实验的设计,它是进行多因素多水平实验的设计方法。这种设计不仅能明确各因素的主次地位,而且可知道哪些因素间存在交互影响,还可以找出诸因素各水平的最佳组合,因此正交设计已广泛地应用于各个专业领域的科研。

正交设计保留了析因设计整体考虑、综合比较的优点,避免了析因设计的全面试验、工作量大的弊病。实际上,正交设计就是析因设计全面考虑的部分实施,而且这些实施具有在空间中均匀分布,在分析时资料具有齐同可比的特点。并且,正交试验结果在进行统计处理时,对每个数据得到了最大限度利用,故正交试验是一种高效的多因素研究方法。医学科研中的多因素、多水平的实验,如临床上多因素综合治疗,细胞培养最佳条件组合,有效成分提取与纯化的最优条件等,都可使用正交设计来确定最佳搭配。

二、正交设计工具表

(一) 正交表

正交表是合理安排实验方案和数据分析的主要工具表,其标记为 $L_n(k^m)$,L 代表正交表,n 代表实验方案数,k 代表各因素的水平数,m 表示实验中最多可以安排因素的个数。如 $L_8(2^7)$ 正交表(表 15-1),其中 L 右下角的数字为 8 表示 8 种实验搭配方案;括号内的指数 7 表示有 7 个列,即代表允许安排的最多因素数是 7 个;括号内的数字 2 表示每个因素有两个水平,即水平 1 与水平 2。

表 15-1 $L_8(2^7)$ 正交表

试验号	列号						
	1	2	3	4	5	6	7
1	1	1	1	1	1	1	1
2	1	1	1	2	2	2	2

续表

试验号	列号						
	1	2	3	4	5	6	7
3	1	2	2	1	1	2	2
4	1	2	2	2	2	1	1
5	2	1	2	1	2	1	2
6	2	1	2	2	1	2	1
7	2	2	1	1	2	2	1
8	2	2	1	2	1	1	2

正交表有两个特性：①均衡分散性　即每列中不同数字出现的次数相等；如在 $L_8(2^7)$ 中，数字 1 和 2 在各列中都分别出现 4 次。②正交性　任意相邻两列同一行所组成的数字对，出现的次数相同；如在 $L_8(2^7)$ 中任意相邻两列的数字对（1-1）、（1-2）、（2-1）、（2-2）都出现二次。这两个特性就是正交表特征的体现。由于正交表存在的这两个特性，就使得各因素之间、各因素的不同水平搭配间具有齐同可比性。③在 n 为 8 的倍数 2^m 型正交表的安排中，任何两列同一行的水平相同时（如 1，1；2，2），其交互列该行的水平数字必为 1；若不相同（如 1，2；2，1），则其交互列该行的水平数字必为 2。

正交设计根据试验中各因素的水平数是否相等可分为同水平正交设计和混合水平正交设计。如果各因素的水平数相等，则用同水平正交设计，使用同水平正交表安排试验。常见的同水平正交表有：$L_8(2^7)$、$L_{16}(2^{15})$、$\cdots$；$L_9(3^4)$，$L_{16}(4^5)$，$\cdots$ 等[参见表 15-7(1)～表 15-7(9)]。如果各因素的水平数不等，则用混合水平正交设计，即用混合水平正交表安排实验。如：实验中考虑 5 个因素，其中一个因素为 4 个水平，4 个因素均为 2 个水平时，则选用混合水平正交表 $L_8(4^1\times2^4)$ 安排实验。

根据各因素间是否有交互作用，正交设计又可分为无交互作用的正交设计和有交互作用的正交设计。

在正交表中，每列的自由度 $\nu=$ 水平数 -1。例如 $L_8(2^7)$ 正交表每列自由度 $\nu=2-1=1$；$L_8(4^1\times2^4)$ 正交表，其第一列 $\nu=4-1=3$，其他 4 列的 $\nu=2-1=1$，余依此类推。

（二）交互作用表

每一个正交表均有其对应的交互作用表，交互表用于正交设计时安排交互作用所在的位置（列）。两列间的交互列数＝（水平数 -1），故 2^m 型正交试验两列间的交互列数为（2-1），即 1 列。例如 $L_8(2^7)$ 的交互作用表（表 15-2），从表中带括号的列号起由左往右看，它与另一列号垂直交点的数字就是交互作用列，如第（1）列与第 2 列的交互作用是第 3 列，第（3）列与第 6 列的交互作用是第 5 列……

表 15-2　$L_8(2^7)$ 和 $L_{16}(2^{15})$ 二列间交互表

实验号	列号														
	1	2	3	4	5	6	7	8	9	10	11	12	13	14	15
	(1)	3	2	5	4	7	6	9	8	11	10	13	12	15	14
		(2)	1	6	7	4	5	10	11	8	9	14	15	12	13

续表

实验号	1	2	3	4	5	6	7	8	9	10	11	12	13	14	15
			(3)	7	6	5	4	11	10	9	8	15	14	13	12
				(4)	1	2	3	12	13	14	15	8	9	10	11
列					(5)	3	2	13	12	15	14	9	8	11	10
			A			(6)	1	14	15	12	13	10	11	8	9
							(7)	15	14	13	12	11	10	9	8
								(8)	1	2	3	4	5	6	7
号									(9)	3	2	5	4	7	6
										(10)	1	6	7	4	5
											(11)	7	6	5	4
												(12)	1	2	3
													(13)	3	2
			B											(14)	1

交互作用的数级：考虑 n 个因素之间的交互作用称做 $(n-1)$ 级交互作用。比如两个因素 A 和 B 之间的交互作用称为一级交互作用，用 A×B 表示。三个因素 A、B、C 之间的交互作用称为二级交互作用，用 A×B×C 表示。在实际研究工作中，要研究的因素中通常只有部分因素需要考虑它们的交互作用，并不需要对全部一级交互和多级交互作用进行观察。至于哪些交互作用必须考虑，哪些可以忽略，主要根据专业知识和实验目的而定。

第二节 设 计 方 法

根据研究的目的，选用合适的正交表及其相应的交互作用表，将各因素及交互作用有计划地合理安排在正交表各列中的过程称为表头设计。正交设计的关键是表头设计，一个表头设计就是一个设计方案。

一、表头设计的原则

1. 精选需观察的因素及各因素的水平数宜少勿多；确定需考虑的交互作用个数，能忽略的交互作用应尽量忽略。

2. 确定实验数据的误差计算是由空白列获得还是由重复实验获得。无重复实验时，至少要留一个空白列，用于估计实验误差；有重复实验时可留也可不留空白列。设计时尽可能不留空白列，而是通过重复实验去估计实验误差。

3. 因素与不可忽略的交互作用不能排在同一列，即不可混杂，否则，无法分析效应究竟由何引起。

4. 根据因素数、水平数与不可忽略的交互作用的个数以及是否进行重复实验选择合适的正交表。

二、表头设计的步骤

1. 确定列数　欲观察的处理因素与不可忽略的交互作用共有多少个,就需要安排多少列。当每个试验号无重复或只有 1 个试验数据或均值时,为便于统计分析,在 2^m 型可设 2 个或多个空白列,以作计算误差项之用。但在多数情况下,每个试验号有重复,可不设空白列,这样能够获得较多的信息。

2. 确定水平数　根据实验目的确定水平数(有或无,不同剂量或不同等级)。若试验目的是决定因素取舍,则可设有、无两个水平;若欲了解最佳剂量搭配,则应设计不同剂量水平。

3. 选定正交表　根据确定的列数与水平数,选择相应的正交表。如欲观察 5 个因素,10个一级交互作用,不留空白列,且每个因素取两个水平,则应选 $L_{16}(2^{15})$ 正交表。

4. 表头安排　在进行正交表的表头设计时,处理因素和交互作用要合理安排。按照不可混杂的原则,优先考虑交互作用不可忽略的处理因素及其交互作用在表头排妥。而后将其余可以忽略交互作用的那些处理因素任意安排在剩下的各列上,未安排的列为空白列。

5. 检查　观察因素与交互作用在列安排上有无混杂现象。如有混杂,应予调整,确保无混杂。

6. 组织实施方案　由处理因素所占的列组成实施方案表。

例 15-1　拟研究某中药复方中 A、B、C、D 四种成分对某病的疗效,每种成分只考虑两个水平(1,2),需考虑交互作用 A×B,A×C,试设计以最少的试验次数弄清各种成分的作用大小,并找出最佳组合条件。

由于处理因素有 4 个,不可忽略交互作用有 2 个,再加 1 个空白,故共有 7 列。每个成分选 2 个剂量,即有 2 个水平,因此,选用 $L_8(2^7)$ 正交表。

由于 A 与 B、A 与 C 两因素需要观察交互作用,先将 A、B 分别优先安排在第 1、2 列。根据交互表 A×B 交互安排在第 3 列,C 安排在第 4 列,A×C 交互安排在第 5 列,这时 D 可安排在第 6、7 列均可。但由交互表可知,B×C 交互在第 6 列。尽管未考虑 B×C,为避免混杂的嫌疑,以将 D 安排在第 7 列为好。总之,表头设计以不混杂为准则,具体排列可以灵活运用。因此,本例表头设计如表 15-3。

表 15-3　$L_8(2^7)$ 表头设计

列号	1	2	3	4	5	6	7
因素与交互作用	A	B	A×B	C	A×C		D

于是由第 1、2、4、7 列组成实施方案,按照 $L_8(2^7)$ 正交表,则组成如表 15-4 中 8 个方案进行试验。

表 15-4　某中药复方对某病疗效的正交设计实施表

试验号	A 1	B 2	C 4	D 7	平均治愈天数(x)
1	1	1	1	1	7.20
2	1	1	2	2	7.50
3	1	2	1	2	5.90

续表

试验号	A 1	B 2	C 4	D 7	平均治愈天数(x)
4	1	2	2	1	6.40
5	2	1	1	2	6.40
6	2	1	2	1	6.80
7	2	2	1	1	7.00
8	2	2	2	2	7.70

第三节 正交设计资料的统计分析

一、正交设计资料统计学分析方法

正交设计资料统计学分析方法有直观分析法、方差分析法和极差法三种。直观法简单易懂,但不能估计误差和说明分析的精度,只能粗略地说明因素、水平间的差别及交互作用。极差法计算简单,确定最优的试验方案比直观法更好,但也不能分析误差,难以分析交互作用,无法排除无统计学意义的因素。方差分析是对结果进行全面深入的分析方法,虽计算较复杂,但分析结果精确,不仅可检验因素间、水平间以及交互作用间差异是否具统计学意义,还可提供有统计学意义因素的主次顺序,排除无统计学意义的因素。

例 15-2 例 15-1 每个方案随机分配 5 例病人,按表 15-4 进行试验。试验结果见表 15-5 的右侧。试对试验结果进行统计分析。

表 15-5 各因素(含交互作用)各水平的效应

试验号	A 1	B 2	A×B 3	C 4	A×C 5	 6	D 7	平均治愈天数(x)
1	1	1	1	1	1	1	1	7.20
2	1	1	1	2	2	2	2	7.50
3	1	2	2	1	1	2	2	5.90
4	1	2	2	2	2	1	1	6.40
5	2	1	2	1	2	1	2	6.40
6	2	1	2	2	1	2	1	6.80
7	2	2	1	1	2	2	1	7.00
8	2	2	1	2	1	1	2	7.70
I	27.00	27.90	29.40	26.50	27.60	27.70	27.40	54.90($\sum x$)
II	27.90	27.00	25.50	28.40	27.30	27.20	27.50	
R	0.90	−0.90	−3.90	1.90	−0.30	−0.50	0.10	

注:I=1 水平之和,II=2 水平之和,R=II−I

结果分析：

（1）直接判断：本例治愈天数越短，说明治疗方案越好，从表 15-5 右侧结果可以看出以第三次试验方案为最佳组合方案：$A_1B_2C_1D_2$。

（2）极差分析：根据表 15-5 结果，首先计算各因素的各水平效应之和，然后算出各因素的极差 R，列在表 15-5 的最下面一行。哪个因素极差的绝对值大，说明该因素两个水平造成的差别大，也说明该因素对试验结果的影响大，因此确定极差的绝对值最大的因素为影响试验结果的主要因素，其余因素以极差的大小顺次排列。由各因素 Ⅰ 和 Ⅱ 的比较得出最佳方案：$A_1B_2C_1D_1$。由极差的绝对值大小可以看出，最主要的因素是 C，其次是 A 和 B，最次要的因素是 D。第 6 列为空白列，可作为误差列，由表 15-5 可以看出：$R_{A×C}<R_A$，$R_{A×C}<R_C$，$R_{A×C}≈R_{空白}$，因此 A×C 的交互作用可忽略不计。

（3）方差分析：①建立 SPSS 数据文件例 6.4. sav，文件格式为 5 个变量、8 个记录；②进行方差齐性检验（此处略）；③使用统计软件 SPSS 15.0 中的 Analyze→General Linear Model→Univariate... 进行分析，具体步骤略；④方差分析结果见表 15-6。

表 15-6　例 15-2 方差分析的结果（Dependent Variable：X）

Source	Type III Sum of Squares	df	Mean Square	F	Sig
A 因素	0.101 25	1	0.101 25	4.765	0.161
B 因素	0.101 25	1	0.101 25	4.765	0.161
C 因素	0.451 25	1	0.451 25	21.235	0.044 *
D 因素	0.001 25	1	0.001 25	0.059	0.831
A 因素 * B 因素	1.901 25	1	1.901 25	89.471	0.011 *
Error	0.042 50	2	0.031 25		
Corrected Total	2.599 00	7			

（4）结论　从表 15-6 可见，按 $α=0.05$ 的水准，因素 C 的作用和 A 与 B 的交互作用有统计意义，而 A、B、D 因素的作用均无统计意义。结合前面的分析，C 为主要因素，D 的作用很小（在方差分析中按 $α=0.05$ 水准，D 的作用无统计意义），因此最佳方案取 $A_1B_2C_1D_2$ 与 $A_1B_2C_1D_1$ 均可。或者再以方案 $A_1B_2C_1D_1$ 和 $A_1B_2C_1D_2$ 再做试验，将二者的试验结果进行比较，确定最佳组合治疗方案。

二、正交试验的注意事项

1. 根据研究目的，精选需观察的因素及各因素的水平数，宜少勿多；各因素的水平数可以相等，也可以不等，一般重要因素的水平数可以多些。确定需考虑的交互作用个数，能忽略的交互作用应尽量忽略；但对于不需考察的交互作用，必须有充分的专业依据，不可任意决定不予考虑，否则，找出的最佳组合不一定是真正的最佳组合。

2. 明确实验目的，确定观察指标，必须是定量指标。

3. 进行表头设计，一定不能有混杂，即因素与不可忽略的交互作用不能排在同一列，否则，无法分析效应究竟由何引起。

4. 在受试对象分配时，尽量注意各试验号的均衡可比性。在可能条件下，争取按随机区组分配，并要求每个区组的样本含量应等于试验号数或是它的整倍数。

5. 不同试验号的试验尽量同时平行进行,若无法安排同时平行试验时,应设法保持不同试验号试验的条件严格一致。

6. 由正交试验得到的诸因素最佳组合,可能是做过的最好试验号,但也可能是未包括在已做过的正交表中。不论哪种情况,均应以常规或经验组合为对照,进行再确认试验。

7. 在条件允许情况下,表头设计尽量不留空白列,利用重复试验的办法来确定实验数据的误差,这样既增加信息量,又提高准确性。

8. 若某因素二水平之间极差较小,不一定意味着该因素不重要。因为若二个水平距离很近,对结果的影响也可能不明显,因此,二水平的设计应注意拉开一定的距离。

（吴成秋）

附1 常用正交表与交互表

附表（1） $L_8(2^7)$正交表

试验号	列号						
	1	2	3	4	5	6	7
1	1	1	1	1	1	1	1
2	1	1	1	2	2	2	2
3	1	2	2	1	1	2	2
4	1	2	2	2	2	1	1
5	2	1	2	1	2	1	2
6	2	1	2	2	1	2	1
7	2	2	1	1	2	2	1
8	2	2	1	2	1	1	2

附表（2） $L_{16}(2^{15})$正交表

试验号	列号														
	1	2	3	4	5	6	7	8	9	10	11	12	13	14	15
1	1	1	1	1	1	1	1	1	1	1	1	1	1	1	1
2	1	1	1	1	1	1	1	2	2	2	2	2	2	2	2
3	1	1	1	2	2	2	2	1	1	1	1	2	2	2	2
4	1	1	1	2	2	2	2	2	2	2	2	1	1	1	1
5	1	2	2	1	1	2	2	1	1	2	2	1	1	2	2
6	1	2	2	1	1	2	2	2	2	1	1	2	2	1	1
7	1	2	2	2	2	1	1	1	1	2	2	2	2	1	1
8	1	2	2	2	2	1	1	2	2	1	1	1	1	2	2
9	2	1	2	1	2	1	2	1	2	1	2	1	2	1	2
10	2	1	2	1	2	1	2	2	1	2	1	2	1	2	1
11	2	1	2	2	1	2	1	1	2	1	2	2	1	2	1
12	2	1	2	2	1	2	1	2	1	2	1	1	2	1	2
13	2	2	1	1	2	2	1	1	2	2	1	1	2	2	1

试验号	列号														
	1	2	3	4	5	6	7	8	9	10	11	12	13	14	15
14	2	2	1	1	2	2	1	2	1	1	2	2	1	1	2
15	2	2	1	2	1	1	2	1	2	2	1	2	1	1	2
16	2	2	1	2	1	1	2	2	1	1	2	1	2	2	1

附表(3) $L_8(2^7)$ 和 $L_{16}(2^{15})$ 二列间交互表

试验号	列号														
	1	2	3	4	5	6	7	8	9	10	11	12	13	14	15
	(1)	3	2	5	4	7	6	9	8	11	10	13	12	15	14
		(2)	1	6	7	4	5	10	11	8	9	14	15	12	13
			(3)	7	6	5	4	11	10	9	8	15	14	13	12
				(4)	1	2	3	12	13	14	15	8	9	10	11
列					(5)	3	2	13	12	15	14	9	8	11	10
	A					(6)	1	14	15	12	13	10	11	8	9
							(7)	15	14	13	12	11	10	9	8
								(8)	1	2	3	4	5	6	7
号									(9)	3	2	5	4	7	6
										(10)	1	6	7	4	5
											(11)	7	6	5	4
												(12)	1	2	3
													(13)	3	2
	B													(14)	1

附表(4) $L_9(3^4)$ 正交表

试验号	列号			
	1	2	3	4
1	1	1	1	1
2	1	2	2	2
3	1	3	3	3
4	2	1	2	3
5	2	2	3	1
6	2	3	1	2
7	3	1	3	2
8	3	2	1	3
9	3	3	2	1

注:任意二列间的交互作用出现于另外二列。

附表(5) $L_{18}(3^7)$正交表

试验号	列号						
	1	2	3	4	5	6	7
1	1	1	1	1	1	1	1
2	1	2	2	2	2	2	2
3	1	3	3	3	3	3	3
4	2	1	1	2	2	3	3
5	2	2	2	3	3	1	1
6	2	3	3	1	1	2	2
7	3	1	2	1	3	2	3
8	3	2	3	2	1	3	1
9	3	3	1	3	2	1	2
10	1	1	3	3	2	2	1
11	1	2	1	1	3	3	2
12	1	3	2	2	1	1	3
13	2	1	2	3	1	3	2
14	2	2	3	1	2	1	3
15	2	3	1	2	3	2	1
16	3	1	3	2	3	1	2
17	3	2	1	3	1	2	3
18	3	3	2	1	2	3	1

附表(6) $L_{16}(4^5)$正交表

试验号	列号				
	1	2	3	4	5
1	1	1	1	1	1
2	1	2	2	2	2
3	1	3	3	3	3
4	1	4	4	4	4
5	2	1	2	3	4
6	2	2	1	4	3
7	2	3	4	1	2
8	2	4	3	2	1
9	3	1	3	4	2
10	3	2	4	3	1
11	3	3	1	2	4

续表

试验号	列号				
	1	2	3	4	5
12	3	4	2	1	3
13	4	1	4	2	3
14	4	2	3	1	4
15	4	3	2	4	1
16	4	4	1	3	2

注意:任意二列交互作用在其他三列。

附表(7) $L_{25}(5^6)$ 正交表

试验号	列号					
	1	2	3	4	5	6
1	1	1	1	1	1	1
2	1	2	2	2	2	2
3	1	3	3	3	3	3
4	1	4	4	4	4	4
5	1	5	5	5	5	5
6	2	1	2	3	4	5
7	2	2	3	4	5	1
8	2	3	4	5	1	2
9	2	4	5	1	2	3
10	2	5	1	2	3	4
11	3	1	3	5	2	4
12	3	2	4	1	3	5
13	3	3	5	2	4	1
14	3	4	1	3	5	2
15	3	5	2	4	1	3
16	4	1	4	2	5	3
17	4	2	5	3	1	4
18	4	3	1	4	2	5
19	4	4	2	6	3	1
20	4	5	3	1	4	2
21	5	1	5	4	3	2
22	5	2	1	5	4	3

续表

试验号	列号					
	1	2	3	4	5	6
23	5	3	2	1	5	4
24	5	4	3	2	1	5
25	5	5	4	3	2	1

附表(8) $L_8(4^1 \times 2^4)$ 正交表

试验号	列号				
	1	2	3	4	5
1	1	1	1	1	1
2	1	2	2	2	2
3	2	1	1	2	2
4	2	2	2	1	1
5	3	1	2	1	2
6	3	2	1	2	1
7	4	1	2	2	1
8	4	2	1	1	2

附表(9) $L_{16}(4^2 \times 2^9)$ 正交表

试验号	列号										
	1	2	3	4	5	6	7	8	9	10	11
1	1	1	1	1	1	1	1	1	1	1	1
2	1	2	1	1	1	2	2	2	2	2	2
3	1	3	2	2	2	1	1	1	2	2	2
4	1	4	2	2	2	2	2	2	1	1	1
5	2	1	1	2	2	1	2	2	1	2	2
6	2	2	1	2	2	2	1	1	2	1	1
7	2	3	2	1	1	1	2	2	2	1	1
8	2	4	2	1	1	2	1	1	1	2	2
9	3	1	2	1	2	2	1	2	2	1	2
10	3	2	2	1	2	1	2	1	1	2	1
11	3	3	1	2	1	2	1	2	1	2	1
12	3	4	1	2	1	1	2	1	2	1	2
13	4	1	2	2	1	2	2	1	2	2	1
14	4	2	2	2	1	1	1	2	1	1	2
15	4	3	1	1	2	2	2	1	1	1	2
16	4	4	1	1	2	1	1	2	2	2	1

附2　常用二水平正交表的表头设计参考

附表（1）　$L_8(2^7)$ 表头设计

因素数	列号						
	1	2	3	4	5	6	7
3	A	B	A×B	C	A×C	B×C	A×B×C
4	A	B	A×B	C	A×C	B×C	D
			C×D		B×D	A×D	

附表（2）　$L_{16}(2^{15})$ 表头设计

因素数	列号														
	1	2	3	4	5	6	7	8	9	10	11	12	13	14	15
4	A	B	AB	C	AC	BC	ABC	D	AD	BD	ABD	CD	ACD	BCD	ABCD
5	A	B	AB	C	AC	BC	DE	D	AD	BD	CE	CD	BE	AE	E
6	A	B	AB	C	AC	BC		D	AD	BD	E	CD	F		CE
			DE		DF	EF			BE	AE		AF			BF
									CF						
7	A	B	AB	C	AC	BC	S	D	AD	BD	E	CD	F	G	CE
			DE		DF	EF			BE	AE		AF			BF
			FG		EG	DG			CF	CG		BG			AG
8	A	B	AB	C	AC	BC	H	D	AD	BD	E	CD	F	G	CE
			DE		DF	EF			BE	AE		AF			BF
			FG		EG	DG			CF	CG		BG			AG
			CH		BH	AH			GH	FH		EH			DH

第十六章　重复测量设计

第一节　概　　述

一、基 本 概 念

重复测量设计(repeated measures design)指在不同的时点或不同的场合(或二者同时存在)重复观测同一受试对象的相同观察指标的设计方法。受试对象包括正常人、病人、受试动物、离体组织与细胞等;场合多指不同的时间点或同一受试对象的不同部位。按此种设计方法所收集的资料称为重复测量资料(repeated measures data)。按不同时间点所收集的重复测量数据又称为追踪数据或纵向数据(longitudinal data)。由于这种设计符合许多医学试验本身的特点,故在医学科研中应用的频率相当高。

最为常见的重复测量设计是前后测量设计,亦称单组前后测量设计,是重复测量设计的特例。当前后测量设计的重复测量次数 $m \geqslant 3$ 时,即称重复测量设计。

二、重复测量设计应用

重复测量设计常用来研究干预措施对效应指标的时序性与量效性变化趋势。例如,临床试验中患者用药前或用药后不同时间点的效应;动物实验研究中,动物体内某项生理、生化指标在不同时间点的变化趋势;研究青少年体格发育时,定期重复测量不同营养状态青少年体格发育指标(功能指标或形态指标),不同疾病组病人在不同时点上的检测结果,或不同疾病在手术后不同时点的检查结果等。收集研究资料进一步分析,动态观察药物的量效时间、持续时间;疾病的发展、转归、康复的趋势等。重复测量设计方法主要是在单因素或多因素设计的基础上,将反复测量效应指标的时间作为研究因素纳入分析程序。过去由于计算机分析技术普及程度较低,计算较烦琐,许多研究者将重复测量因素分解,分别对各时点值进行组间效应对比,忽视了重复测量数据误差的多层性和数据间存在的自相关性,错误地进行分析,给实际问题的解释带来了麻烦,有时甚至可能得出不切实际的结果。

三、重复测量设计与其他设计的区别

在实际研究的统计分析中,常有人将重复测量设计与配对设计、随机区组设计混淆,需引起高度注意。

(一)前后测量与配对设计区别

重复测量资料最常见的情况是前后测量设计(premeasure-postmeasure design)。而前后测量设计又容易与配对设计、完全随机设计及随机区组混淆,分析中须认真区别。如表 16-1

资料是一个前后测量设计资料,表 16-2 为配对设计资料,可从以下分析加以区别。

前后测量设计与配对设计的区别在于,配对设计可以对性质基本相同的受试个体随机分配到两个处理组,两个受试个体可同期测量效应指标,可以用配对 t 检验比较两个处理组间的差别。配对设计虽将两个同质的个体配成一对,但二者之间彼此独立,并无关联。前后测量设计其观察指标的测量只设置两个时点(通常是处理前后),似乎与配对设计相同,每个个体也只测量两次结果,但它是针对同一个体不能同期测量其效应指标,两次结果并不独立,相互间有联系,不能采用配对 t 检验分析。

表 16-1 为医生使用某降压药治疗高血压病人 10 例,观察治疗前后舒张压的变化,该资料是前后测量设计的实验结果。

表 16-1　高血压患者治疗前后的舒张压(mmHg)

编号	治疗前	治疗后	差值 d
1	130.0	114.0	16.0
2	124.0	110.0	14.0
3	136.0	126.0	10.0
4	128.0	116.0	12.0
5	122.0	102.0	20.0
6	118.0	100.0	18.0
7	116.0	98.0	18.0
8	138.0	122.0	16.0
9	126.0	108.0	18.0
10	124.0	106.0	18.0
$\bar{X}$	126.2	110.2	16.0
S	7.1	9.3	3.1

表 16-2 为两种不同的方法测定乳酸饮料中脂肪含量,比较两种方法测定同一样品脂肪含量的精确度,是配对设计资料。

表 16-2　两种方法对乳酸饮料中脂肪含量的测定结果(%)

编号	哥特里-罗紫法	脂肪酸水解法	差值 d
1	0.840	0.580	0.260
2	0.591	0.509	0.082
3	0.674	0.500	0.174
4	0.632	0.316	0.316
5	0.687	0.337	0.350
6	0.978	0.517	0.461
7	0.750	0.454	0.296
8	0.730	0.512	0.218
9	1.200	0.997	0.203
10	0.870	0.506	0.364

从统计学分析来看两者也不相同,配对 t 检验要求同一对子的两个实验单位的观察结果分别与差值相互独立,差值服从正态分布。而前后测量设计前后两次观察结果通常与差值不

独立,其第一次观察结果与差值存在相关关系(见表16-2)。配对设计用平均差值推论处理的作用;而前后测量设计除了分析平均差值外,还可进行相关回归分析。因此前后测量设计结果不能简单地套用配对 t 检验,而要按重复测量设计方法作统计学分析。

(二)重复测量设计与随机区组设计区别

重复测量设计与随机区组设计的区别在于:重复测量的时点不能随机分配给受试对象,时间因素仅为受试对象的伴随因素;各时点之间的效应指标存在相关关系。而随机区组设计的特征是区组内受试个体同质且彼此独立,只是接受的处理不同。

重复测量数据结构形式上与随机区组设计相似(表16-3、表16-4),但实质上却截然不同。重复测量设计是研究者对同一研究对象在几个固定观测点作动态观测,各观测点是固定的,不能随机分配;不同观测点数据间彼此不独立或不完全独立,存在一定的相关性。因此,判断数据是否为重复测量数据,其主要看数据是否来自于同一个体多次测量或观察,其次看不同时点(场合)测定数据间是否不独立或不完全独立。而随机区组设计则要求每个区组内实验单位彼此独立,处理只能在区组内随机分配,每个实验单位接受的处理是不相同的。

表16-3资料是根据某特征将肉瘤小鼠动物模型随机分为5个区组,观察A、B、C三种抗癌药物对小鼠肉瘤的抑制作用,是随机区组设计资料。

表 16-3 不同药物作用后小白鼠肉瘤重量(g)

区组	A 药	B 药	C 药
1	0.82	0.65	0.51
2	0.73	0.54	0.23
3	0.43	0.34	0.28
4	0.41	0.21	0.31
5	0.68	0.43	0.24

表16-4是两因素多水平重复测量设计资料,采用A、B两种手术方案治疗某疾病,比较术前、术后第10天、第2个月、第4个月、第6个月、第9个月症状评分。病人接受手术方案A或B是随机分组的,观察时间是手术前设计确定的。

表 16-4 患者手术前后症状评分

处理分组	手术前	手术后				
		第 10 天	第 2 个月	第 4 个月	第 6 个月	第 9 个月
A	0.60	0.67	2.84	2.10	2.00	1.60
A	1.42	3.40	4.10	2.92	2.65	3.40
A	0.90	2.30	2.70	1.70	1.10	1.30
A	1.10	1.40	1.00	2.60	0.90	2.10
A	2.30	2.20	3.80	3.50	2.50	1.80
A	0.81	1.2	1.12	1.61	1.49	1.61
B	1.20	1.10	1.13	3.49	1.57	1.54
B	2.71	2.04	2.61	2.17	2.15	1.81
⋮	⋮	⋮	⋮	⋮	⋮	⋮
B	1.80	1.40	1.00	1.30	2.40	2.40

第二节　设计与实施

一、实验设计

1. 对照组设置　对照组在临床试验中具有举足轻重的地位,这是因为效应指标在无任何干预措施的条件下也会随时间的推移产生变化。例如疾病的自愈或症状的减轻等,因此,重复测量设计试验必须设置平行对照组,尤其是比较疗效的重复测量设计。其目的是充分暴露干预措施的作用,排除混杂因素。

2. 研究因素的设置　重复测量设计最基本方法是要设置一个研究因素和一个时间因素,可依据研究目的设置两因素两水平或多水平,也可设置多因素多水平。研究因素可以施加干预并将受试对象进行随机化分组。时间因素的水平设置依据专业知识确定。为便于统计学分析,要求每个受试对象的重复测量时间点必须相同,测量时间间距可按等差或等比级数划分。

3. 随机化分组方法　按研究因素与水平将 n 个受试对象随机分配到 g 个处理组(水平组, $g \geqslant 2$);每个受试对象按重复测量的水平变化固定顺序重复测量 t 次($t \geqslant 2$)。

二、应用实例

例 16-1　为研究某食物对血清胆固醇浓度的影响,选择 14 只同质的家兔,随机分成两组,分别饲喂正常食物与待研究食物,于实验前、喂养 5 周、10 周后,各取血样测量血清胆固醇含量(mmol/L),经用自然对数转换后的资料见表 16-5,试分析本次研究的实验设计类型。

表 16-5　两组家兔血清胆固醇含量(mmol/L,自然对数值)的比较

家兔号	处理组			家兔号	对照组		
	实验前	5 周后	10 周后		实验前	5 周后	10 周后
1	0.744	2.013	2.621	1	0.376	0.668	0.570
2	0.904	2.054	1.628	2	0.995	0.584	0.461
⋮	⋮	⋮	⋮	⋮	⋮	⋮	⋮
6	0.985	1.926	2.915	6	0.861	0.883	0.757
7	1.051	1.638	1.225	7	0.872	0.555	0.540

分析:本例设置有两个因素,研究因素为喂养实验家兔两种不同的食物。时间因素为 3 个不同的时间点(三水平),时距相等均为 5 周,同一实验家兔在不同 3 个时间点重复测量 3 次血清胆固醇含量。研究目的是了解不同食物对实验家兔不同时间点中血清胆固醇含量有无影响。实验设计类型是完全随机分组的重复测量设计。效应指标为定量的血清胆固醇含量(mmol/L)。

例 16-2　某医生研究大白鼠在皮肤有无破损的条件下,外用不同剂量的某种药物后,对实验鼠在不同的时间测量其心率(次/分)。A 因素:皮肤无破损记为 a_1 ,有破损记为 a_2 ;B 因素:药物剂量高低记为:无 b_1 、低 b_2 、高 b_3 ;C 因素观测时间:用药前记为 c_1 ,用药后 30 天记为 c_2 ,依此类推(表 16-6)。试分析本次实验研究的实验设计类型。

表 16-6 A、B、C 三个因素对大白鼠心率影响的测定结果

A 因素	B 因素	序号	心率（次/分）			
			C 因素			
			c_1 药前	c_2 药后 30 天	c_3 药后 60 天	c_4 药后 90 天
a_1 无破损	b_1 无	1	245	257	247	250
		2	201	229	230	248
		⋮	⋮	⋮	⋮	⋮
		5	290	246	306	294
		6	250	259	243	259
	b_2 低	1	182	271	278	219
		2	181	226	178	200
		⋮	⋮	⋮	⋮	⋮
		5	210	310	288	293
		6	322	300	246	234
	b_3 高	1	199	265	259	258
		2	214	253	194	267
		⋮	⋮	⋮	⋮	⋮
		5	171	194	240	232
		6	187	293	154	293
a_2 有破损	b_1 无	1	240	295	224	293
		2	182	316	283	293
		⋮	⋮	⋮	⋮	⋮
		5	317	301	300	284
		6	295	285	268	283
	b_2 低	1	299	294	278	319
		2	300	251	306	278
		⋮	⋮	⋮	⋮	⋮
		5	179	268	264	273
		6	313	255	283	261
	b_3 高	1	284	287	232	273
		2	260	296	288	278
		⋮	⋮	⋮	⋮	⋮
		5	266	250	279	300
		6	296	316	254	286

分析:本例设置有 3 个因素,第一研究因素 A 为大白鼠皮肤有无破损(a_1 无破损、a_2 有破损,两水平),第二研究因素 B 为某外用药物的不同剂量(b_1 空白对照组、b_2 低剂量、b_3 高剂量,三水平),第三因素为时间因素 C,即在不同时点重复测量大白鼠的心率,共有 4 个水平,时距相等均为 30 天。研究目的是了解大白鼠在皮肤有无破损条件下,使用某外用药物的不同剂量是否影响到不同时点的心率。实验设计类型是完全随机分组的重复测量设计。即将 36 只同质的大白鼠随机分配到实验组中去。效应指标是定量的心率(次/分)。

三、资料分析原则

重复测量数据的统计分析方法有重复测量设计的方差分析、多元方差分析、混合效应模型和近几年发展起来的多水平模型。

进行重复测量设计的方差分析,除需满足一般方差分析的条件外,还需特别满足协方差阵的球对称性或复合对称性,如球对称性质不能满足,则方差分析的 F 值是有偏差的,将增大犯 I 类错误的概率。因此,①当资料满足"球对称"(sphericity)条件时,时间点间 F 值的自由度不作调整。②当资料不满足"球对称"条件时,时间点间 F 值的自由度调整为 $F_{q,s}$。常用的调整方法 Greenhouse-Geisser 法(简称 G-G 法)、Huynh-Feldt 法(简称 H-F 法)和下界法(lower-bound,简称 L-B 法)。如果数据属于非正态分布或方差不齐,可采用变量变换,满足条件后再进行方差分析。例如本章内容中的例 16-1 资料,就对原变量进行了自然对数变换后再作方差分析。

重复设计测量资料的方差分析法可检验各因素各水平、时间因素各水平的效应指标差别有无统计学意义,研究因素与时间因素交互效应有无统计学意义。

（袁秀琴　陈　锋）

第三篇 临床科研设计原理与方法

第十七章 ◀ 诊断试验研究设计与评价

在临床工作实践中,医生往往是根据病人的临床表现、体征、实验室化验结果和其他辅助的特殊检查(如影像、超声波、CT、磁共振、病理)等综合分析,对疾病作出临床诊断。随着医学科学的发展,新的诊断方法、检测方法、检测指标和诊断仪器等层出不穷,这些新方法在疾病诊断中准确度如何? 实际应用的效能有多高? 能否排除未患某种疾病的可疑病例? 这些新方法从实验室过渡到临床推广之前都须经过科学的论证与评价,这就是诊断试验研究所要回答的问题。

第一节 诊断试验研究意义

随着医学科学的不断进步,临床诊断技术也在不断创造新方法、淘汰旧方法,诊断试验研究就是科学地考证和评价新的诊断方法过程,从而建立起新的技术方法。准确诊断是医生提出合理治疗方案和防治策略的前提,新的诊断技术和方法只有经过科学考证和评价,才能正确地应用于临床实践,才能不断地提高诊疗效率和水平。诊断试验不仅仅用于临床疾病的诊断,还广泛应用于病原学诊断、疗效和预后判断、药物不良反应的监测、人群的疾病普查和筛检研究。筛检是疾病二级预防的重要措施,通过简便易行的筛检方法从人群中筛选出可疑病例,达到早发现、早诊断、早治疗的目的。

第二节 诊断试验研究设计与试验程序

诊断试验研究的基本方法是将新诊断或新检测方法,通过盲法和同步试验与金标准进行比较。设计一项新的诊断试验或检测方法应该符合简便、经济、安全、实用、效率高和真实可靠的要求,同时要遵循科学性和可行性原则。

一、诊断试验设计原理

诊断试验设计的原理是以金标准为参比,同时应用金标准方法与新方法对研究对象同步进行诊断或检测,同步诊断或检测后可出现真阳性、假阳性、真阴性、假阴性四种结果,最后将两种方法检查结果列成四格表的形式描述(表 17-1)。

表 17-1　诊断试验设计四格表

真实情况（金标准）	新方法诊断		合计
	阳性	阴性	
患病	a（真阳性）	b（假阴性）	$a+b$
未患病	c（假阳性）	d（真阴性）	$c+d$
合计	$a+c$	$b+d$	$N(a+b+c+d)$

表中真阳性、假阴性、假阳性、真阴性均为新方法诊断与金标准诊断比较所得结果。在分析评价中还可根据四格表结果分析新方法的灵敏度、特异度、误诊率、漏诊率、准确度等指标，最后根据系列指标综合判断新方法的优劣。

二、金标准的确定

金标准（gold standard）是指目前医学界已有的、公认的、准确可靠的诊断方法。如心肌梗死诊断试验研究通常用冠状动脉造影术作为金标准，消化性溃疡病诊断试验一般选择纤维光束胃镜作金标准。临床上常用的金标准还有病理学检查（活检、尸检）、手术探查、CT、B 超、磁共振等。金标准是一种针对性很强的特异诊断，应该能够正确区分有病和无病、阳性和阴性，研究者利用金标准与试验组的效应指标相比较和评价。金标准的选择十分重要，如果选择不当，将会直接影响新方法评价的客观性。

如果缺乏较好的金标准，将对比较的结果评价产生偏倚，当金标准选择不当，不能正确划分患者和非患者，由此产生的偏倚称为不完善金标准偏倚。

三、研究对象选择

选择合适的研究对象对诊断试验研究成败举足轻重，诊断试验研究对象包括实验组和对照组。选择研究对象最重要的原则是要具有代表性，如果选择的研究对象不能代表目标总体，就会产生选择性偏倚。

（一）实验组

指经金标准诊断的患病组（真实患病）。实验组的研究对象应具有反映该病的全部特征，即包括典型和非典型的症状与体征；具有早、中、晚期的临床病程；还有轻、中、重型不同病情等，使之能代表该疾病的目标总体。选择实验组的研究对象如果未包含不同病情、不同病程、不同临床表现的患者，就会出现频谱偏倚（是样本选择偏倚中最常见的一种）。选择实验组研究对象还需注意患者的构成要尽可能接近该疾病患者的总体特征，患者来源最好选择不同区域、不同级别多家医院的的病人，以排除构成与来源所造成的偏倚。

（二）对照组

选择经金标准证实无该病的患者或参照人群（非患者）。广义的非患者不仅包括健康人，还包括患有其他疾病需要与该疾病鉴别的病人，故对照组经常选用容易与该疾病相混淆而又确实未患该病的其他病人，使之更具有实际意义，特别对鉴别诊断的试验尤为重要。为保证对照组的可比性，对照组研究对象的年龄、性别等构成及其来源尽可能与实验组一致。

（三）样本量估计

样本量估计可按照率的抽样调查方法估算样本数或查表法估计。但诊断试验研究中，诊断方法的灵敏度和特异度与样本的大小有关,样本量估计前需初步知道其预期的灵敏度与特异度。当灵敏度与特异度接近50%时,可按式(17-1)计算:

$$n = \left(\frac{\mu_a}{\delta}\right) p \left(1-p\right) \qquad \text{式(17-1)}$$

式中 μ_a 指正态分布中累计概率为 $\alpha/2$ 时的 μ 值($\mu_{0.05/2}=1.960$, $\mu_{0.01/2}=2.576$), p 为诊断试验预期的灵敏度或特异度, δ 为允许误差。

当灵敏度与特异度小于20%或大于80%时,资料呈偏态分布,需要对率采用平方根反正弦转换,再按式(17-2)计算:

$$n = \left\{ \frac{57.3\mu_a}{\sin^{-1}\left(\dfrac{\delta}{\sqrt{p\left(1-p\right)}}\right)} \right\} \qquad \text{式(17-2)}$$

(四) 界值的选择

界值(critical value)也称截断值(cutoff value),可理解为诊断界值。界值是诊断试验研究中用来判断患者与非患者、阴性与阳性的分界值。有的诊断指标正常与异常间没有重复,只有一个界点,有些诊断指标正常与异常间不但没有重复,两者间相隔一定距离,其界点是一个范围,如果正常与异常间重复很多,其界点也是一个范围。一般情况下多用参考范围(旧名正常值)的界值作为诊断界值。诊断试验研究中界值的选择十分重要,选择不同的界值,诊断试验的灵敏度和特异度就不同。如图 17-1 所示,选择的界值越大(界值点右移),实验的漏诊率就越高,而选择的界值越小(界值点左移),实验的误诊率越高。

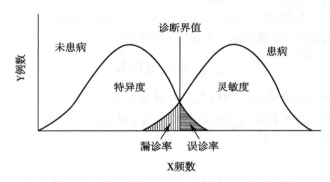

图 17-1 诊断界值与灵敏度、特异度关系示意图

选择界值的原则:应根据诊断试验的目的,并权衡误诊与漏诊对研究对象的影响大小来选择合适的界值。如果诊断试验目的是为筛检或排除某一疾病,要求特异度较高,可选择较大的诊断界值,以减少误诊率;若诊断试验目的是为确诊(发现)某一疾病,要求灵敏度较高,可选择较小的诊断界值,以减少漏诊率。

(五) 实施试验

以上工作完成后进入试验阶段,用金标准确定实验组与对照组的受试对象接受新的方法诊断或检测,收集试验结果的原始数据。试验全过程尽可能采用双盲法,正式试验前可先行可靠性试验,计算变异系数和一致性检验,实施试验中需注意控制实验条件,校准仪器,标化试剂,加强试验的质量控制。

(六) 统计学分析与评价

计算新方法与金标准试验结果的符合程度统计学指标,如灵敏度、特异度、预测值等系列指标,进行统计学推断。将新方法与金标准试验结果指标对比分析,再评价新方法的效果及其实用性。在评价诊断试验结果时,不能简单比较诊断试验与金标准的结果差异,简单报告 t 值或 χ^2 值,应在全面分析的基础上,综合各项指标评价和报告诊断试验的真实性、可靠性、实用性和效果。

第三节　诊断试验评价指标

一项好的诊断试验应同时具备识别患者和排除非患者的能力,且在应用于人群资料分析中有较好的预测能力。主要从诊断试验的准确度和预测价值两个方面评价。准确度评价常用指标包括灵敏度、特异度、准确度、Youden 指数、似然比、ROC 曲线及 ROC 曲线下的面积等;预测价值评价常用指标有阳性预测值和阴性预测值。

一、灵敏度与特异度

灵敏度与特异度是诊断试验最基本的特性指标,二者相辅相成,缺一不可。

(一)灵敏度(sensitivity, Se)

灵敏度也称敏感度。灵敏度是指研究对象实际患病用新方法诊断为阳性的概率,所以又称为真阳性率(true positive rate, TPR)。该指标只与实验组有关,它反映诊断试验识别患者的能力。计算方法如式(17-3)

$$\text{Se} = \frac{a}{a+b} \times 100\% \qquad\qquad 式(17\text{-}3)$$

某病实际患病的对象中,被新方法判断为阴性者的概率称为假阴性率(false negative rate, FNR),又叫漏诊率,漏诊率与灵敏度互为补数,即漏诊率=$1-\text{Se}$。由此可见,诊断试验的灵敏度越高,漏诊率就越低。

(二)特异度(specificity, Sp)

指研究对象实际未患病而用新方法诊断为阴性的概率,故又称真阴性率(true negative rate, TNR)。如公式(17-4)

$$\text{Sp} = \frac{d}{c+d} \times 100\% \qquad\qquad 式(17\text{-}4)$$

特异度的高低表明诊断试验排除非患者的能力强弱,该指标只与非患者有关。实际未患病的研究对象,用新方法试验将其判定为阳性的概率称为假阳性率(false positive rate, FPR),又称为误诊率。误诊率与特异度互为补数,即误诊率=$1-\text{Sp}$。特异度越高,误诊率就越低。

理想的诊断试验灵敏度和特异度都很高,患有本病的病人出现阳性反应,未患本病的病人出现阴性反应,即误诊率和漏诊率都很低。但是,由于生物个体差异较大,加之疾病自然史的多样性,对于绝大多数诊断试验而言,患者与非患者的检查结果的分布有不同程度的重叠现象(图 17-2)。

图 17-2 中,X 轴表示某指标的检查结果(变量值),Y 轴表示频数(人数),以 G

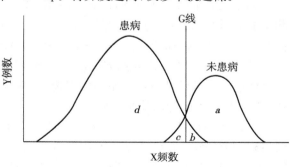

图 17-2　诊断试验患病与未患病频数分布

线作为分界线（界值），将患病和未患病分为 a、b、c、d 四个不同的区域。从四个区域及重叠部分可以粗略观察到，大部分本病患者由本次试验判断为阳性（a），只有少部分判为阴性（c）；非患者大部分判断为阴性（d），也有少部分判为阳性（b）。如果 G 线向右移，特异度增强，灵敏度降低；左移则灵敏度增强，特异度降低。只有当 G 线居中时灵敏度与特异度才接近。

例 17-1　某医院心血管病内科病房，收治急性心前区疼痛疑似急性心肌梗死的患者 395 例，为研究肌酸激酶对急性心肌梗死的诊断价值，以冠脉造影诊断为金标准，同时检测患者血清肌酸激酶水平，设定血清肌酸激酶≥80U/L 为阳性，<80U/L 为阴性，试验结果整理如表 17-2。

表 17-2　血清肌酸激酶测定诊断急性心肌梗死

冠脉造影（金标准）	血清肌酸激酶（U/L）		合计
	阳性	阴性	
患病	225(a)	25(b)	250
未患病	24(c)	121(d)	145
合计	249	146	395

由表 17-2 可见，如果独立地分析金标准试验和血清肌酸激酶试验，两种方法所诊断出的急性心肌梗死患者和所排除的非患者数量几乎相等。但将两个试验结合起来分析可见，两种方法所诊断和排除的个体并不完全一致。在 250 例用金标准已确诊的急性心肌梗死的患者中，用血清肌酸激酶水平判断，有 225 例为阳性（真阳性），25 例诊断为阴性（假阴性）；在 145 例用金标准已确定未患急性心肌梗死的试验对象中，用血清肌酸激酶水平诊断，有 24 例被判为阳性（假阳性），有 121 例被判为阴性（真阴性）。说明对新方法诊断试验的评价必须对比金标准结果进行分析。

表 17-2 的数据可分析血清肌酸激酶在诊断急性心肌梗死患者的灵敏度、特异度、误诊率、漏诊率，计算结果如下：

灵敏度（Se）＝（225/250）×100％＝90.0％

漏诊率（FNR）＝ 1－Se＝10.0％

特异度（Sp）＝（121/145）×100％＝83.4％

误诊率（FPR）＝ 1－Sp＝16.6％

据上述试验结果计算的各项指标，对血清肌酸激酶诊断试验结果进行评价。结果说明，用测定血清肌酸激酶水平诊断急性心肌梗死时，有 90.0％的急性心肌梗死的病例被正确诊断，同时有 10.0％的病例被错判为非病例；有 83.4％的未发生心肌梗死者被正确地排除，同时也有 16.6％的非心肌梗死病例被误诊为心肌梗死。对心肌梗死病例必须准确诊断及时抢救，需要灵敏度很高的诊断方法才不会贻误抢救治疗，血清肌酸激酶水平诊断进行心肌梗死灵敏度达 90％，是一种较好的诊断指标。

一种新的诊断方法能否在实践中推广应用，首先要考虑的问题是灵敏度与特异度的高低，最理想的诊断方法是灵敏度和特异度都很高，但在临床实践中很难达到这种理想的结果，如在某些生化检验指标进行试验时，因为这些指标往往是计量的，在进行诊断试验结果的判定时，必然要确定一个划分阳性与阴性的界值，随着区别阳性与阴性界值的改变。灵敏度与特异度之间的关系为：当其中一个升高时，另一个必然降低。如血清肌酸激酶诊断心肌梗死的界值降低时，灵敏度增加，特异度降低；随着界值升高，灵敏度下降，而特异度随之升高(表17-3)。

表 17-3 血清肌酸激酶水平与灵敏度、特异度关系

血清肌酸激酶(U/L)	病例数		灵敏度(%)	特异度(%)
	心肌梗死(250)	非心肌梗死(145)		
0	5	92	100.0	0.0
40	20	29	98.0	63.4
80	33	10	90.0	83.4
120	33	6	76.8	90.3
160	23	2	63.6	94.5
200	19	2	54.8	95.2
240	18	1	47.2	96.6
280	14	1	40.0	97.2
320	19	1	34.4	98.6
360	15	1	26.8	99.3
400	8	0	20.8	100.0
440	8	0	17.6	100.0
≥480	35	0	14.4	100.0

上述分析可见，当灵敏度高时特异度就低，反之亦然。在实际应用中要根据研究目的选择灵敏度高或特异度高的诊断试验。如某些疾病危害严重，治疗效果又好，漏诊将会带来巨大危害，例如肾上腺嗜络细胞瘤，应尽可能选择灵敏度高的诊断方法，其识别疾病能力强，以减少漏诊率。研究目的是为了排除非患者，应尽可能选择特异度高的诊断方法，特异度高的方法则假阳性率很低，以减少误诊率。如某些疾病病情严重，治疗效果和预后均不好，治疗本身还会给病人造成一定的损伤，给病人带来很大的风险及较大的医疗费支出，例如艾滋病、某些恶性肿瘤等，误诊率越低越好。

二、准确度与 Youden 指数

灵敏度和特异度分别反映诊断试验识别患者和排除非患者的能力，如果仅评价诊断试验的灵敏度和特异度显然不够全面，准确度与 Youden 指数则是诊断试验的综合评价方法。

1. 准确度(accuracy,AC) 准确度也称正确度、符合率(percent agreement)，准确度是指新方法正确诊断(阳性和阴性)的概率，实际是新诊断方法诊断结果与金标准诊断结果的符合程度，所以又称符合率或粗一致性。其计算公式是：

$$AC = \frac{a+d}{N} \times 100\%$$ 式(17-5)

式中 a 为真阳性，d 为真阴性，$N = a+b+c+d$。以表 17-2 血清肌酸激酶测定诊断急性心肌梗死为例，将各项数据代入式(17-5)计算血清肌酸激酶诊断心肌梗死的准确度：

$$AC = \frac{225 + 121}{395} \times 100\% = 87.59\%$$

即在 395 例试验对象中，有 346 人（395×0.9719）被正确诊断，占整个试验对象的 87.59%。说明用血清肌酸激酶诊断急性心肌梗死的准确度很高，漏诊率和误诊率都较低。

2. Youden 指数（Youden index, Yi） 又称正确诊断指数，是灵敏度与特异度之和 −1，换言之是真阳性率与假阳性率之差。Youden 指数用 J 表示，计算公式为：

$$J = Se + Sp - 1 = TPR - FPR \qquad \text{式(17-6)}$$

Youden 指数的取值在 −1~1 之间，其值越大，说明诊断试验的准确度越高，该指数与人群患病率无关。Youden 指数将假阳性和假阴性产生的后果视为相同，这是它和准确度一个共同的缺陷。若某诊断试验的灵敏度和特异度分别为 0.7 和 0.3，另一诊断试验的灵敏度和特异度分别为 0.3 和 0.7，这时两个诊断试验的 Youden 指数和准确度就相同，实际上两个诊断试验的特征并不同。

仍以表 17-2 血清肌酸激酶测定诊断急性心肌梗死为例，代入式(17-6)计算 Youden 指数：

$$J = 0.90 + (0.834 - 1) = 0.734$$

三、诊断试验的预测值

预测值又称为验后概率（post-test probability），也称诊断价值。诊断试验的预测值表示实验结果的实际临床意义，即反映诊断试验判断为阳性或阴性的观察者，其实际为患者或非患者的概率有多大。所以预测值分阳性预测值（positive predictive value, PV＋）和阴性预测值（negative predictive value, PV−）两种。

1. 阳性预测值 是诊断试验结果为阳性的观察对象实际是患者的概率。即诊断试验结果为阳性的对象，其真正患病的可能性有多大，这是临床医生所关心的问题。对于一项诊断试验来说，这个值越大越好。计算公式是：

$$PV+ = \frac{a}{a+c} \times 100\% \qquad \text{式(17-7)}$$

2. 阴性预测值 是诊断试验为阴性的研究对象是非患者的概率。即诊断试验结果为阴性的研究对象，其真正为非患者的可能性有多大。该值越大越好。计算公式是：

$$PV- = \frac{d}{b+d} \times 100\% \qquad \text{式(17-8)}$$

以例 17-1 血清肌酸激酶诊断急性心肌梗死的资料为例，计算阳性预测值和阴性预测值。由表 17-2 可见，在金标准诊断的 250 例急性心肌梗死的患者中，用血清肌酸激酶诊断试验结果为阳性者的有 225 例，被金标准确诊为非急性心肌梗死的 145 研究对象中，经血清肌酸激酶诊断试验结果为阴性的有 121 例，其阳性预测值和阴性预测值分别计算如下：

$$PV+ = \frac{225}{225 + 24} \times 100\% = 90.36\%$$

$$PV- = \frac{121}{25 + 121} \times 100\% = 82.88\%$$

结果表明采用血清肌酸激酶诊断急性心肌梗死时，若出现阳性结果，该患者有 90% 以上的把握是急性心肌梗死；如出现阴性结果，该对象不是心肌梗死的可能性在 80% 以上。

3. 预测值与灵敏度、特异度和患病率之间的关系 预测值受灵敏度、特异度、人群患病率影响。当人群中患病率一定时，诊断试验灵敏度越高，阴性预测值越大，排除非患者的效能越好;诊断试验特异度越高,其阳性预测值越大,识别患者的效能越好。当灵敏度和特异度一定时,人群中的患病率越低,阳性预测值就会越低。实际上人群患病率的波动范围远大于诊断试验特异度和灵敏度变化范围,所以在实际工作中判断试验结果,要综合考虑灵敏度、特异度和人群患病率。三者间的关系可用以下公式表达:

$$PV+ = \frac{(Se)(P)}{(Se)(P)+(1-Sp)(1-P)} \qquad 式(17-9)$$

$$PV- = \frac{(1-P)(Se)}{(1-P)(Se)+(P)(1-Sp)} \qquad 式(17-10)$$

四、似　然　比

似然比(liakelihood ratio,LR)也是综合评价灵敏度和特异度的评价指标,分阳性似然比和阴性似然比。阳性似然比是真阳性率与假阳性率之比,换言之是经金标准确诊的患者中用新方法检出患者的比例与非患者中检出假阳性的比例之比;而阴性似然比是假阴性率与真阴性率之比,是指经金标准确诊的患者中用新方法检出是非患者假阴性的比例与非患者中检出真阴性的比例之比。似然比不受人群患病率的影响,但当诊断指标为数值变量资料或等级资料时,似然比会受诊断界值的影响。

1. 阳性似然比　阳性似然比[positive likelihood ratio,LR(+)]即灵敏度与(1-Sp)之比(灵敏度/误诊率),阳性似然比的取值在0~∞之间,其值愈大诊断试验的效能愈好,计算公式为:

$$LR(+) = \frac{Se}{1-Sp} \qquad 式(17-11)$$

2. 阴性似然比　阴性似然比[negative likelihood ratio,LR(-)]即(1-Se)与特异度之比(漏诊率/特异度),阴性似然比的取值在0~∞之间,其值愈小判断试验的效能愈好,计算公式为:

$$LR(-) = \frac{1-Se}{Sp} \qquad 式(17-12)$$

表 17-2 资料的阳性似然比和阴性似然比计算结果如下:

$$LR(+) = \frac{0.90}{1-0.83} = 5.29$$

$$LR(-) = \frac{1-0.90}{0.83} = 0.12$$

五、ROC 曲线

ROC 曲线(receiver operating characteristic curve,ROC),或称接受者工作特征曲线。ROC 曲线可反映不同的诊断界值灵敏度与特异度的关系。

1. ROC 曲线图绘制　曲线以灵敏度为纵坐标,以 1-特异度为横坐标,依照连续分组(至少 5 组)测定的数据,分别计算灵敏度和特异度,再将各灵敏度与 1-Sp 对应的各点连接成线,构成真阳性率对假阳性率的曲线即为 ROC 曲线(图 17-3)。ROC 曲线可以描述不同诊断界值时诊断试验的灵敏度和特异度,反映了诊断试验中灵敏度和特异度随诊断界值变化而变化的关系,是综合评价诊断试验的诊断准确度理想的方法。

2. ROC 曲线特征　上述的几类指标(灵敏度与特异度、Youden 指数、似然比等)都有一个共同的缺陷,当诊断试验的结果是数值变量资料或等级资料时,这些指标都受界值(诊断界值)的影响,即当界值左移或右移时,其灵敏度和特异度均会发生改变,影响评价的结果。

ROC 曲线可全面评价不同诊断界值时诊断试验的准确度,ROC 曲线综合了多个诊断界值,能准确反映诊断试验的灵敏度与特异度随诊断界值变化而改变的关系,且不受人群发病率的影响,ROC 曲线方法简单直观,所以是目前公认评价诊断试验的最佳方法。

3. ROC 曲线法原理 图 17-3 纵坐标为灵敏度,横坐标为 1-特异度,曲线从左下至右上表示诊断界值由大到小变化时,灵敏度逐渐升高,特异度逐渐降低,曲线的斜率即为阳性似然比(Se/1−Sp)。若折中考虑灵敏度与特异度,可用 ROC 曲线的最大斜率确定诊断界值。

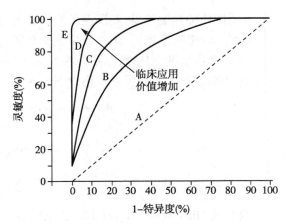

图 17-3 ROC 曲线图示

采用 ROC 曲线法评价诊断试验准确度是通过计算 ROC 曲线下面积(记为 Az)大小进行评价。图 17-3 中从左下到右上呈 45°的对角线称为机会线,以灵敏度和 1−特异度均等于 100% 做一连线,连线组成的方框中所包含的面积为 1,可看到 ROC 曲线越接近机会线,曲线下方的面积越接近 0.5,其诊断价值越低;ROC 曲线离机会线越远,曲线的面积越接近 1,其诊断价值越高。因此,通常 ROC 曲线下面积(A_z)取值在 0.5~1 之间。一般情况下,Az<0.7 时,诊断价值较低;Az 在 0.7~0.9 之间时,诊断价值中等;Az>0.9 以上,诊断价值较高。图中 A、B、C、D、E 分别表示 5 个诊断试验曲线下的面积,诊断试验 A 灵敏度=1−特异度,即真阳性率=假阳性率,表示诊断试验对患者和非患者检出阳性的概率相同,对临床应用是无意义的诊断试验。诊断试验 B、C、D、E 的 ROC 曲线面积逐渐增加,其临床应用价值逐步提高,诊断试验 E 的临床应用价值最好。

4. ROC 曲线法的应用

例 17-2 某医院研究考察空腹血糖值(FPG,mmol/L)诊断糖尿病的诊断试验中,共收集 245 例糖尿病患者与 50 名正常人的空腹血糖,若以血糖≥5.6mmol/L 为阳性标准,采用金标准和空腹血糖实验诊断结果如表 17-4,不同诊断界值时空腹血糖试验的灵敏度和特异度见表 17-5,糖尿病患者和正常人的空腹血糖检测结果见表 17-6。

表 17-4 空腹血糖实验诊断结果

真实情况(金标准)	空腹血糖诊断结果		合计
	阳性	阴性	
糖尿病患者	227	18	245
未患病	21	29	50
合计	248	47	295

表 17-5 不同诊断界值时空腹血糖试验的灵敏度和特异度

诊断界值	灵敏度	特异度	诊断界值	灵敏度	特异度
3.000	1.000	0.000	5.650	0.922	0.640
4.050	1.000	0.020	5.750	0.902	0.740
4.150	0.996	0.020	5.850	0.894	0.780

续表

诊断界值	灵敏度	特异度	诊断界值	灵敏度	特异度
4.250	0.996	0.040	5.950	0.882	0.800
4.350	0.996	0.080	6.050	0.878	0.900
4.500	0.996	0.100	6.150	0.869	0.900
4.650	0.996	0.120	6.250	0.865	0.900
4.750	0.992	0.160	6.350	0.853	0.920
4.850	0.992	0.180	6.450	0.841	0.940
4.950	0.988	0.200	6.550	0.820	0.960
5.050	0.988	0.260	6.650	0.840	0.960
5.150	0.980	0.320	6.750	0.796	0.980
5.250	0.976	0.380	6.850	0.788	1.000
5.350	0.951	0.460	…	…	…
5.450	0.947	0.520	0.800	0.000	1.000
5.550	0.927	0.580			

表 17-6　245 名糖尿病患者和正常人的空腹血糖(mmol/L)

患者($n_1=245$)	5.3	5.5	9.1	14.2	7.9	…	7.1
正常人($n_0=50$)	4.2	5.3	4.7	5.1	4.7	…	5.5

（1）绘制 ROC 曲线图：采用 SPSS 软件分析数值变量资料，根据以上资料，分别取灵敏度：0.00，0.25，0.50，0.75，1.00；1－特异度：0.00，0.25，0.50，0.75，1.00。数据集包括按照金标准诊断的状态变量（state variable）和诊断试验（空腹血糖诊断）的结果变量（test variable），点击菜单 Graphs→ROC curve，在对话框中选入结果变量和状态变量，点击 OK 就可以输出 ROC 曲线，见图 17-4。

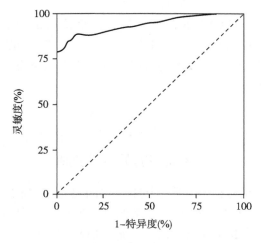

图 17-4　空腹血糖诊断试验的 ROC 曲线

（2）ROC 曲线下面积、标准误、总体 Az 的 95％可信区间、假设检验分析：在上述操作点击 OK 后，将上述这些指标均分析好输出。空腹血糖诊断试验 ROC 曲线分析结果为：Az＝ 0.937，S_{Az}0.013，总体 Az 的 95％可信区间为 0.911～0.963，假设检验 $P＝0.000$，有统计学意义，ROC 曲线下面积为 0.937 接近 1，说明空腹血糖诊断糖尿病准确度很高，临床应用价值高。

第四节 两个诊断试验比较和统计推断

一、两个诊断试验比较

在诊断试验研究中通常要比较两个诊断试验的效能，比较时需要对评价指标进行假设检验。在诊断试验测量指标为二分类变量时，主要依据诊断试验的目的选择比较的评价指标。若研究目的是要关注诊断试验发现患者的效能，可选择两个诊断试验的灵敏度进行比较；如研究目的是要排除非病例，则选择特异度进行比较；如果要比较两个试验的诊断准确度，则可以选择综合评价指标，如准确度、Youden 指数、似然比等。如果研究的诊断试验测量指标为数值变量资料或等级变量时，最好比较两个诊断试验 ROC 曲线及 ROC 曲线下的面积。

1. 两个诊断试验的准确度和 Youden 指数比较 比较时先要区分试验设计是否配对。两个非配对设计的诊断试验准确度比较检验时，可用两独立样本率比较 u 检验，也可用普通四格表 x^2 检验。配对设计可采用两相关率比较的配对四格表 McNemar 检验。配对设计的两 Youden 指数比较同配对设计的准确度比较，非配对设计的 Youden 指数比较也可用近似正态 u 检验，统计学公式见式（17-13）、式（17-14）。

$$u = \frac{J_1 - J_2}{\sqrt{S_{J1}^2 + S_{J2}^2}} \qquad \text{式（17-13）}$$

式（17-13）中 S_J（S_{J1} 或 S_{J2}）为 Youden 指数的标准误

$$S_J = \sqrt{\frac{ab}{(a+b)^3} + \frac{cd}{(c+d)^3}} \qquad \text{式（17-14）}$$

2. 两个诊断试验 ROC 曲线下的面积比较 两个诊断试验的准确度比较可根据两者 ROC 曲线下的面积大小判断，但需通过科学的假设检验比较。诊断试验通常是非配对设计，非配对设计时，两诊断试验 ROC 曲线下的面积比较可用近似正态 u 检验，见式（17-15），配对设计比较请参考有关文献。

$$u = \frac{A_{z1} - A_{z2}}{\sqrt{S_{A_{z1}}^2 + S_{A_{z2}}^2}} \qquad \text{式（17-15）}$$

二、诊断试验的统计推断

诊断试验研究一般是抽样研究，所以上述介绍的灵敏度、特异度、似然比、Youden 指数等指标均为样本分析指标，和其他研究一样需要进行可信区间估计和假设检验。以上介绍了两个 Youden 指数和两个 ROC 曲线比较的统计推断，其他指标统计推断的有关公式见表 17-7。

表 17-7　诊断试验指标的参数估计

指标	样本标准误	可信区间
灵敏度(Se)	$S_{Se} = \sqrt{ac/(a+c)^2}$	$S_e \pm u_{a/2} S_{Se}$
特异度(Sp)	$S_{Sp} = \sqrt{bd/(b+d)^3}$	$S_p \pm u_{a/2} S_{Sp}$
阳性预测值($PV+$)	$S_{PV+} = \sqrt{ab/(a+b)^3}$	$PV+ \pm u_{a/2} S_{PV+}$
阴性预测值($PV-$)	$S_{PV-} = \sqrt{cd/(c+d)^3}$	$PV- \pm u_{a/2} S_{PV-}$
符合率(PA)	$S_{PA} = \sqrt{(a+d)(b+c)/N^3}$	$PA = \pm u_{a/2} S_{PA}$

第五节　提高诊断试验效能的方法

诊断试验效能的高低与很多因素有关,如金标准的选择,病例组与正常人的确定,诊断界值的确定,样本的大小等因素均可影响诊断试验效能。在临床实践中,常用以下方法提高诊断试验的效能。

一、提高试验的验前概率

从式(17-9)、式(17-10)可知,预测值与灵敏度、特异度有关,还与人群患病率有关,当诊断试验的灵敏度和特异度不变时,人群患病率越高阳性预测值越大。如果固定似然比,验前概率(患病率)提高,验后概率也会变大,此时识别患者的把握度就越大。因此提高验前概率可提高诊断试验的效能。提高验前概率的措施有:选择高危人群、设立专科门诊、选择有特殊表现的人群。

二、采用联合试验

临床实践中用单项诊断试验进行诊断,往往存在这样或那样缺陷,如果将两个或多个诊断试验联合起来诊断同一种疾病,就可以达到优势互补,提高诊断效能的作用。常用的联合试验方法有平行试验法和系列试验法。

(一)平行试验法(parallel tests)

平行试验又称并联实验,即将两个或多个诊断试验同时诊断某一疾病,只要其中有一个诊断试验为阳性就将该受试对象视为患者,但要排除非患者,必须是两个或多个诊断试验的诊断结果均为阴性。平行试验方法可提高灵敏度和阴性预测值,减少漏诊率;同时特异度和阳性预测值降低,误诊率提高。平行试验的灵敏度和特异度计算公式如下:

$$SeCo = SeA + (1 - SeA) \times SeB \qquad\qquad 式(17-16)$$
$$SpCo = SpA \times SpB \qquad\qquad 式(17-17)$$

式中 $SeCo$、$SpCo$ 分表代表联合试验灵敏度与特异度。A、B 分别为两个不同的诊断试验。如果诊断试验主要是在于发现病例,需要提高灵敏度,可采用平行试验。

(二)系列试验法(serial tests)

系列试验也称串联试验,即将两个或多个诊断试验同时诊断某一疾病,当两个或多个诊断试验的结果均为阳性时受试者才能诊断为患病;只要有一个诊断试验为阴性,该受试对象判断为非患者。串联试验与并联试验相反,它比单个诊断试验更容易将受试对象诊断为非患者,可

提高特异度和阳性预测值,误诊率低;但灵敏度和阴性预测值降低,漏诊率提高。串联试验的灵敏度和特异度计算公式如下:

$$SeCo = SeA \times SeB \qquad\qquad 式(17\text{-}18)$$

$$SpCo = SpA + (1 - SpA) \times SpB \qquad\qquad 式(17\text{-}19)$$

实际工作中,可根据研究目的选择联合诊断试验方法,目的主要是确诊患者,可选用平行试验;研究目的在于排除非患者,就采用系列式样方法。

三、诊断试验注意事项

在进行诊断试验的实施与评价过程中,为尽量减少偏差,提高诊断效能,以下几点需特别**注意:**

1. 与金标准同步、盲法试验 新的诊断试验要与金标准同步进行试验,以增强可比性。为避免医生与病人心理及主观因素所造成的偏移,在进行诊断试验时必须采用双盲法。

2. 选择的受试对象要具有代表性 能否对早期病人和非典型病例做出正确诊断,是考证一项诊断试验能效重要的标志。所以病例组应该选择不同病程、不同病情、不同临床表现、能代表总体特征的病人;非病例组包括正常人和最易与研究病例相混淆、有鉴别诊断价值的人群,为保障试验结果的准确度和可推论性,病例组和非病例组最好是相同目标人群的随机样本。

3. 样本量要足够 样本量是影响假设检验的重要因素,有时诊断方法各项指标都很理想,因为样本量太小而使假设检验没有显示出统计学意义。样本量过大又会增加不必要的工作量,有学者提议各组样本量至少要在30例以上,因不同的诊断试验要求不尽相同,具体需要多大样本量需要经有关方法估算。此外,病例组和非病例组样本量最好相等。

4. 联合试验如果是选择高危人群作为受试对象,可以提高试验的诊断效能,但设计和执行难度较大,统计学分析需要采用多元数理统计模型。

(陈 锋)

第十八章 临床疗效研究与评价

临床疗效研究是指在人体上进行的、用来评价某些药物或治疗方法是否安全和有效的医学研究方法。临床医生在对疾病做出正确诊断之后，就面临着选择何种药物或治疗方法对病人进行治疗。在确定何种治疗方法有效且毒副作用较小时，单凭动物实验或仅根据病理生理机制的推导来指导临床用药是不够的，因动物实验不能取代人体实验，人体远较动物复杂；根据病理生理机制的推导得出的结论也不一定可靠，因我们对疾病病理生理机制的认识毕竟有限，很难说完全掌握了某病所有病理机制。因此，确定某种临床治疗措施的效果时，必须进行严谨的临床疗效研究。

临床疗效研究的处理措施既可以是一种固定剂量的药物治疗或外科手术治疗，也可以是完整的一组治疗方案或某一种特定形式的治疗单元（如冠心病的病房监护作用）；临床疗效研究的效应可以是近期或远期疗效及治疗的毒副作用。

第一节 疗效研究设计方法和原则

一、设 计 方 法

（一）选择研究对象

临床疗效研究的研究对象通常是患有某种疾病的病人。对于入选病人要有一个明确的诊断标准，并对病理类型、病情严重程度有明确的规定。为了维持研究对象主要特征的匀质性，要制订出研究对象的入选标准和排除标准。例如：考察某一新型钙离子拮抗剂治疗冠心病心绞痛的疗效，并不是所有的冠心病患者都符合研究的要求，可以规定年龄 65 岁以下，心电图有缺血型 ST-T 变化以及本人愿意参加试验的患者作为纳入标准。同时确定排除标准为：心肌梗死性心绞痛；心功能 III 级或以上患者；严重心律失常者以及血压水平较低者（BP＜100/50mmHg），符合上述条件之一者不作为研究对象。

在排除标准中，应特别列出不宜使用该药的情况，如心、肺、肝、肾功能不全者和小儿、孕妇、哺乳期妇女等均不能选作受试对象；对试验药物过敏及不依从者也不宜选作受试对象。

根据医学伦理学的原则，对参加临床试验的对象，都要获得知情同意书。

（二）确定样本量

研究对象的选择标准确定好以后，就要确定试验组与对照组需要多少病例才能达到预期的研究目的。

1. 影响样本含量的因素 样本含量主要取决于以下 3 个因素：

（1）实验因素的预期作用大小：如果处理因素的预期作用大、效果好，则所需样本就少一些。反之,若处理因素作用不明显,则所需样本就要大一些。

(2) 第一类错误概率(α):即检验水准 α 定得越小,所需样本量越大;通常 α 值定在 0.05 或 0.01。

(3) 检验效能($1-\beta$):也称把握度,表示若总体间确实存在差异,该次实验能发现此差异的概率。β 表示第二类错误的概率。$1-\beta$ 定得越大,所需样本就越大。在通常的临床科研中,β 取值为 0.1 或 0.2,即检验效能为 0.9 或 0.8,一般要求检验效能值($1-\beta$)不能低于 0.75,以免出现假阴性结果。

2. 随机对照试验中样本含量的计算

(1) 数值变量资料样本含量的计算:若临床试验的预期效应指标为数值变量资料,且两组样本含量相等时,可按下列公式进行计算:

$$n_1 = n_2 = \frac{2\sigma^2}{\delta^2} \times f(\alpha, \beta) \qquad \text{式(18-1)}$$

式中,σ 为总体标准差;δ 为两样本均数之差;$f(\alpha, \beta)$ 是 α 与 β 的函数,其值可由表 18-1 查得。

表 18-1　常用 $f(\alpha, \beta)$ 数值表

α	β			
	0.05	0.10	0.20	0.50
0.10	10.8	8.6	6.2	2.7
0.05	13.0	10.5	7.9	3.8
0.02	15.8	13.0	10.0	5.4
0.01	17.8	14.9	11.7	6.6

例 18-1　研究孕妇服用维生素 D 能否提高新生儿血钙浓度。已知对照组新生儿的平均血钙浓度为 9.0mg/dl,标准差为 1.8mg/dl,如果孕妇服用维生素 D 后新生儿的平均血钙浓度能增至 9.5mg/dl 即为有效,给定 $\alpha=0.05$,$\beta=0.1$,问该试验需观察多少孕妇?

给定 $\mu_1=9.0$,$\mu_2=9.5$,$\sigma=1.8$,$\alpha=0.05$,$\beta=0.1$,查表 18-1,$f(0.05, 0.1)=10.5$,代入式(18-1)得:

$$n_1 = n_2 = \frac{2 \times 1.8^2}{(9.5-9.0)^2} \times 10.5 = 272$$

计算结果每组需观察 272 名孕妇。

(2) 分类变量资料的样本含量估计　若临床试验的预期效应指标为分类变量资料,且试验组与对照组样本含量相等时,样本含量按式(18-2)计算。

$$n_1 = n_2 = \frac{p_1 \times (1-p_1) + p_2 \times (1-p_2)}{(p_2-p_1)^2} \times f(\alpha, \beta) \qquad \text{式(18-2)}$$

p_1、p_2 分别为两组预期阳性率。

例 18-2　甲药治疗哮喘的预期有效率为 60%,乙药的预期有效率为 90%,现要比较两药的疗效,给定 $\alpha=0.05$,$\beta=0.10$,需要多少样本?

$p_1=0.6$,$p_2=0.9$,查表 18-1,$f(0.05, 0.1)=10.5$,代入式(18-2)得:

$$n_1 = n_2 = \frac{0.6 \times (1-0.6) + 0.9 \times (1-0.9)}{(0.9-0.6)^2} \times 10.5 = 38.5 \approx 39$$

即每组需要 39 例病人。

二、设　计　原　则

（一）对照组的设立

1. 设立对照组的重要性

在进行临床疗效考核时，患者治疗后所产生的病情变化，并不仅仅是所给治疗措施特异性药理作用的结果，还可能含有以下各种作用或综合作用的结果。

（1）疾病的自行缓解：有些慢性疾病，病情可自行缓解或波动，呈波浪型曲线，评价这些疾病的疗效时，如无对照，有时易将病情的自行缓解误认为疗效。一些急性自限性疾病（如上呼吸道感染和急性胃肠炎），病人常于症状最明显时来就诊，服药后的症状改善很可能是疾病自行缓解的结果，而不一定完全是所给治疗的效果。

（2）霍桑效应（Hawthorne effect）：在考察新的治疗措施疗效时，受试对象将受到许多特别的关注，而受试对象本人也对试用新药满怀希望，病人会因此而更多地向研究人员报告好的结果，而实际上药物本身的疗效并没有那么好，这种现象称为霍桑效应。如未采用双盲和对照，所得疗效会受霍桑效应的影响。

（3）安慰剂效应：安慰剂（placebo）是指外形、颜色和气味等方面与所考核的药物相同，但不含特异性有效作用成分的制剂，常用淀粉片或生理盐水注射液作为安慰剂。一些以主观感觉不适为主要症状（如困倦、头痛、眩晕、失眠、疲劳感等神经系统症状）的疾病，患者服用安慰剂后，症状会有所好转，称为安慰剂效应。如有调查显示，手术后疼痛、心绞痛、头痛等用安慰剂后能见到 $15\%\sim53\%$ 的镇痛效果。安慰剂效应主要是一种心理反应，如果病人认为治疗会有效，则表现为不适有所好转的正面效应；如果病人认为治疗有害，则会感觉出现了药物的副作用（如恶心、呕吐，胃部不适等）。安慰剂效应可出现在对照组与试验组。

（4）向均数回归：一些具有极端的临床症状、体征或化验指标的病人，即使不进行治疗处理，在其后的连续测量中，这些指标也有向正常值（均数）趋近的倾向，称为向均数回归。如血压水平特别高的人即使不治疗，过一段时间再测量血压，也可能会降低一些。

（5）药物的疗效：治疗措施本身所具有的特异性治疗作用。

临床疗效评价的目的，是为了识别所考核的治疗措施本身的特异性治疗作用。如果在治疗组以外，另行设立一个同样受到关注的对照组，并给予安慰剂治疗，则对照组与试验组在疾病的自然缓解、霍桑效应、安慰剂效应、向均数回归等方面会基本相同，但没有试验药物的特异性作用。分析时把试验组的效应减去对照组的效应，就得到了治疗措施本身的特异性治疗作用。

理想的对照组，除了未接受所考核的治疗措施外，其年龄、性别、病理类型、病情的严重程度等影响疾病预后的因素及同时接受的其他治疗措施与试验组病例应相同，即治疗组和对照组应均衡可比。

2. 对照组的设立方式　　根据研究的目的、疾病和处理措施的特点不同设立对照组的方法不同。按照对照组所接受治疗内容的不同，可分为安慰剂对照、标准对照和空白对照。

（1）安慰剂对照：对照组给予安慰剂治疗。安慰剂对照适用于病情较轻，或研究周期较短、在规定的观察期内病情不致恶化的疾病，或目前尚无有效药物或治疗手段的疾病。对于病情较重，停止常规治疗会导致病情发展的病人，用安慰剂作对照时，治疗组和对照组仍应维持相同的常规治疗，试验组加用要考核的新药，对照组加用安慰剂。安慰剂对照的目的是考核试验药物治疗疾病是否有效和安全。

（2）标准对照：对照组给予临床上公认的、效果肯定的标准方法进行治疗，又称阳性对照。适用于已有疗效肯定的治疗方法的疾病。目的是考核受试药物在疗效或安全性方面是否等同或优于已经为临床所采用的药物。

（3）空白对照：对照组不给任何处理。主要用于所考核的治疗措施非常特殊，如外科手术，或试验药物的不良反应非常明显，无法使病人处于盲态的治疗方法。

根据试验组与对照组的时间关系，对照组设立的方式又可分为随机同期对照、非随机同期对照、自身前后对照、交叉对照与历史性对照。

对于疾病自然史比较清楚、如不治疗其结局较为一致的疾病，有时也可不另设对照组。如病情比较稳定、不治疗症状不会改善的慢性病，可不另设对照组，而采取治疗前后比较；或某些预后险恶，不治疗肯定会死亡的疾病，也可不另设对照组，如果采取治疗措施后病死率显著下降，同样可以说明治疗措施有效。实际上这种情况也有对照，是历史对照。上述两种情况在流行病学上称为类实验，由于它不能消除霍桑效应等因素对实验结果的影响，其结果的说服力没有同期随机对照试验强。

（二）随机分组及分配隐藏

如果对照组的设立是采用同期随机对照或交叉对照，为了保证试验组与对照组在影响疾病预后的各种因素方面均衡可比，在将研究对象分配到试验组与对照组中时要进行随机化分组。随机分组的目的是使试验对象被均匀地分配到各组去，不受研究人员主观意志或客观条件的影响，使各种已知和未知的影响因素均匀地分布于各研究组，从而达到各组均衡可比的目的。

随机分组应符合下列原则：医生和病人不能事先知道或决定病人将分配到哪一组接受治疗；医生和病人都不能从上一个病人已经进入的组别推测出下一个病人将分配到哪一组。如根据日历上单日进入研究的病人分配到 A 组，双日进入研究的病人分配到 B 组，显然违背上述原则，因这样医生可改变次序安排进入所希望的"理想"组别，因此不是真正的随机化分组。这里介绍两种常用的随机分组方法。

1. 简单随机化 最简单的随机分组方法是掷币法，如事先规定钱币的正面朝上病人被分配到试验组，反面朝上被分配到对照组，每个病人在分组前均掷一次钱币，以决定分配在试验组或对照组。

用随机数字表来进行随机化分组是最常用的方法，现做简要介绍。现要将 15 个病人分配到 A、B、C 三组中，先将病例按照进入研究的时间顺序编号（也可按别的方法编号），见表 18-2第 1 行，然后在随机数字表内任意确定一个起始点和走向。假定自第 6 行第 1 个数字开始，依横方向抄录随机数字 93，22，53，…，88 等 15 个数字于编号下，见表 18-2 第 2 行。然后将随机数从小到大编序号（数据相同的按先后顺序编序号），将每个随机数对应的序号记在表 18-2 第 3 行；规定序号 1～5 为 A 组，序号 6～10 为 B 组，序号 11～15 为 C 组，见表 18-2第 4 行。

表 18-2 简单随机化分组结果

编号	1	2	3	4	5	6	7	8	9	10	11	12	13	14	15
随机号	93	22	53	64	39	07	10	63	76	35	87	03	04	79	88
序号	15	5	8	10	7	3	4	9	11	6	13	1	2	12	14
分组结果	C	A	B	B	B	A	A	B	C	B	C	A	A	C	C

2. 分层随机化 分层随机化是根据已知对研究结果有影响的因素,把研究对象分成若干个层,然后在各层内进行随机化分组。目的是使影响疗效的其他因素在试验组与对照组中分布均匀,使两组具有可比性。常见用于分层的因素有病理类型、疾病的严重程度、病程、病人的性别、年龄及辅助治疗方案等。

如要比较三种治疗方案治疗活动性风湿热的疗效,已知影响风湿热疗效的因素有:是否有风湿性心脏病、病人年龄及发病时间,为了消除这三个因素对研究结果的影响,研究者按此三因素分层:有无风湿性心脏病、年龄大于等于 10 岁或小于 10 岁、活动性风湿热发病时间是否超过 15 个月,这样可分 8 个层次:A、B、C...H(见表 18-3)。当病人入院后,根据病人的具体情况确定在 8 层中的哪一层,每层内再按简单随机分组的方法决定哪个病人接受何种治疗措施。例如 F 层治疗分配方案 aF_1、bF_2、bF_3、cF_4、cF_5...,这里小写字母 a、b、c 代表三种不同的治疗方案,F_1、F_2、F_3... 代表进入 F 层的各个患者的顺序号,顺序号是事先写在标有 F_1、F_2、F_3... 的各个信封上,哪个顺序号接受何种治疗方案事先已用随机数字表进行了随机化分组,这样假如 F 层已有 4 个患者,第五个进入 F 层的患者就启封标有 F_5 的信封,按信封里的治疗方案治疗,显然应给予 c 治疗方案。

表 18-3 分层随机化分组结果

层次	风心病	年龄	分组
A	有	≥10 岁	
B	有	≥10 岁	
C	有	<10 岁	
D	有	<10 岁	
E	无	≥10 岁	
F	无	≥10 岁	aF_1、bF_2、bF_3、cF_4、cF_5...
G	无	<10 岁	
H	无	<10 岁	

引自林果为主编的《现代临床流行病学》

随机分配序列产生后,受试对象入组情况就已确定。如果产生分配序列与选择、分配合格受试对象的研究人员是同一人,或产生的分配序列表保存在选择和分配受试对象入组的研究人员手中,研究人员就会预先知道下一个合格受试对象的入组情况,研究人员为了让某种特征的受试对象接受某种干预措施以获得有益于该种干预措施的结果,就有可能改变随机分配序列,不按照事先产生的分配序列分配受试对象,导致选择偏倚。为此必须进行分配隐藏,分配隐藏(allocation concealment)是指分组人员不知道受试对象的任何情况,避免因各种人为因素影响随机分组造成选择性偏倚。实施分配隐藏要求产生随机分配序列和纳入受试对象并确定其合格性的研究人员不是同一个人,产生和保存随机分配序列的人员也不宜参与以后的试验过程。

(三)盲法的应用

在一项临床试验中,如果参加者知道自己接受治疗的分组情况,则可能以一种系统的方式改变他们的行为从而导致偏倚产生。减少这种偏倚的主要措施是采用盲法。

1. 单盲(single blind) 只有资料收集人员(通常是临床医师)和资料分析人员了解分组情况,研究对象不知道自己是试验组还是对照组。病人不会因为知道他们所接受的是何种处理而对所接受的治疗丧失信心(往往是对照组),或是过多报告症状的改善(往往是新药治疗组),这样消除了来自病人方面的主观因素的影响。但避免不了临床医师在考核疗效时主观因素对结果的影响。单盲优点是因临床医师知道研究对象的分组情况,一旦研究对象发生意外情况,临床医师可根据病人的用药情况采取针对性的措施处理,研究对象的安全可得到保障。

2. 双盲(double blind) 研究对象和临床医师都不了解分组情况,而是由第三者(研究组其他人员)来安排和控制全部试验。其优点是可以避免病人和医师的主观因素所带来的偏倚。当疗效和安全性指标受主观因素影响较大,如精神科量表,以及需要综合性评价指标时,必须使用双盲试验。双盲试验需要一套严格的代码制度和保密制度,以确保双盲试验顺利进行。当试验进行过程中出现严重副作用不得不终止试验,需要提前将封存的分配序列解密,称为破盲。试验结束,需要核对每个受试者的号码和所接受的治疗方案,将封存的分配序列解密,称为揭盲。揭盲时将分配序列号所记录的干预措施与发放药物记录表核对,按试验组和对照组将结果资料分类以供分析。

3. 三盲(triple blind) 不但病人和临床医师不了解分组情况,而且负责资料分析的研究人员也不了解分组情况,从而避免了来自病人、负责疗效观察的医师和负责资料分析的研究人员主观因素的影响。

4. 非盲(开放的)临床试验 病人、临床医师和资料分析人员都知道病人接受治疗的具体内容。有些研究只能是开放的。如干预措施是外科手术或评价某些生活方式的改变对疾病发生的影响等。非盲试验容易受病人、临床医师和资料分析人员主观因素的影响,特别是在评定疗效的指标是可靠性差、重复性难以保证、不易量化的软指标时更易发生观察性偏倚。

第二节 衡量效果的指标及疗效计算

一、效果指标的选择

临床试验疗效考核中,选用何种疗效判断指标,直接关系到研究结果的准确性和可靠性,因此选择正确的疗效判断指标显得十分重要。选择疗效判断指标一般要注意以下几点:

1. 尽量选择能量化的客观指标 临床上并非任何测量指标都能统一和标准化,如患者的主观症状变化,常缺乏确切的客观判定标准,疼痛的减轻,乏力的改善,腹胀的缓解,都没有客观尺度。甚至一些体征的检查,如扣诊肝、脾增大情况,对眼底血管状态的判定等,同一病人,不同的检查者进行检查,有时也会得出不同的结果。临床上将可靠性差、重复性难以保证、不易量化的指标,称为软指标。而病愈、病残、死亡、手术病理发现、实验室的各种检测结果等指标,明确、客观、易于判定,称为硬指标。疗效考核尽量使用能定量的硬指标。

2. 选择灵敏度高的指标 对于治疗出现的疗效,测试指标要能敏感地反映。如采用结核菌素免疫疗法治疗乙型病毒性肝炎,应用琼脂扩散法测试乙肝病毒标志,其敏感性比放射免疫法要差得多,如前者作为测量治疗反应的方法和指标,必然大大地增加假阴性率。所以测试方法的灵敏度是越高越好。

3. 选择特异性高的指标 在疗效考核时,我们还要考虑疗效指标的特异性,尽量选用特异度高、假阳性率低的指标。如急性心肌梗死应用溶栓疗法治疗,在治疗前后,采用冠状动脉造影,分析冠状动脉狭窄和闭塞改善的程度,以作为疗效的测量指标。显然,这种指标的特异性强,结果的可靠度高。

4. 经济可行 在保证一定的灵敏度和特异度的基础上,尽量选用操作方便、价格低廉的观测指标。

5. 观察时间适当 在疗效考核时,要注意有适当的观察期。如:氯贝丁酯(安妥明)虽确有降血脂的效果,曾广泛用于临床。但降低血脂的主要目的是为了预防动脉粥样硬化及由此而引起的心脑血管并发症。经对氯贝丁酯远期疗效研究显示,其心脑血管并发症(脑卒中及心肌梗死)的发生率高于对照组,从而失去了应用的临床价值。因此,对慢性病治疗措施的效果考核,除应有近期疗效指标外,最好还应有远期疗效指标。

二、显著性检验

临床试验判断试验措施是否有效时,首先要对实验组与对照组的疗效差异进行显著性检验。实验目的及对照组的类型不同,显著性检验的方法也不同,这里介绍几种常见的显著性检验方法。

(一)差异性假设检验

在进行临床试验时,如果试验前我们不知道实验组与对照组的疗效哪组更好,进行显著性检验的目的是确定实验组与对照组的疗效有无差别,这时我们应该进行差异性假设检验(传统的假设检验)。差异性假设的无效假设是两组总体参数没有差别,而备选假设为两组总体参数有差别。差异性假设检验的具体方法如下:

1. 建立检验假设

以 T 代表实验组,以 S 代表对照组。

$H_0 : \mu_T = \mu_S$,即实验组与对照组疗效相同。

$H_1 : \mu_T \neq \mu_S$,即实验组与对照组疗效不同。

2. 计算统计量

(1)数值变量资料用两样本均数双侧 t 检验:

$$t = \frac{\overline{X_T} - \overline{X_S}}{S_{\overline{X_J} - \overline{X_I}}}$$ 式(18-3)

(2)分类变量资料可用 χ^2 检验或二项分布双侧 u 检验:

$$u = \frac{p_T - p_S}{\frac{p_T(1 - p_T)}{n_T} + \frac{p_S(1 - p_S)}{n_S}}$$ 式(18-4)

(3)确定 P 值,做出结论

确定 P 值时,以双侧 $t_{0.05}$ 或双侧 $\mu_{0.05}$ 作为 $\alpha = 0.05$ 的临界值,如 $P \leqslant \alpha$,拒绝 H_0,接受 H_1,即认为两组的治疗效果不同;如 $P > \alpha$,不拒绝 H_0,即在现有样本量的前提下,还不能认为两组的疗效不同。

(二)优效性假设检验

当对照采用的是安慰剂对照、空白对照时,临床试验的目的主要是确定实验组的疗效是否比对照组好,或者当采用标准对照时,研究者想了解试验药物疗效是否优于对照药物,这时两组疗效差异的显著性检验需用优效性假设检验。

优效性假设检验为:

$H_0 : \mu_T \leqslant \mu_S$,即实验组疗效等于或差于对照组。

$H_1 : \mu_T > \mu_S$,即实验组疗效比对照组好。

优效性假设检验的计算公式与差异性假设检验完全相同,但判断是否具有显著性意义时,用单侧检验,以单侧 $t_{0.05}$ 或单侧 $\mu_{0.05}$(即双侧 $t_{0.10}$ 或 $\mu_{0.10}$)作为 $\alpha=0.05$ 的临界值。如 $P\leqslant\alpha$,拒绝 H_0,接受 H_1,即认为实验组疗效优于对照组。

(三)非劣效性假设检验

如果临床试验时对照组采用的是肯定有效的传统药物进行治疗(称标准对照或阳性对照),试验的目的是考察新的治疗方法的疗效是否不比"标准"治疗方法差,以便确定是否能用新的治疗方法替代传统的治疗方法,则两组的疗效比较要用非劣效性假设检验(non-inferiority test)。具体步骤如下:

1. 确定非劣效性界值 当我们说新药疗效不比标准药物差时,应该给出一个范围,即允许的疗效差值(通常称为非劣效性界值,用 δ 表示),当新药与标准药物疗效的差值在此范围内时,我们认为新药疗效不比标准药物差,否则,认为新药疗效不如标准药物。

δ 值根据专业知识由临床专家来确定,一般把专业上或公认有临床实际意义的差值作为 δ 值。对于非劣效性检验来说,选择一个合适的 δ 值很重要,若 δ 值选大了,可能会将疗效达不到要求的药物判断为非劣效药而推向市场;δ 值选小了,则会埋没一些本来可推广应用的药物。对有些临床定量指标的非劣效性界值,有学者提供了可供参考的建议标准,如末梢血白细胞计数可取为 $0.5\times10^9/L$,血压可取 $0.67kPa$,胆固醇可取 $0.52mmol/L$;当难以确定时,可酌情取 $1/5\sim1/2$ 标准差。对两组率而言,有人建议最大不应超过对照组样本率的 $1/5$;有时也可取标准对照组效应值的 $20\%\sim30\%$。

2. 建立检验假设 以 T 代表试验组,以 S 代表标准对照组。

$H_0:\mu_T-\mu_S\leqslant-\delta$,即试验组疗效不如标准对照组。

$H_1:\mu_T-\mu_S>-\delta$,即试验组的疗效不比标准对照组差。

3. 计算检验统计量

(1)两样本均数的非劣效性检验用单侧 t 检验:

$$t=\frac{\delta+(\overline{X_T}-\overline{X_S})}{S_{\overline{X_T}-\overline{X_S}}}\qquad\text{式(18-5)}$$

当 $t>t_{(a,n_1+n_2-2)}$ 时,$P\leqslant\alpha$,可认为试验组疗效不比对照组差。

(2)两样本率的非劣效性检验用单侧 u 检验:

$$u=\frac{\delta+(p_T-p_S)}{\sqrt{\dfrac{p_T(1-p_T)}{n_T}+\dfrac{p_S(1-p_S)}{n_S}}}\qquad\text{式(18-6)}$$

当 u 值大于检验界值时,$P\leqslant\alpha$,可认为试验组疗效非劣于对照组。

4. 可信区间方法 非劣效性检验是单侧的,相应的可信区间亦是单侧的。

非劣效性检验的可信区间是计算 $\overline{X_T}\pm\overline{X_S}$ 的 $100(1-\alpha)\%$ 单侧可信区间,下限记为 C_L,

$$C_L=(\overline{X_T}-\overline{X_S})-t_{(a,n_1+n_2-2)}S_{\overline{X_T}-\overline{X_S}}\qquad\text{式(18-7)}$$

如 $C_L>-\delta$,则认为试验药物疗效不比对照药物差。

在比较两组疗效差异时,可信区间法与显著性检验的统计意义是一致的,但比显著性检验更简单。

例 18-3 为评价雷米普利治疗轻、中度原发性高血压的疗效与安全性,以依那普利作为阳性对照进行双盲试验。雷米普利组观察 61 例,用药 4 周后舒张压下降 $(9.4\pm7.3)mmHg$;依那普利组观察 59 例,用药 4 周后舒张压下降 $(9.7\pm5.9)mmHg$。问试验药雷米普利是否非劣于依那普利。

1）确定临床非劣效界值　本例取 $\delta=5mmHg$。

2）建立检验假设：

$$H_0:\mu_T-\mu_S\leqslant-5mmHg, H_1:\mu_T-\mu_S>-5mmHg, \alpha=0.05（单侧）。$$

3）计算检验统计量

首先计算合并的标准误

$$S_{\overline{X_T}-\overline{X_S}}=\sqrt{\frac{60\times7.3^2+58\times5.9^2}{61+59-2}\left(\frac{1}{61}+\frac{1}{59}\right)}=1.2141$$

$$t=\frac{\delta+(\overline{X_T}-\overline{X_S})}{S_{\overline{X_T}-\overline{X_S}}}=3.87$$

单侧 $P=0.000089$，拒绝 H_0，可以认为雷米普利的疗效非劣于依那普利。

4）可信区间 $\overline{X_t}\pm\overline{X_s}$ 的 95% 的可信区间下限为：

$$C_L=(9.4-9.7)-1.64\times1.2141=-2.29>-5$$

$\overline{X_T}-\overline{X_S}$ 的 95% 的可信区间下限包含在非劣效区间中，同样可以认为雷米普利的疗效非劣于依那普利。

（四）等效性假设检验

如果临床试验时对照组采用的是标准对照，试验的目的是考察新的治疗方法的疗效是否与"标准"治疗方法相等，则两组疗效的比较要用等效性假设检验（equivalence test），具体步骤如下：

1. 确定等效性界值　新的治疗方法与标准治疗方法的疗效相比，最低不能低于多少以及最高不能超过多少才可认为是"等效"，称为等效性界值，具体确定方法与前述的非劣效性界值类似。

2. 建立假设检验　以 T 代表试验组，以 S 代表标准对照组。

$H_0:|\mu_T-\mu_S|\geqslant\delta$，试验组疗效与标准对照组不同；

$H_1:|\mu_T-\mu_S|<\delta$，试验组疗效与标准对照组相同。

这可以用两个传统的单侧检验来代替：

$$H_{0(1)}:\mu_T-\mu_S\geqslant\delta,\quad H_{1(1)}:\mu_T-\mu_S<\delta$$

$$H_{0(2)}:\mu_T-\mu_S\leqslant-\delta, H_{1(2)}:\mu_T-\mu_S>-\delta$$

检验水准为 α。称为双向单侧检验（two one-sided test）。

当两个单侧检验均拒绝 H_0 时，即 $P_1\leqslant\alpha/2$ 和 $P_2\leqslant\alpha/2$ 同时成立，可认为试验药物与标准药物等效。

3. 计算统计检验量，确定 P 值。

（1）均数的等效性检验用双向单侧 t 检验：

$$t_1=\frac{\delta-(\overline{X_T}-\overline{X_S})}{S_{\overline{X_T}-\overline{X_S}}} \qquad 式(18-8)$$

$$t_2=\frac{\delta+(\overline{X_T}-\overline{X_S})}{S_{\overline{X_T}-\overline{X_S}}} \qquad 式(18-9)$$

当 t_1、t_2 同时大于检验界值时，可认为两组疗效相同。

（2）率的等效性检验用双向单侧 u 检验：

$$u_1=\frac{\delta-(p_T-p_S)}{\sqrt{\dfrac{p_T(1-p_T)}{n_T}+\dfrac{p_S(1-p_S)}{n_S}}} \qquad 式(18-10)$$

$$u_2 = \frac{\delta + (p_T - p_S)}{\sqrt{\dfrac{p_T(1-p_T)}{n_T} + \dfrac{p_S(1-p_S)}{n_S}}} \qquad \text{式}(18\text{-}11)$$

当 u_1、u_2 同时大于检验界值时,可认为两个率等效。

4. 可信区间方法

计算 $\overline{X_t} \pm \overline{X_S}$ 的 $100(1-\alpha)\%$ 双侧可信区间,上、下限分别记为 C_L 和 C_U,

$$C_L = (\overline{X_T} - \overline{X_S}) - t_{(\alpha, n_1 + n_2 - 2)} S_{\overline{X_T} - \overline{X_S}} \qquad \text{式}(18\text{-}12)$$

$$C_U = (\overline{X_T} - \overline{X_S}) + t_{(\alpha, n_1 + n_2 - 2)} S_{\overline{X_T} - \overline{X_S}} \qquad \text{式}(18\text{-}13)$$

如果区间 (C_L, C_U) 完全包含在区间 $(-\delta, \delta)$ 中,即:$-\delta < C_L < C_U < \delta$ 则认为两疗法等效。

例 18-4 为研究某新药对高血脂患者胆固醇的降低作用是否等同于标准药物,随机将 202 例高血脂患者分为新药试验组和标准药物对照组,经一个疗程的治疗后,测得各组治疗前后胆固醇降低的平均值和标准差,新药试验组治疗 102 人,治疗后胆固醇下降 (0.57 ± 0.89) mmol/L,标准药物对照组治疗 100 人,治疗后胆固醇下降 (0.48 ± 0.82) mmol/L。若等效性界值为 0.52mmol/L,问新药和标准药物的疗效是否相同?

1)建立检验假设:确定检验水准

$$H_{0(1)}: \mu_T - \mu_S \geq \delta, \quad H_{1(1)}: \mu_T - \mu_S < \delta \, 。\, \alpha = 0.025(\text{单侧})$$

$$H_{0(2)}: \mu_T - \mu_S \leq -\delta, \quad H_{1(2)}: \mu_T - \mu_S > -\delta \, 。\, \alpha = 0.025(\text{单侧})$$

2)计算统计检验量,确定 P 值。

首先计算标准误:

$$S_{\overline{X_T} - \overline{X_S}} = \sqrt{\frac{0.89^2 \times (102-1) + 0.82^2 \times (100-1)}{102 + 100 - 2} \times \left(\frac{1}{102} + \frac{1}{100}\right)} = 0.1205$$

$$t_1 = \frac{\delta - (\overline{X_T} - \overline{X_S})}{S_{\overline{X_T} - \overline{X_S}}} = \frac{0.52 - (0.57 - 0.48)}{0.1205} = 3.57$$

单侧 $P_1 < 0.001$,拒绝 $H_{0(1)}$;

$$t_2 = \frac{\delta + (\overline{X_T} - \overline{X_S})}{S_{\overline{X_T} - \overline{X_S}}} = \frac{0.52 + (0.57 - 0.48)}{0.1205} = 5.06$$

单侧 $P_2 < 0.001$,拒绝 $H_{0(2)}$。

两个单侧检验均拒绝 H_0,故可认为新药和标准药物降胆固醇的疗效是等效的。

3)可信区间法

建立 95% 可信区间为:$(0.57 - 0.48) \pm 1.96 \times 0.1205 = (-0.14, 0.326)$。该区间全部包含在等效区间 $(-0.52, 0.52)$ 内,结论同上。

(五)非劣效性假设检验/等效性假设检验与差异性假设检验的含义

差异性假设检验(传统假设检验)差别无统计意义($P > \alpha$)与非劣效性(或等效性)假设检验的非劣效(或等效)($P \leq \alpha$)是两个不同的概念。前者表示现有数据因例数少、或变异度大或参数本身相近等原因,尚不能做出两组差别有统计意义的结论;后者表示根据专业上的界值标准及统计学上的 α 水平,可做出两组非劣效(或等效)的结论。从理论及实际资料分析看,传统假设检验所得结论"两组差别无统计学意义",不一定表示"两组等效";同样,非劣效检验不拒绝 H_0,若按传统的假设检验,也不一定会得出两组疗效差异有统计学意义的结论。

三、疗 效 计 算

(一) 反映疗效的指标

计算以下指标可反映试验措施疗效的优劣。

1. 相对危险降低率(relative risk reduction,RRR)　采取治疗措施后减少的不利事件(如并发症、病死率等)发生率占对照组不利事件发生率的百分比(公式18-14)。此值表示试验组在采取治疗措施后,发生不利临床事件的相对危险下降的程度。

$$相对危险降低率(RRR)=\frac{P-A}{P}\times100\%　　　　式(18-14)$$

式中,P:对照组的事件发生率;

A:试验组的事件发生率。

按照同样的方法也可计算相对获益的增加(relative benefit increase,RBI),或某种不良反应相对危险增加(relative risk increase,RRI)。

RRR是一个相对值,有时难以区分两种治疗不同疾病的治疗措施的实际治疗效果。如采用A药治疗甲病,试验组的残疾发生率为39%,对照组的残疾发生率为50%,RRR=(50%-39%)/50%=22%;而采用B药治疗乙病,试验组的残疾发生率为0.000 39%,对照组的残疾发生率为0.000 50%,RRR=(0.000 50%-0.000 39%)/0.000 50%=22%。此处两者的RRR均是22%,但这两种药物应用于临床,其实际的意义是不一样的。

2. 绝对危险度降低率(absolute risk reduction,ARR)　对照组与试验组不利临床事件发生率的差值。此值越大,临床疗效越好。

$$ARR=P-A　　　　式(18-15)$$

式中P与A分别代表对照组与试验组的不利事件发生率。

前面例子中:A药治疗甲病:ARR=50%-39%=11%

B药治疗乙病:ARR=0.000 50%-0.000 39%=0.000 11%

从ARR可以看出,A药应用于临床,其实际意义更大。

按照同样的方法也可计算绝对受益增加(absolution benefit increase,ABI)和绝对危险增加(absolution risk increase,ARI),此二指标分别代表治疗收益和不良反应的大小。

3. 需要治疗人数(number needed to treat,NNT)　绝对危险度降低率的倒数。它的实际意义是:用某种治疗措施治疗某病,需要治疗多少病人才能防止1次不利结局的出现。公式如下:

$$NNT=\frac{1}{ARR}　　　　式(18-16)$$

前述例子:A药防止一个残疾发生需要治疗的病人数为:NNT=1/11%=9,即A药治疗9个病人可减少一个人发生残疾;B药防止一个残疾发生需要治疗的病人数为:NNT=1/0.000 11%=909 090,B药需要治疗909 090个病人才能减少一个人发生残疾。

NNT能充分显示不同防治措施的效果大小及明显不同的临床意义,NNT是一个易于理解、便于比较的很好的疗效判断指标。NNT数量越小,试验措施的实际意义越大。

同样的方法也可以计算有关副作用出现的大小,即NNH(the number needed to harm one more patients)=1/ARI,其临床含义为用某种治疗措施治疗多少患者,就可以引起1次副作用。

(二) 不依从资料的处理和分析方法

依从性是指纳入观察的患者按照要求进行服药、膳食管理、活动等行为的依从程度。在理想情况下,所有进入临床试验的对象都应按规定的治疗程序接受治疗,比较试验各组的结果,才能提供疗效的真实信息。但实际上,由于许多主客观原因,造成研究对象的不依从,如:欲比较 A 和 B 治疗方案的疗效,资料可能出现四种情况(表 18-4)。

表 18-4 A 和 B 治疗方案可能出现的实际依从情况

随机分组结果	A 治疗		B 治疗	
实际依从情况	未完成 A 治疗或改为 B 治疗	完成 A 治疗	完成 B 治疗	未完成 B 治疗或改为 A 治疗
	①	②	③	④

1. 打算治疗分析(intention to treat analysis) 比较①+②与③+④。这种分析方法不考虑患者在临床试验过程中治疗内容的改变,所有的结果事件都归因于原先规定的治疗方案。这种分析方法所回答的问题是,开始这样一种治疗方案有多大的相对效益(effectiveness)。这种分析方法的优点是,所回答的问题更符合临床实际。由于是在随机分配的两组中进行结果比较,两组的可比性得以保持,临床试验结果的可靠性较强。其缺点是,如果有许多病人实际上并没有接受或完成随机化分组所指定的治疗,则治疗组和对照组之间的差别将趋于缩小,增加治疗效果假阴性的机会。如果分析结果显示各组间不良结果事件的发生率无显著性差别,则不能确定是考核的治疗措施真的无效,还是由于不依从者太多所致。

2. 效力分析(efficacy analysis) 比较②与③,不考虑①和④。这种分析方法在比较各组的疗效时已经去除那些实际上已经改变了原先经随机化分组指定的治疗内容的患者,只在各组完成了指定治疗的患者中进行比较,确定治疗的效果。它所回答的问题是,所考核的新的治疗措施本身是否优于被比较的对照组的治疗措施。

临床试验中不依从现象的产生往往与不依从者的预后较差有关。一些临床试验的结果显示,不仅在治疗组,即使在安慰剂组,不依从者的不良事件发生率也高于依从者。20 世纪 80 年代,有人做过降脂药物治疗对心肌梗死后存活患者远期生存情况的影响的临床试验,结果显示,降脂药物治疗组和安慰剂对照组患者 5 年病死率分别为 20%和 21%。依从性和病死率关系的分析显示以患者自我报告服药 80%以上作为依从良好者,无论是降脂药治疗组还是安慰剂对照组,依从良好者 5 年病死率均低于依从不佳者(治疗组分别为 15%、25%,对照组分别为 15%、28%)。

由于试验组与对照组患者不依从的原因不一定完全相同,两组不依从者的特征不一致,把不依从者从试验组和对照组剔除后,会影响比较的两组之间的可比性,因此,效力分析已不再是随机对照试验,而仅仅是队列研究。比较的两组间的不可比性缺点可用分层分析来消除。

效力(efficacy)与效果(effectiveness)区别:

效力:一种治疗是否有效是效力问题。它是通过将研究对象限定于那些能充分遵循医嘱的患者来确定的,它回答的是"在理想的环境下这种疗法有效吗?"这样一个问题。

效果:它是通过给予一组患者以该种治疗,其中一些患者可以拒绝或接受这种治疗(如同日常医疗实践中所遇到的情况),然后观察总的效果。它回答的是"在普通的环境下这种疗法有效吗?"这样一个问题。

3. 实际治疗分析(treatment received analysis) 比较②+④中改为 A 治疗者与③+①中改为 B 治疗者的结果。这种比较方法改变了研究开始时随机化分组所提供的两组可比性。

第三节　常用的临床试验方法

一、随机同期对照试验

随机同期对照试验(randomized clinical trial,RCT)是指通过随机化的原则,将研究对象分为试验组和对照组,使非研究因素在实验组和对照组尽可能保持一致,试验组和对照组同时分别接受不同的治疗,各组同时进行随访观察,比较两组的结果差异,评价干预措施的效果。

随机同期对照组试验是一种科学性较强的前瞻性研究,是临床治疗效果研究中常用的一种标准设计方法,它完全遵循了实验性研究中的随机、对照、重复的基本原则。通常,在随机对照研究中,设计者使用盲法原则,避免由病人和研究者的主观因素而产生的偏倚。

随机对照试验的基本模式如图 18-1 所示:

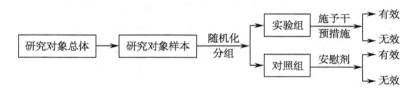

图 18-1　随机对照试验示意图

随机同期对照试验科学性强,研究结果可靠,重复性好,是临床疗效研究的最佳设计方案。其主要优点有:①设立同期对照组:实验组和对照组在同等时间、条件下进行研究,对效果差别的评价科学、有力;②随机化分组:由于随机分组,使得实验组和对照组之间的均衡性好,增加了可比性,同时排除了研究因素以外的其他因素的影响,减少了偏倚;③有严格的诊断、纳入和排除标准,入选对象的均质性好,能排除一些不易控制而对研究结果有影响的因素;④盲法的使用,可最大限度地减少测量偏倚的影响,从而提高了结果的真实性。

随机同期对照试验也有一些局限性,主要不足有:①由于试验对象的高度选择性,对结果的外推受到限制;②由于研究设计严格,病人入选有标准并要书写知情同意书,所以试验的实施有一定难度;③可能出现医德问题。由于实验组、对照组的处理不对等,有可能损害医德。

二、非随机同期对照试验

试验组和对照组同时分别接受不同的治疗,各组同时进行随访观察,但研究对象的分组不是按随机的方法进行的,常常根据病人或病人家属是否愿意接受某种治疗而分组。

非随机同期对照试验的优点是容易被医师和病人所接受,病人的依从性较高;缺点是难以保证试验组与对照组病人特征均衡可比。

三、历史对照试验

历史对照试验是将当前的病例全部安排到试验组接受新药物治疗,而以过去接受传统方法治疗的病人作为对照组,比较两组病人的疗效。

历史对照试验存在以下不足:①历史对照试验是开放性试验,无法盲法收集结果,疗效观察无法排除医生与病人主观因素的影响;②研究人员在安排病人接受新药治疗时可能有意或无意地对病人会有所选择,导致试验组与对照组病人在年龄、性别、病理类型、病情轻重程度等方面没有可比性;③由于原来没有打算进行试验,历史对照组记录的资料质量较差,常规病史资料不如专门的临床试验数据记录严格和便于处理;④试验组与对照组病人的辅助治疗方法可能不一致;⑤病人反应的判断标准可能不同,即使在书面上写成相同,但早期和当前的评定者对这些判断标准的理解可能不同。正是由于以上这些因素导致试验组与对照组可比性较差,因此,临床试验中一般不主张采用历史性对照。

四、交叉设计试验

(一)交叉设计试验的概念

交叉设计试验(cross-over design trial)是将研究对象随机分为试验组和对照组,经过一个处理效应期和一段洗脱期后,再进行交叉安排,将试验组和对照组接受的处理措施互换,以评价处理措施的效果。

交叉设计试验实际上是随机对照试验的一个特例。研究过程中同时包含异体和自身配对的特点,减少了个体差异所造成的偏倚。同时在研究过程中,每个研究对象均先后接受了两种不同的处理措施,即一个合格研究对象既是实验组中的一个成员,又是对照组中的一个成员,因此,既节约了样本量,又减少了医德的问题。交叉设计试验实际分为二个阶段。

第一阶段:见图 18-2。

第二阶段:第一阶段实验完成后经过一个适当的洗脱期进入第二阶段试验(图 18-3)。

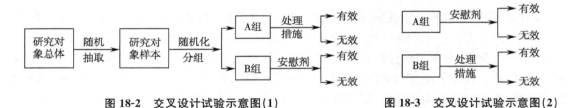

图 18-2 交叉设计试验示意图(1)　　　　图 18-3 交叉设计试验示意图(2)

(二)交叉设计的注意事项

在交叉设计试验的设计中,除遵循随机对照试验的基本原则外,应特别考虑以下两个问题:

1. 只有在处理后无蓄积作用和交互作用的处理因素才能用于交叉设计,因此限制了许多临床治疗方法及疾病的种类使用交叉设计。交叉设计只适应于一些临床上反复发作,并且病情稳定的疾病疗效的研究,如哮喘、心律不齐等。

2. 洗脱期的规定　在两次处理之间,必须有足够的洗脱期,其作用一是考虑处理因素延滞效用的消除,另一方面也是考虑前后两种处理时保证处理组与对照组在病情等其他影响因素方面的一致性。洗脱期的长短与所用的治疗方法(如药物的半衰期)有关。在临床上,对于新药的疗效评价,洗脱期不仅要考虑药物的半衰期(一般不短于 5 个半衰期),同时要考虑药物的延滞效应期。

(三)交叉设计试验的优缺点

1. 交叉设计试验的优点　①交叉设计兼有异体和自身配对的优点,减少了个体差异,从而增加了两组之间的可比性;②相对于同等的随机对照试验,所需样本量小,效率高。

2. 交叉设计试验的缺点　①所适应的疾病种类有限,主要适应于一些慢性反复发作的疾病疗效的研究;②洗脱期不易掌握,有时实验时间会拖得很长,不易控制其他可变影响因素,如病人病情变化,试验条件的变化,观察环境的变化等。

五、序 贯 试 验

不管是随机对照试验,还是交叉设计试验,在研究的设计阶段都必须预先确定整个研究所需的样本含量,资料统计分析是在全部试验完成后才能进行。实际上,临床试验的研究对象是陆续就医的,有时希望能较快得出研究的初步结论,此时可考虑使用序贯试验(sequential trial)。

序贯试验不预先确定样本含量,每次选入一对研究对象,分别给予处理因素和安慰剂,每一对研究对象试验完成后即进行结果的统计分析,一旦可以作出拒绝或不拒绝假设检验的判断时,即可停止试验。序贯试验对于一些急性易显效的疾病的疗效研究较适用。序贯试验只能分析一个指标,若观察效应为多个指标,最好综合成一个指标后再进行统计分析。

序贯试验根据对样本的要求可分为开放型序贯试验与闭锁型序贯试验两种类型:

开放型序贯试验:预先不确定最大样本数,分析结果达到预期结果时才停止试验。对于一些疗效不肯定的实验,使用此法有时可能会迟迟得不到结果。

闭锁型序贯试验:预先确定最大样本量,一旦实验达到最大样本数,不管分析结论如何,必须终止试验。

序贯试验的优点:①实验过程中边实验、边观察、边分析结果,能够及时发现一些意外情况,能及时得到处理,比其他研究方法更符合医学伦理学的要求;②节约样本含量,由于采取逐对实验,逐对统计分析的办法,一般可以节省样本量30%~50%。

序贯试验的局限性:①只适宜单指标或单个综合指标的研究,当临床试验除需确定疗效外还需了解副作用时,这样的研究不适合按序贯试验设计;②不适合多个医疗机构对同一课题的研究(多中心研究);③不适合治疗疗程很长的疾病,这会使实验周期拖得很长。

六、多中心试验

多中心试验是由多位研究者按同一试验方案在不同地点和单位同时进行的临床试验,目的是尽快收集数据,统一分析后作出试验报告。多中心试验由一位主要研究者总负责,并作为临床试验各中心间的协调人。多中心试验要求:①各中心根据同一试验方案培训参加该试验的研究者;②各中心同时开始同时结束试验;③各中心内全面实行随机化给药;④不同中心以相同方法管理药品,包括分发和储藏;⑤建立标准化的评价方法,试验中所采用的实验室检测方法和临床评价方法均应有质量控制,或由中心试验室进行;⑥数据资料应集中管理与分析,建立数据传递与查询程序。

第四节 新药的临床试验

新药是指从动物、植物、细菌等来源获得的,既具有潜在的应用价值、也可造成危害的天然产物或化学合成的、迄今为止未曾有过的新化合物。其中有的本身就是有用的药物,有的则被化学家用来作为合成其他药物的起始物。我国新药审批办法中规定新药为我国未生产过的药品,也包括已生产的药品增加新的适应证、改变给药途径和改变剂型。

新药在批量生产、投放市场前,按我国国家药品监督管理局规定,除了应按规定进行动物药理试验、毒理试验等基础试验外,还必须按规定进行临床试验,临床试验必须得到有关药品监督管理部门及单位伦理委员会的批准。国际上新药临床试验分四期进行:

第Ⅰ期临床试验:当实验室和动物实验研究显示新药或新疗法具有前景后,才能开始第Ⅰ期临床试验,它是在人体进行新药试验的起始期,其主要目的是观察新药的安全性,并了解药物在人体的药物代谢动力学。具体研究内容包括:了解药物在人体内的吸收、分布、消除的规律,初步了解药物对人体的副作用,观察人体对新药的耐受程度,确定可用于临床的安全有效剂量范围及合理给药方案。第Ⅰ期临床试验的受试者一般是正常人,有时也可以是病人,受试人数不少于 20 例。

第Ⅱ期临床试验:目的是初步评价药物的有效性,并进一步观察药物的不良反应,评价其安全性,推荐临床用药剂量。第Ⅱ期临床试验的受试对象是病人,试验组与对照组的病人数不少于 100 对。

第Ⅲ期临床试验:扩大的多中心随机对照临床试验,目的是在一个较大的范围内对新药的疗效、适应证、不良反应及药物的相互作用进行进一步的评价。第Ⅲ期临床试验的受试对象为病人,病人数不少于 300 对,要求多个单位共同参与,各参与单位要有统一的病例诊断标准、研究对象入选标准和排除标准,疗效观察指标和实验室检查方法也应一致。

第Ⅳ期临床试验:又称上市后临床试验。在新药上市后,临床广泛使用的最初一段时间内,对新药的药效、适应证、不良反应、合理治疗方案等作进一步扩大的临床试验,以期对新药的临床应用价值做出进一步评价,据此指导临床合理用药。新药上市后临床试验的内容包括扩大临床试验、特殊对象的临床试验和补充临床试验。①扩大临床试验:是针对主要适应证进行随机对照临床试验,积累科学资料,对新药的安全性和有效性提供进一步评价报告;②特殊对象的临床试验:新药上市前的临床试验按规定幼儿、孕妇、老人等不能作为受试对象,因此在上市后需要针对这些对象的不同情况设计方案,评价新药在以上这些特殊对象中的安全有效性;③补充临床试验:是针对上市前临床试验考察不全而在试生产期按新药审批要求补充进行的临床试验。第Ⅳ期临床试验的样本量不少于 2000 例。

我国新药的临床试验分三期,即国际分期中的第Ⅱ期与第Ⅲ期合并为第二期临床试验,上市后的临床试验为第三期临床试验。

第五节　临床试验要注意的伦理道德问题

一、自愿参加原则

患者参加临床试验必须是自愿的,不能强迫任何人参加试验。研究人员要将试验的目的、方法、预期好处、潜在危险等情况如实告知患者或家属,征得患者同意、签订知情同意书后,方可开始临床试验。

二、对参加者无害的原则

根据第 18 届世界医学大会发表的赫尔辛基宣言,治疗性试验的任何药物或措施在应用于人体前必须先有实验室和动物实验的基础;必须事先确定危险性和对人体的危害程度;必须考虑到不会使被试验者致残或致死;必须有严密的科研设计和有较高水平的医师指导。因此,新的治疗措施在进行临床试验前必须取得药物化学、药理学、毒理学及药效学等基础医学研究的资料,证明对患者安全和有治疗效力后,方可进行临床试验。

对照组使用安慰剂也应以不给患者带来身心损害为前提。临床试验时下列情况可使用安慰剂对照：对于病情较轻，是否采用药物治疗尚有分歧的疾病；对研究周期短，在规定观察期中病情不会恶化的疾病；对采用安慰剂不会给患者带来不良后果的疾病；对某些目前尚无特效或有效疗法的疾病。反之，对于病情较重，停用常规治疗会使患者病情加重或出现不良后果者则不应给予安慰剂对照。这时可以两组均给常规治疗，试验组加用新药，对照组加用安慰剂；或试验组加用新药，对照组采用传统药物。

第六节　治疗性研究评价的标准

医学科学发展很快，医学期刊杂志上经常有治疗某病的新药或新的治疗方案的报道，能否将这些报道的研究结果运用于自己的医疗实践，就必须对这些报道结果的真实性及可靠性进行评价。下面提供评价临床疗效研究的六条国际参考标准。

一、是否是真正的随机对照试验

同期随机对照试验，是所有临床试验中真实性最好的研究。因为随机分配可使试验组与对照组间各种已知和未知的影响预后的因素均衡分布，确保了两组间的可比性。对于随机临床试验，评价时还要注意以下问题：①是否采用了真实的随机法：随机并不是随意或随便，要注意文献中是否交代了具体的随机方法。对于分层随机试验，要注意影响预后的主要因素是否都作为了分层因素，试验组与对照组分层后各亚组的病例分布是否一致。②是否采用了盲法：盲法可消除来自病人与医师两方面主观因素的影响，提高随机对照试验的真实性。如试验中可施行盲法而未施行盲法者，其结论的论证强度必受影响，尤其是疗效指标是以软指标为主的临床试验，其研究结果真实性更值得怀疑。③是否注意了辅助治疗的影响：试验组与对照组辅助治疗是否相同，如两组辅助治疗不同，则要考虑辅助治疗对疗效差异的影响。④是否交代了两组患者的一般特征，如两组患者一般特征不同，则要注意是否作了分层比较与校正。

非随机同期对照试验和历史性对照试验中实验组与对照组并非均衡可比，因而在评价长期有争议的疗法时，一般不采用这两种方法。若在设计时注意到这两种方法的缺点，并采取相应的控制措施，则可提高试验结论的正确性。对措施效果强大和预后不良、不治疗必死无疑的疾病，常无需随机对照试验，也能判断防治措施的效果。

二、是否报告了全部临床有关的结果

治疗性研究是否报告了治疗措施正、反两方面的作用，即疗效和不良反应；是否同时报告了治疗措施近期和远期的作用。只有全面报告了试验措施近期和远期正、反两方面的作用，我们才能对试验措施有一个全面、正确的评价，才能确定在自己的医疗实践中是否可借鉴这一治疗方案。

三、报告的结果是否包括了全部纳入的病例

理想的临床试验研究应纳入符合诊断标准及纳入标准的全部病例，且全部病例均按设计要求接受全程治疗。然而，在临床试验中，由于各种主客观因素，总会有病例中途退出或失访。中途退出和失访均可影响观察开始时建立的可比性，因此疗效研究要求中途退出及失访病例不能超过总观察数的 10%；如超过 20%，则最终结果可能完全失去真实性。如失访病例在 10%～20%，可将试验组丢失的病例数计为无效，而将对照组丢失的病例数全部认为有效，重

新作统计处理并计算其差异,如仍有统计学意义和临床意义,则说明试验措施有效,具有临床应用价值。

四、是否考虑了临床意义和统计学意义

试验措施的效果要有明确的临床意义,才具有实际的应用价值。临床意义除考虑试验组与对照组疗效差异的大小外,还要考虑药物的价格、副作用的严重程度及出现频率。

统计学意义主要是评价试验组与对照组疗效的差异,是由于治疗措施本身的作用还是由于机遇所致。临床试验以 $\alpha=0.05$ 作为差异显著性水平,即具有统计学意义,只是表明研究所得的疗效差异由于机遇所致的概率小于 5%,亦即这种差异 95% 的可能性是由试验措施本身的效果所致。统计学的差异显著性并不代表疗效差异的实际大小及其临床意义。

五、研究对象是否有明确限定

研究对象的明确限定是临床试验结果能否正确推广应用的重要环节。明确地报告选择研究对象的纳入标准和排除标准,可清楚地显示研究对象的各种临床特点,如性别、年龄、种族、地区、疾病的类型、病情的轻重、有无并发症等,有助于临床医师将此研究结果应用于相应的范围。

六、防治措施的具体内容是否切实可行

疗效研究应详细叙述治疗措施的内容和方法,有关药物治疗的剂量、剂型、给药途径、疗程、相关的配套治疗、可能出现的药物不良反应及其对策、终止试验的标准等均应详细叙述,以有利于他人具体借鉴。

上述 6 条疗效研究评价的标准中,前 4 条涉及研究的科学性及临床的应用价值,是重要基础。后 2 条评价研究的实用性。这些标准有助于繁忙的临床医师从浩繁的医学文献中筛选出真正对自己的临床实践有益的治疗方案加以借鉴。

（陈　新）

第十九章 疾病预后研究与评价

第一节 概　　述

　　疾病的预后是医生和患者双方都关心的问题,都希望对疾病的转归能够做出合理的估计和判断,以使预测结局能与病人的实际状况相吻合,达到一个理想的结果。对患者的预后做出正确的估计,科学判断,不仅有助于指导临床医生科学决策治疗方案,还可以解除患者的心理负担和担忧,让患者配合医生治疗,早日康复。有经验的医生通常能够初步判断预后结果,确定哪些因素与预后有关,但疾病结局的判断仅凭临床医生的经验是不够的,还需以较大病人群体为观察对象来研究疾病结局和预后因素,即进行疾病的预后研究。

　　预后(prognosis)是指某种疾病发生后,可能出现的各种结局及其发生概率。可能的结局包括痊愈、缓解、复发、迁延、恶化、致残、并发症及死亡等。预后研究(prognosis study)就是对疾病的各种结局发生概率及其影响因素的研究,预后研究有两种类型,一是研究疾病的自然史,即不施加干预因素观察某疾病的自然进程及其预后因素;二是研究对疾病施加干预后,观察其各种结局发生率及预后因素。疾病的预后受很多因素影响,影响疾病预后结果的有关因素称为预后因素。各种预后因素所产生的结局称为预后结果。通过预后研究阐明不同疾病发生、发展的规律,分析各种结局发生的概率及预后因素,评价不同治疗方案对预后结局的影响,以帮助临床医生选择最优干预方案,改善疾病的预后结果,提高临床治疗水平。

　　目前,临床医生和流行病学家已总结了很多的研究方法,提出许多行之有效的统计模型来识别或控制预后因素,增强了干预措施的作用,减少了病死或致残的结局。

第二节　疾病预后研究的方法与指标

一、疾病预后研究的方法

　　预后研究包括疾病自然史研究和疾病干预后的预后研究。疾病自然史研究主要是对目前尚无特殊治疗的疾病观察,常以队列研究和追踪观察来研究代表性疾病的自然转归。预后研究方法分两大类,即前瞻性和回顾性研究。前瞻性研究包括随机对照试验、队列研究、非随机同期对照研究(临床对照研究)和描述性研究。回顾性研究包括队列研究、病例对照研究和描述性研究。两类研究方法比较,前瞻性研究真实可靠,论证效率更高。

　　（一）随机对照试验(randomized control trial,RCT)

　　随机对照试验设计是将已确诊的某病患者随机分配为试验组和对照组,接受不同治疗方案的处理,比较几种不同干预措施的治疗效果,是几种研究方法中最好的设计。例如:宫颈癌患者经手术切除治疗,甲组采用术后加放射疗法,乙组术后加化疗法,跟踪随访观察10年,用生存分析等指标比较两种术后治疗方法的优劣。为保持组间的均衡性,除所研究的预后因素外,其他影响预后结果的因素在两组尽量齐同,如肿瘤病理学类型、病情、病程、年龄、性别等因素应尽量一致。这类研究设计是将基本条件相同的一对患者随机分配到不同的处理组,这实际上也是一种配对设计试验方法。

(二)队列研究(cohort study)

预后队列研究又称定群研究。是对已患病人群在不同预后因素的影响下,观察疾病的发展过程和出现的各种结局。这类研究是观察与分析研究,通常不强调设置对照组,不宜设置空白对照组。但可以根据需要设置其他类型的对照组(标准对照、实验对照或相互为对照)。例如:对初发心肌梗死病人影响预后因素的研究,就可按同一诊断标准确诊,以相同的干预处理,随后观察若干年的存活率,分析待研究因素对预后的影响。

无论采用何种方法研究,要求对预后结局的判断要明确、客观,尽可能运用盲法判断。无论是定性、定量或半定量结局的判断,都要求有公认的诊断标准和判定标准,要选用正确的统计方法。

(三)病例对照研究(case-control study)

预后病例对照研究适用于病程较长的疾病研究。如果疾病结局事件的发生与随访时间的关系不大,研究目的侧重于预后因素时也可采用病例对照法。该方法与队列研究和随机对照试验研究比较,更节省人力、物力和研究时间。易产生的偏倚主要有选择性偏倚和回忆性偏倚,研究中应加以控制。预后病例对照研究方法的设计和实施与普通病例对照研究基本相同。

二、研究程序与内容

(一)研究方法选择

预后研究首先要根据研究目的确定研究方法。上述介绍了常用的预后研究方法有随机对照试验研究、队列研究和病例对照研究法。研究者可根据研究目的选择研究方法,若要研究某治疗方法对预后的影响,最好选择随机对照试验研究;研究侧重探讨影响因素对某种疾病结局的作用,可选择前瞻性预后队列研究和病例对照研究;对急性疾病的短期研究,就可采用病例分析研究。

(二)研究对象确定

1. 研究对象来源　研究对象来源对预后研究的结果至关重要,研究对象的选择取决于研究目的,一般根据研究目的选择住院病人或门诊患者,研究对象选择最重要的问题是选择的病例要具有代表性。只有代表性好,研究结论的外推性才强。选择同级别性质相同的多家医院的病例,其代表性优于单家医院选择的病例,如能选择某地区所有同级别医院的病例则代表性更强。若研究对象来自不同级别的医院,同一种疾病患者的病情、病程、治疗水平都不一致,这样就会产生不可弥补的选择性偏倚。如果由于病例数少,该地区同级别医院又不多,非得选用不同级别医院病例时,可按医院级别分层,然后整群抽样选择病例,以增强其代表性和可比性。

疾病自然史研究也需要选择代表性的样本,最重要的是诊断必须准确,为确保预后研究样本的代表性,选择病例时一定要有统一的诊断标准,严格按诊断标准选择。

2. 研究对象纳入　研究对象来源确定后,就须选择个体病例,个体病例选择不能凭医生的经验取舍,需按一定标准选择。在研究前应依研究目的确定统一的纳入标准和排除标准。一般采用公认的疾病诊断标准或国际/国家的疾病诊断标准。暂时无标准而需要新制定纳入标准和排除标准时,所制定的标准必须指标具体,界限明确,定义准确,具有良好的可操作性。

3. 样本量估计　样本量大小直接影响统计学推断,过小的样本量不能显示出统计学意义,样本量过大又造成人力、物力、财力和时间的浪费。多大的样本量才适宜?要根据研究方法、资料类型来选择统计学计算公式估算或查表法确定。

(三) 预后研究内容

预后研究主要是研究预后结局和预后因素两大内容,即疾病各种结局的发生概率和影响结局的因素分析。预后因素用暴露变量(也称研究变量)表达,预后结局可分析结局变量和时间变量。

1. 暴露变量(exposure variable)　暴露变量实际上是指影响疾病预后结果的因素和可能存在的混杂因素。对疾病预后结果影响的因素繁多而复杂,不同的疾病影响因素不尽相同,影响因素是预后研究的重要研究内容之一,通过研究分析要阐明良性和恶性预后因素,哪些是主要的预后因素,哪些是次要因素,以便重点干预。预后研究还要消除混杂因素影响,在研究设计时就要考虑消除混杂因素措施,如采取随机化分组、配对设计、设置对照组等方法均可减少或消除混杂因素。

2. 结局分析

(1) 结局变量(outcome variable):结局变量即评价疾病预后的指标。疾病的各种结局几乎都可作为预后研究的结局变量。一项预后研究可以选择一个以上的结局变量,但其中必须有一个主要结局变量作为重要指标,其他次要结局变量作为研究的补充。例如:研究急性粒细胞白血病,可将死亡作为主要结局变量,还可以选择缓解、复发作为研究的次要结局变量。实际工作中通常依据研究目的选择一种最重要的结局,随访观察直到这一重要结局出现,就可终止对该患者随访,该重要结局称为终点事件。

对疾病预后的描述不仅是死亡和疾病,还应该描述疾病全过程的一些重要表现,如疼痛、抑郁、精神痛苦、失能等。某些疾病经有效治疗痊愈了,但生命质量下降,因此,越来越多的预后研究将"健康相关的生命质量"作为结局变量。

(2) 时间变量(time variable):是指上述各结局变量发生的时间。疾病的各种结局与时间变量密切相关,预后研究不仅要阐明各种结局发生概率和预后因素,还需分析各种结局发生的时间,通过时间变量分析反映预后结果。例如比较两种不同的治疗方案对同一种疾病的疗效,其结局都是痊愈,发生痊愈结局时间短的干预方案肯定优于时间长者。又如,预后研究结局中的生存期就是一个时间变量,生存期的长短反映该疾病的预后结果,也可用生存期反映治疗某些疾病的远期疗效。时间变量分析也是预后研究设计要考虑的重要内容。

在预后研究中,研究预后结局和预后因素的同时,引入"时间"这一特定因素参与综合评价,形成了时间-效应研究方式,如分析某效应(结局)随时间不同而出现不同结局,它不是对某个时点的结局进行评价,而是对时间序列的结局进行评价。

凡是有明确的时间起始点和终点的事件均可用时间-效应研究方式分析评价。例如生存分析,将出生当成生存事件在时间上发生的起始点,将死亡看成生存事件在时间上发生的终止点,形成时间—效应生存分析基本模式。除生存分析研究生与死的始点与终点外,其他任何事件只要有明确的时间起始点与终止点,都能应用时间-效应方法进行研究,因此该方法得到广泛应用。例如:随访观察接种乙肝疫苗以后乙型病毒性肝炎在若干年内的发病率,就可用时间-效应分析该疫苗的保护期的长短。也可以应用时间-效应方法研究某方法治疗某病人群,观察不同时间的治愈情况,全面了解该疗法的时间-效应过程。因此,以防治措施作为起始点,以产生的不同效果作为终止点的事件,都能采用该方法研究不同时间的效应,还可同时分析致病因素的影响强度。

时间-效应统计分析方法很多,按资料性质可分为参数检验与非参数检验方法;按自变量的多少可分为单因素与多因素两类,如 Kaplan Meier 法、寿命表法、Logrank 法、Gehan 与 Cox 回归分析等。

(四) 随访观察

确定研究方法、研究对象和研究内容后,通过临床干预(研究疾病自然史例外),就要对研究对象进行随访观察,收集资料判断结局,最后整理与分析资料,分析预后因素。

1. 确定观察起始点 起始点又称零点时间(zero time),指随访观察开始的时间。零点必须在随访前明确规定,即于病程的哪一时点开始随访观察。一般可根据研究目的和病种,选择研究对象疾病确诊时间、症状/体征出现时间、入院时间、开始治疗时间、手术时间等作为零点。零点确定要遵循早期和一致性原则。早期是指确定的零点处于病程的早期,因为疾病的结局与时间有关,将零点确定在病程早期,有利于发现疾病早期的结局。一致性是强调同一研究病种只能有一个零点。只有统一了起始点,预后测量的结果才可靠。如果不明确定义起始点,或在同一队列中出现几个不同的起始点,最后都将无法解释研究结果。

2. 随访观察 随访观察十分重要,研究者要周密设计严密组织。在预后研究设计时除明确定义随访起始点外,还应设计随访时间(时限)、随访频率、随访内容、随访终点。即随访观察多长时间、多长时间随访一次、观察什么项目、随访到何时截止?要根据所研究疾病的自然史、专业知识、研究目的来确定以上各项目。随访时间确定,原则上从随访起始点到所研究疾病重要的阳性目标结局出现,通常以重要的阳性目标结局出现为终点。如果随访时间不充分,就可能遗漏一些有意义的结局。随访频率过高工作量就大,频率过低(间隔长)则有可能遗漏一些中途结局,主要根据所研究疾病发生发展的规律确定一个适合的随访频率。随访内容要依据研究目的确定,一般包括目标结局和预后因素。

3. 结局判定 阳性结局判定标准应在设计时就明确,结局判断最好采用盲法。如果一项研究有多人参与随访判断结局,应注意各人判断结果的一致性,事先集中培训调查员,统一判定标准,判定标准客观定量,是减少判断差异所致测量偏倚的有效措施。

三、疾病预后研究评价指标

在疾病预后研究中,用疾病的各种结局发生率来描述疾病的预后是最基本的评价方法。常用的疾病预后指标有治愈率、缓解率、病死率、生存率等。结局指标应用和设计时需遵循以下原则:①结局指标应定义明确;②结局发生时间应在随访期内;③结局指标应能反映所研究疾病相关的特征;④研究的起点和终点要统一。

(一) 预后评价指标分类

预后研究评价指标很多,可归纳为分类变量和数值变量两大类。

1. 分类变量 可分为正向事件和负向事件指标,正向事件指标包括生存率、治愈率、好转率(缓解率);负向事件指标有病死率、致残率、复发率、恶化率、潜在减寿年数、其他疾病负担指标等。

2. 数值变量 数值变量指标主要有生存时间和结局指标改变情况。

数值变量结局指标测量(如血压、血糖、肿瘤大小、生存质量等)的改变情况,如果只有两次测量时,可转化为前后绝对变化值(前后值之差)、相对变化值(绝对变化值与基线变化值之比);多次测量数值呈直线性改变时可转化为斜率(每单位时间改变的绝对值或相对值),呈非直线性改变时,可转化为曲线下面积分析。

(二)预后研究评价指标意义和计算

1. 生存率(survival rate) 生存率是指在接受某种治疗的病人或某病的患者中,经过一段时间的随访后,尚存活的病例数占观察病例的百分比。生存率适用于病程长、病情严重、致死性强的远期疗效观察,如恶性肿瘤、心血管疾病、糖尿病等。

$$n\ 年的生存率(\%) = \frac{活满\ n\ 年的病例数}{年内观察\ n\ 年总例数} \times 100\%$$ 式(19-1)

对某疾病在一定时期内的生存或死亡情况进行统计判断的方法,称为生存率分析或生存分析。生存率分析方法有直接法和寿命表法两种,寿命表法常用于大样本,且随访时间长的预后研究。

2. 治愈率(cure rate) 指某种疾病患者治愈人数占该病接受治疗患者总人数所占的百分比。此指标常用于病程短、疗效好、不易发生死亡的疾病研究。

$$治愈率(\%) = \frac{某病治愈人数}{该病接受治疗患者总数} \times 100\%$$ 式(19-2)

3. 缓解率(remission rate) 指某病患者接受某种治疗后,进入疾病临床消失期病例数占该病接受同一治疗总患者数的百分比。

$$缓解率(\%) = \frac{接受治疗后进入临床消失期病例数}{接受该治疗患者总数} \times 100\%$$ 式(19-3)

4. 复发率(recurrence rate) 指疾病治疗后经过一定缓解或痊愈后又复发该病的患者例数占接受观察总数的百分比。

$$复发率(\%) = \frac{复发的患者人数}{接受观察的患者总数} \times 100\%$$ 式(19-4)

5. 致残率(disability rate) 指患某病导致肢体或器官功能丧失等残疾患者人数与患该病总人数的百分比。

$$致残率(\%) = \frac{患某病后致残患者例数}{患该病患者总人数} \times 100\%$$ 式(19-5)

6. 病死率(case-fatality rate) 指一定时期内由于患某病死亡的人数占同期内患有该病患者总数的百分比。该指标常用于各种急性传染病、急性中毒、心脑血管疾病、恶性肿瘤等疾病研究,以反映疾病的危害程度。

$$病死率(\%) = \frac{某时期内因某病死数}{同期内患某病总人数} \times 100\%$$ 式(19-6)

7. 健康相关生命质量评价(health-related quality of life,HRQOL) 随着医学科学的快速发展,医技水平不断提高,许多疾病已经得到了有效的治疗和控制,很多疾病病死率明显降低,生存时间显著延长。但仅以生存率、病死率和治愈率等指标来反映疾病的预后结局显然有限,现代人不仅关心疾病能否治愈,可以生存多长时间,还关心生存的质量。通过治疗使患者既有较长的生存时间,又有较高的生存质量是医生和患者更高的追求目标。目前研究者越来越多地采用"健康相关生命质量"作为预后研究的指标。

生命质量又称"生存质量"或"生活质量"。生命质量(quality of life,QOL)是以社会经济、文化背景和价值取向为基础,人们对自己的身体状态、心理功能、社会能力以及个人整体情形的一种感觉体验。将生命质量与医学实践结合起来评价称为健康相关生命质量评价,健康相关生命质量是近年来发展起来的一个全新的医学概念,国外应用已非常广泛。

健康相关生命质量评价是一种综合评价，包含四个方面内容：身体功能、心理能力、社会适应能力、一般性的总体感觉。采用健康相关生命质量评价作为预后评价，就是评价某病患者经治疗后其身体状况、功能状态、心理感受等方面的健康相关生命质量表现。通常采用专门设计的量表进行评价，既可用于预后研究评价，也可用来评价健康人的健康相关生命质量，还可用来评价卫生投资效益。可按以下程序与内容研究评价：

（1）生命质量评价量表设计：预后研究的生命质量评价首先要设计评价用的量表（调查问卷）。评价量表分两大类，一类是一般健康量表，用于一般人群生命质量调查。另一类是特殊量表，用于不同疾病的预后研究。如要研究糖尿病人的生命质量，就设计糖尿病人生命质量量表。生命质量量表的设计原则和要求同普通调查问卷设计，要求做效度和信度分析，以保证量表质量。

（2）研究对象选择：研究对象事实上在进行某病的预后研究设计中已经明确，不同研究目的其疾病预后研究选择不同的病人，但对于某些特殊的疾病则不适合做生命质量评价，例如伴有老年痴呆的糖尿病人，或伴有心理障碍的其他病人。

（3）生命质量评价内容：对预后研究的生命质量评价，一般包括身体状况、心理精神和社会功能等方面，具体有以下 9 个方面内容，量表设计时可从这些方面考虑，并根据具体研究的疾病设计出不同问题。

1）身体状况：如乏力、疼痛、恶心等；

2）心理精神状态：如有无记忆力减退、紧张、恐惧、抑郁等；

3）身体功能：如能否正常行走、自己穿衣、吃饭、洗澡、家务劳动等；

4）治疗满意程度：如感觉正常、有好转、痊愈、无变化等；

5）家庭关系：与家人关系是否和谐、融洽或紧张等；

6）社会功能：如与同事、朋友关系，参加社会活动情况，就业情况等；

7）对健康总体感受：自我判断健康状况，对未来健康信心等；

8）与伴侣亲密关系：与伴侣亲密程度、与伴侣性关系等；

9）生命质量评分。

WHO 推荐的生命质量评价包括 6 类指标，即身体功能、心理状况、独立能力、社会关系、生活环境及宗教信仰与精神寄托。每类指标又包括多个指标，共计 24 个指标，研究者设计时可结合研究项目参照 WHO 指标，有所侧重地进行选择。

（4）资料收集与分析：资料收集可采用访谈法、观察法、自我报告法、症状定式法、量表评定法等，收集资料力求及时、完整、准确。健康相关生命质量评价资料的统计学分析方法与临床普通调查方法相同。

目前最好的方法是采用有较好信度、效度和反应度的标准化测定量表对被测者的生命质量进行多维综合的评价。该方法客观、可比性好，标准化、易操作，但评定量表的制定要求更高。

第三节　预后因素与分析方法

一、预后因素

预后因素（prognostic factors）是指影响疾病预后结果的所有因素。能避免或减少疾病发生、减轻病情、缩短病程等一切可以改善预后的因素，称良性预后因素；一切促进病情加重、病程延长因素，称恶性预后因素。

预后因素与危险因素：预后因素是指影响病人群体疾病结局的因素，危险因素是指引起和促使人群发病的因素。危险因素可以是不良预后因素，也可能成为良好预后因素。

影响预后结果的因素繁多且错综复杂，对某一种疾病而言，其预后结果不仅取决于病因的性质和强度，还与疾病发生、发展过程中的诸多影响因素有关。促使疾病发生的危险因素与影响疾病预后结果的恶性预后因素往往基本一致，但不能一概而论。因此，在分析预后因素时，临床医生必须对病人的全过程做细致的观察，详实的记录，科学地分析，以发现影响结局的各种因素，针对不同疾病进行具体分析，不可套用一个模式。尤其是病因不明的疾病，更需要根据具体情况具体分析。影响疾病预后结果的因素大致可分为如下几个方面：

1. 疾病的特性与程度　特性包括疾病性质、病程、临床类型等。不同疾病的预后是不同的，即使是同一疾病也会出现不同的预后，除与以上特性相关外，还与疾病自然史本身的特点有关。各种疾病有其不同的自然史，熟悉疾病的自然史对评价预后结果有着十分重要的意义。有些疾病具有自愈性，如普通的上呼吸道病毒感染，通常预后良好。有些疾病虽然病情严重，但经有效治疗后，其预后是良好的，如急性细菌性感染性疾病。然而迄今许多疾病尚缺乏有效治疗措施，这些疾病的预后往往较差，甚至导致残疾或死亡，例如严重的出血性脑卒中、恶性肿瘤等。预后还与疾病严重程度密切相关，一般而言，疾病越严重预后越差。

2. 患者的一般情况与机体状况　一般情况指家庭经济状况、文化程度、民族、吸烟、饮酒、居住条件、婚姻状况等。这些因素对预后的影响是显而易见的，特别是经济状况影响尤为突出。患者机体状况不同直接影响疾病预后，包括年龄、营养状况、体质、心理状况、精神状态、内分泌与免疫系统状况等因素对预后影响也十分明显。

3. 致病因素的特性与强度　危险因素的质量和数量都能影响预后结果。如传染病，若病原体毒性大，侵入机体的数量多，往往使患者病情加剧，病程延长，预后结果也就差。又如环境毒物，接触量大、暴露时间长而频繁，患者多呈急性发病、病情重，其预后结果也差；低剂量长期接触，主要表为慢性中毒。

4. 医疗干预与保健条件　当患者接受干预以后，疾病过程已经不再是自然过程，其预后主要取决于医疗干预。医务人员的医德医风和专业技术水平、医护服务质量，以及医院管理水平、医疗设备的完善和先进性等条件，都对疾病的预后结果有着重要的影响。诊断早而准确，治疗方案合理，治疗方法得当，用药种类和剂量恰当，药物无副作用，良好的护理，这些因素都能直接促进疾病预后。而这些因素又受医院级别、医疗设备条件、医生的医疗技术水平差异影响。其中医生的医风医德、专业技术水平是最直接的影响因素。有病早治，无病早防，对不同疾病采取三级预防保健措施在促进预后中也有十分重要的意义。

5. 社会与环境因素　社会与环境因素中既存在预后因素也包含危险因素。包括医疗保险制度、社会保障制度、环境质量、精神卫生、家庭经济条件以及本人和家庭的文化教育程度等，均能影响疾病的预后结果。

上述几种因素仅是影响疾病预后结果的共性原因，实际上不同疾病预后结果的影响因素还存在一定的特殊性，因此具体地研究各种不同疾病的预后因素是十分必要的，尤其是威胁生命的急性和慢性疾病更是如此。

二、预后因素的分析方法

预后因素分析方法有多种，如多重线性回归、logistic 回归模型、Cox 模型等，其中用得最多的是 Cox 模型，也是较独特的统计方法。

1. Cox 模型（Cox model） 在临床医学中，对病人治疗效果的评价有时用时间长短来衡量。生存时间的长短与治疗措施、病人体质、病情程度及免疫状态等因素有关。由于时间 t 往往不满足正态分布和方差齐性的要求，不便用多元线性回归来分析生存时间与预后因素之间的关系，有时用其他生存分析模型来配合也会感到困难。Cox 于 1972 年提出了比例风险回归（Cox proportional hazard regression）来分析这类资料。由于这一模型是以顺序统计量为基础，对生存时间的分布形式没有严格的要求，它可以允许存在"终检"（censoring）数据以及随访时间迟早不一、随访期长短不一和资料失访的数据，因此，在临床上有很强的应用价值。当有多个预后因素时，生存分析常用 Cox 模型分析各个预后因素的作用。

在 Cox 模型中，强调某病人生存到 t 时刻的死亡风险函数 $h_{i(t)}$ 是基础风险函数 $h_{0(t)}$ 与预后因素函数 $f_{(\beta X)}$ 的乘积，即：

$$h_{i(t)} = h_{0(t)} \times \exp(\beta_1 X_{i1} + \beta_2 X_{i2} + \cdots + \beta_P X_{iP}),$$

此式经自然对数转变后为：$Ln \dfrac{h_{i(t)}}{h_{0(t)}} = \beta_1 X_1 + \beta_2 X_2 + \cdots + \beta_P X_P$。

模型参数 p 为回归系数，其临床意义是：当预后因素 X_j 每改变一个测量单位时所引起的相对风险度的自然对数改变量。从而可知，在做 Cox 模型分析时，可以得到相对危险度 RR 值。其求法与 logistic 回归中的 OR 值一致。

例如：应用 Cox 模型分析影响食管癌切除术后的预后因素研究，选择 $X_1 \sim X_{13}$ 为预后因素，经 Cox 模型分析发现了如下因素有意义，见表 19-1。

表 19-1 食管癌切除术后的预后因素

变量	β	标准误	RR	RR 可信限
淋巴结转移数	0.2654	0.0466	1.30	1.20～1.39
TNM 分期	0.1553	0.0438	1.17	1.08～1.26
侵及程度	0.3388	0.1017	1.40	1.20～1.60
肿瘤部位	0.2788	0.1055	1.32	1.11～1.53
肿瘤长度	0.7154	0.3396	2.05	1.38～2.71
组织类型	0.1545	0.0763	1.17	1.02～1.32

上述结果表明这 6 个因素将会影响食管癌切除术的预后。

2. 多重线性回归 由于要研究的预后影响因素往往是多个，当因变量为连续性变量时，一般采用多重线性回归分析方法。如生存质量、生存时间等分析。根据现代数理统计知识，在多因素中，若存在初级与次级差别以及主次不同时，不宜采用多重线性回归分析，而应采用多元逐步回归分析（multiple stepwise regression），这样才能找出初级与主要因素，剔除次级与无统计学意义的因素。

3. logistic 回归模型（logistic regression model） 如病人反应值为是或否、有或无的定性资料时，由于这类资料 Y 是二项分类，因此用多元线性回归分析是不合适的。要用多元 logistic 回归模型进行分析。logistic 回归是一种适用于变量为二项分类的多因素曲线模型，现在也已用于因变量为多项分类的分析方法。当有多个预后因素时，生存分析也可用 logistic 模型预测病人某一时期内死亡的概率。

除以上分析方法外，根据资料还可选用方差分析或 t 检验方法。

第四节　疾病预后研究的质量控制

在临床研究中,无论是哪种类型的研究,都存在偏倚,偏倚存在于整个研究过程的始终,临床流行病研究通常出现的偏倚为三大类,即选择偏倚、信息偏倚和混杂偏倚。但不同的研究类型所具有的特征性偏倚有所不同。在疾病的预后研究中,主要偏倚是集合偏倚、存活队列偏倚、迁移偏倚、测量偏倚和混杂偏倚,常见的偏倚及其控制办法如下:

一、预后研究常见偏倚

(一)集合偏倚(assembly bias)

集合偏倚属选择性偏倚,又称之为分组偏倚。此偏倚产生的原因是病例选择时研究对象代表性差异所致。在选择病例时,由于医院的级别不同、医院的性质不同,选择病例的病情、病程、临床类型不一致,各比较组间缺乏均衡性,就易产生集合偏倚,这类偏倚常产生在研究的早期。克服和控制这类偏倚是预先制定统一的纳入标准,在选择研究对象时,统一病例来源,严格诊断标准。或将疾病的严重程度、病程的长短、有无并发症、疾病临床类型、既往史及既往治疗史等,依照影响因素分层分析。总之要特别注意比较组间的均衡可比性。

(二)存活队列偏倚(survival cohorts bias)

存活队列偏倚实际上也是选择性偏倚,属生存偏倚,在预后研究中这种偏倚表现比较突出。采用预后队列研究时,一般都是选择来自医院就诊的存活病例作为队列,一些已经因该病死亡的病例没有进入队列,所以最终研究结果仅仅反映存活病例的特征。此外,纳入研究队列的存活病例并不都是以发病为起点的初始队列,其中纳入了一些中后期病例,这些原因都可能产生不同程度的偏倚。当然,如果研究的结局是目标疾病引起的死亡则不产生该类偏倚。减少此类偏倚的主要措施是统一随访队列的起始点,如以确诊时间或症状和/或体征出现的时间为起始点,也可以采用手术时间或开始治疗时间为起点。此外如尽量选用新发或新诊断的病例,减少招募现患病例进行追踪。尽可能收集同期死亡病例。

(三)迁移偏倚(migration bias)

迁移偏倚实质上与普通队列研究或实验研究中的失访偏倚相同。无论是预后试验研究还是预后队列研究,几乎都会出现失访病例,预后队列研究还会由于各种原因从研究队列中途退出。退出和失访的发生一般与疾病复发、治疗反应、死亡等因素有关,所以退出和失访通常都不是随机的,当退出和失访者在研究中所占的比例足够大,就会产生迁移偏倚。一般来说,失访和退出者的特征在各个队列中是不同的,在研究开始时原来是可比的队列,随着时间的推移失访人数增多,其可比性会变得越来越差,偏倚也因此而被引入。所以这类偏倚常产生在研究的中、后期。判断该类偏倚需要比较随访的人群与失访的人群基线重要特征是否存在差异。

控制迁移偏倚的措施是尽量减少失访率、限制进入队列条件、减少退出率。有专家认为在预后队列研究中,研究对象随访时间达设计随访时间的三分之二以上均可作为有效数据。还可以应用最好或最差病例分析法(Best case or worst case analysis)来估计失访对研究结果的影响。

(四)测量偏倚(measuring bias)

或称观察性偏倚,是信息偏倚中的一种。这类偏倚发生在研究的实施阶段,即在预后研究的观察或对某些项目判断中发生的偏倚。观察和判断预后结果时,如果观察方法、观察标准、判断结局标准未统一,或观察、判断中研究者带有主观意向,或诊断不明确均可产生测量偏倚。如有些疾病处于亚临床期,诊断就有可能不明确,对某些不良反应、残疾、并发症在判断时有一定难度,难免判断有出入,最后影响疾病预后研究结论的准确性。减少该类偏倚的常用方法是应用盲法,并统一观察方法,制定统一的诊断标准和判断标准,随访的观察项目和方法也应该规范。

(五)混杂偏倚(confounding bias)

在预后研究中与其他临床试验一样同样存在不少混杂因素,混杂偏倚同样影响预后研究结果。当各比较组间存在的非研究因素缺乏可比性,且这些因素与预后因素及预后结果有联系时,就会产生预后研究的混杂偏倚。消除该类偏倚方法是在下结论前对这些影响因素经过校正处理和多因素统计学分析,则其结论才比较可靠。尤其是各研究亚组出现不同的预后结果时,更需要应用校正方法。

二、预后研究控制偏倚原则

预后研究的主要偏倚是选择性偏倚、信息偏倚和混杂偏倚,无论是预后试验研究还是预后队列研究或其他方法研究,在设计中都应该考虑影响因素在各组的一致性、均衡性和可比性,原则上可采用下述几种方法控制。

1. 统一零点控制选择偏倚 预后研究都涉及病例选择,很容易产生选择偏倚,而选择偏倚又是预后研究最常见偏倚,控制选择偏倚的重要手段之一就是统一病例纳入的"零点",其次是随机抽样,随机分组,随机化方法主要消除或减少集合偏倚,但不可能消除存活队列偏倚。随机化方法可平衡治疗组与对照组已知可能影响疗效和预后的因素,还可平衡研究者尚不清楚的因素。但在预后病例对照研究、队列研究和试验研究的实际操作中难以实现。

2. 盲法 盲法是消除测量偏倚的有效方法,在随访观察和预后结果判断时最好用盲法,使指标评估者不知道研究对象的分组状态,以消除研究者和受试对象心理因素、主观因素造成的偏倚。

3. 限制法 即将研究对象限制在具有一定特征的患者中,以排除其他因素干扰。此外也可对研究的项目、指标或特征施加限制条件,增加其相互间的可比性。限制法是保障各比较组间除研究因素外其他因素均衡一致的方法。还可应用于下结论时的限制。如研究年龄与心肌梗死的预后时,需要限制性别、种族、心肌梗死部位、并发症等。使用限制法会降低观察对象的代表性,使结论外推受限。

4. 配对法 通过匹配可消除某些潜在的混杂变量的影响。预后研究中观察对象的年龄、性别、种族是影响预后最常见的变量,研究者一般都用这些因素作为匹配条件,还可将观察对象的病情、病程、既往治疗、临床分类等作为匹配条件。一般不主张匹配条件太多。

5. 分层法 分层法相当于随机配伍设计的分层,即把某些无法匹配的因素按照其特征或属性分层,在比较各因素层之间的差异有无统计学意义。如将某慢性病的病程分为 1 年~、3 年~、6 年及以上等几个层分别分析。一方面可消除由于病程不同产生的偏移,另一方面如果未知分层的因素是否影响预后,通过分层分析后可明确该因素是否为独立的预后因素。

6. 校正法和多因素分析 在资料分析阶段,校正法和采用多因素分析不仅可分析多个因素对预后的影响,消除混杂偏倚。还可分析各因素间的交互作用,该方法比限制法和分层法效率更高,预后研究分析一般都需采用校正和多因素分析。

第五节　预后研究的评价

疾病预后研究的结果是否真实,结论是否可靠,质量如何? 在研究的最后阶段应进行科学合理的考查评价,考查评价的内容包括研究的真实性、健康相关生命质量及临床意义三个方面。

一、预后研究的真实性评价

在疾病预后研究中真实性是一个很重要的方面。在疾病预后研究中,有时会出现结果不一致,甚至差别很大。因此,对任何一项预后研究结果应充分进行真实性评价,主要从下列几方面评价。

1. 考查研究的起始点是否明确、一致　病情是影响预后一个十分重要的因素,疾病发生、发展的不同阶段,其预后差异悬殊,因此合理确定随访队列中的研究对象被观察的起始点非常重要。急性病可用发病时间(症状或体征出现时间)作为始点,慢性病一般以确诊时间作为零点,恶性肿瘤则通常以特殊治疗开始时作为零时。根据不同研究目的还可以用确诊日期、初次手术日期、出院日期以及开始治疗时间等作始点。原则上在疾病预后研究的开始,就应根据研究目的,明确规定研究的始点,以确保研究对象在病程上的一致性。预后研究的观察对象最好选择处于临床早期的患者,研究结果的意义较大。

2. 考查病例来源的代表性　病例的来源会直接影响研究对象的代表性和可比性。由于基层医院的危重病人往往转诊至上级医院,致使危重病人多数集中在大医院,而基层医院均为病情轻的患者,导致同一种疾病在大医院的死亡率高于基层医院,而大医院同一疾病的预后比基层医院还差。因此,不同级别医院研究的预后结局只适用于级别相同和条件一致的医疗单位。为使研究对象具有很好的代表性,在选择研究病例时必须有统一的纳入标准和排除标准,病例的诊断要使用公认的或国标/国家的诊断标准。此外,在报道预后研究时应报告病例来源。

3. 考查预后指标定义是否明确、测量是否精确和灵敏　判断预后的指标要求明确、客观、特异、精确、灵敏。应在研究开始之前就拟定明确、客观的预后指标,并在观察过程中始终保持不变。明确是指对疾病结局的判断指标要有明确的定义,要有明确的统一的判断标准。

客观是指在拟定结局指标时要尽可能客观,少用主观指标。目前流行病学专家提倡客观指标与主观指标并用更能反映真实,如生存质量在预后研究中应用已极为常见,其中就包括客观指标和主观指标。有些指标看似客观指标,其实是主观因素起主导作用。如拍摄的各种 X 线片是很客观的证据,但其结果要通过医生主观作出判断,最终诊断结论受阅片医生经验的影响。类似的判断应对医生的判断能力做出评价,并以专家组的形式做出集体诊断,这样会增加结局的真实性。

有些疾病预后结局非常客观而易于判断,如死亡、存活。但有些结局相对难以判断,如不稳定型心绞痛、心肌梗死、有无残疾等结局,需要医生进行临床分析后才能做出判断,此时应该采用盲法,以消除偏倚对此产生的影响。所以,预后研究的评价还应考查是否使用了盲法。

4. 评价随访时间与随访频率　一项完整的队列预后研究,应该对起初进入队列的每一个观察对象全程随访直至重要的阳性目标结局出现为止。不同的疾病其自然史不尽相同，在随访前就应该根据疾病的自然史、疾病发生发展的规律和专业知识确定随访时间和随访频率。

随访的持续时间和频率对随访预后研究结果有明显的影响，如果随访时间不充分，在随访观察截止时大部分观察对象还未发生结局或有的结局尚未出现，产生大量的截尾数据，此时回答该病的预后问题显然证据不够充分。在结束研究时，尚未达到随访终点者，称为删失，要尽量减少删失。若随访时间过长，则容易产生较多的失访，使结果的真实性下降。在一项队列预后研究中，如果失访率小于5％，一般认为对最终结果不会有影响，如果失访率大于20％，则严重影响结果的真实性。对介于5％和20％之间的失访率可以用"敏感性分析"进行判断。例如在一项预后研究中选择71名患者作为观察对象，其中复发者39人，观察期间6例失访，实际复发率为39/(71−6)＝60％。失访的6例对此结果有无影响呢？假设6例失访者均为复发病例，则最高复发率为(39＋6)/(65＋6)＝63％。如果6例失访者无一例复发，则最低复发率为39/(65＋6)＝55％。可以看出最高复发率与最低复发率均与实际复发率接近，故认为此6例失访对该结果无大的影响。假如不是计算复发率而是计算病死率，如果在随访的65例患者中有1例死亡，则病死率为1/65＝1.5％；假如失访的6人全部死亡，最高病死率为(1＋6)/(65＋6)＝10％，最低病死率为1/(65＋6)＝1.4％。可见最高病死率比实际病死率约高7倍，与实际结果相差极大，对该结果的真实性有显著的影响。因此，研究中应该进一步追踪观察失访者。

5. 考查是否存在混杂偏倚　一方面要考查混杂偏倚是否有效控制和消除，另一方面还需考查预后因素是否明确，在研究中是否对新发现的预后因素进行了调整。即在进行两种预后研究结局的比较中，除了干预因素外，其他因素要尽可能一致。如果发现还存在不一致的因素影响，要区分是混杂因素还是预后因素，如果确定属于后者则应进行及时调整，否则将会影响结果判断的准确性。例如：甲乙两个医院胃癌根治术后一年生存率分别为82％和75％，可认为甲医院对胃癌的手术治疗水平高于乙医院。但经过深入的分析发现，乙医院胃癌患者术前淋巴结转移率明显高于甲医院，显然影响了该医院的生存率，此时应该对两医院术前是否有淋巴结转移进行调整，或删除乙医院有淋巴结转移患者，或调整至两医院淋巴结转移病例数相同，再进行两医院胃癌根治术的生存率比较。对于预后因素的调整可以采用分层分析、标准化、多因素分析等方法。

此外，在评价预后因素时，还需考查暴露时间与程度是否明确，是否应用发病前的暴露资料，暴露水平能否代表发病后至目标结局出现期间的水平，因果的时间顺序是否肯定直接影响研究结果的真实性。

6. 其他　除了上述评价内容外，还需根据研究目的考查资料分析是否恰当，研究结果的外推性如何，对预后因素的RR值是否分析了可信区间，预后结局概率的精确性如何，是否报告了预后结局概率的95％可信区间等。还要考查因果联系的阳性特征是否具备，如前因后果作用时间是否充分、联系的强度是否呈剂量-反应或剂量-效应关系、联系的一致性（可重复性）、联系的合理性、研究设计的因果论证强度等。

二、健康相关生命质量评价

健康相关生命质量评价愈来愈多地被纳入预后评价指标，有利于全面评价预后研究，具体评价方法见本章第二节。

三、临床意义的评价

　　除了对预后研究结果的真实性、生存质量评价之外,还应该对该结果的临床意义给予评价。对临床疾病预后结局的观察一般应采用以下三种指标。一是疾病任一时点的生存率,如1年生存率、3年生存率、5年生存率、10年生存率反映的是点估计值。二是中位生存时间,表示研究中50%的患者死亡时的随访时间。三是生存率曲线,反映疾病预后的全过程。生存率、中位生存时间、生存率曲线所示的侧重点完全不同,因此在一种疾病预后分析过程中应从三个方面综合描述才能反映预后的全貌。

(陈　锋　陈裕明)

第二十章 交叉设计

交叉设计适用范围较广,既适用于医学基础实验研究,也可用于临床研究,不仅具有异体配对研究的优点,也具备同源配对研究的优点,同时还可减少样本量,降低个体变异,增加可比性。

第一节 概　　述

一、定　　义

交叉设计(cross-over design)是指将受试对象按完全随机或异体配对设计的方式均分为两组,将 A、B 两种处理分别按不同的先后顺序在两组中进行交叉实验,即一组受试对象先接受 A 因素处理,间隔一定时期后再接受 B 因素处理;另一组受试对象则先接受 B 因素处理,间隔一定时期后再接受 A 因素处理的设计方法。交叉设计依照实验阶段的多少分为两阶段和多阶段交叉设计,在实验过程中,若 A、B 两种处理先后以同等的机会仅出现在两个实验阶段中,则称为两阶段交叉设计;若 A、B 两种处理先后以同等的机会出现在多个实验阶段中,则称为多阶段交叉设计。

二、交叉设计优缺点

(一) 优点

1. 可节省样本量　交叉设计的每个受试对象先后接受两种不同因素的处理,因此可节约一半样本量。

2. 实验效率较高　交叉设计的实验结果可分析处理组间的差异、阶段间的差异和受试者之间的差异有无统计学意义,所以实验效率高。

3. 无论是配对还是随机方式安排个体的实验顺序,都是同一批受试对象接受两种不同的受试因素处理,所以实验结果可比性较强。

(二) 缺点

1. 交叉设计是实验前后同源配对设计的延伸,也具有实验前后同源配对设计缺陷,即很难保持各个阶段实验条件的完全一致。研究中应控制前一阶段的处理效应作用不得持续到下一阶段,这使得交叉设计的应用受到一定的限制。为此,在两个阶段之间设置一个洗脱期(washout period),以消除前一阶段的残留效应(carryout effect)对后一阶段结果的影响,洗脱期的长短主要取决于试药的半衰期,一般为药物的 6~8 个半衰期。

2. 当受试对象状态发生根本改变而且达到一定数量时,后一阶段的试验将无法继续,如治愈、死亡、因其他原因退出。受试对象一旦在某一阶段退出,则造成后阶段的数据缺失,增加了统计学分析的困难。

3. 试验周期不能太长,否则导致受试对象过多的退出。

三、应 用 范 围

因为交叉设计中的每个受试对象先后接受了两种不同因素处理,可节约样本例数,因此常用于样品来源较少、受试对象状态比较恒定的研究;此外,因为该设计中的每个样品均接受了A、B两种处理,也较符合临床新药疗效试验的伦理学原则,因此,也常用于目前尚无特殊治疗而病情稳定的慢性病患者疗效观察。交叉设计多用于临床止痛、镇静、降压等药物研究或治疗方法间疗效的比较研究。在实验室研究中,适用于离体器官的研究。

四、注 意 事 项

1. 在临床研究中要求实验对象的病情稳定、无自愈趋势,疾病周期相对较长。

2. 要求处理因素在体内无蓄积作用,因素间无交互效应,处理因素效果好,作用效应期短。

3. 研究中要尽量保持阶段间实验条件的一致性,为进一步提高结论的可靠性,必要时可作三阶段交叉、四阶段交叉试验。

4. 实验设计中一般是以受试物的 6~8 个半衰期为洗脱期,但不能千篇一律,有些药物的实际效应期大于 6~8 个半衰期,例如,阿司匹林的半衰期只有 0.5 小时,但阿司匹林对血小板的影响作用可持续 7 天左右,若要研究阿司匹林对血小板的影响,设定的洗脱期应该是 10 天左右。

5. 样本量估计 交叉设计样本含量估计可视为异体配对设计,样本含量估计可按照异体配对方法计算。

第二节 设计方法与分析

由于在交叉设计时可以选择随机方式或采用异体配对设计等多种方法来安排受试对象,因此也可以分为组间随机交叉、个体间随机交叉和配对随机交叉等。比如某包括 A、B 两种处理,Ⅰ、Ⅱ 两个阶段的交叉设计可按如下安排:

一、组间随机交叉

我们先用完全随机的方式将所有受试对象均分为例数相等的甲、乙两组,然后在甲、乙两组中随机安排 A、B 实验顺序,即甲组和乙组在第一阶段实验时哪组安排 A 因素哪组安排 B 因素需要采用随机方法,通过半随机方法安排见表 20-1。

表 20-1 组间随机交叉设计样本分配

	甲组	乙组
Ⅰ阶段	A 处理	B 处理
Ⅱ阶段	B 处理	A 处理

二、个体随机交叉

如欲将 10 个受试对象进行随机交叉设计,则先将 10 个对象编写序号为 1~10,然后在随机数字表(附表 1)中任意指定某行某列的位置开始,向某一指定方向连续查出 10 个随机数字,事先规定随机数字为奇数者接受处理的先后顺序为 AB,随机数字为偶数者按 BA 顺序进行试验,即每个受试对象实验顺序是随机安排的(表 20-2)。

表 20-2 随机交叉设计的样本分配

受试者编号	1	2	3	4	5	6	7	8	9	10
随机数字	22	16	18	36	11	43	29	31	53	6
Ⅰ阶段	B	B	B	B	A	A	A	A	A	B
Ⅱ阶段	A	A	A	A	B	B	B	B	B	A

三、配对随机交叉

配对随机交叉是指预先将受试对象按某些特征配成对子,每一个对子中的两个受试对象随机交叉。设计时先将对子编号,然后从随机数字表中任意指定某行某列的位置开始向某一指定方向连续查出 n 个随机数字置对子号下,事先规定随机数字为奇数者的每个对子中的 1 号对象接受 AB 处理顺序,2 号对象接受 BA 处理顺序。随机数字为偶数者对子中的 1 号对象接受 BA 处理顺序,2 号对象接受 AB 处理顺序,即将每个对子中的个体随机安排实验顺序(表 20-3)。

表 20-3 配对对子随机交叉设计的样本分配

对子编号	1		2		3		…
	1.1	1.2	2.1	2.2	3.1	3.2	…
随机数字	23		36		43		…
Ⅰ阶段	A	B	B	A	A	B	…
Ⅱ阶段	B	A	A	B	B	A	…

四、统 计 分 析

交叉设计实验收集的资料常采用方差分析进行统计学处理,总变异来源于处理间、阶段间、个体间和误差四个部分,可以回答处理间、阶段间、个体间差异有无统计学意义。因此,两阶段交叉设计的实验资料常用三因素的方差分析,而多阶段交叉设计实验资料的分析也可用单因素的方差分析。

例 20-1 选用 12 名支气管哮喘患者,采用交叉设计,以双盲法试验比较 A、B 两种药物疗效。分别在两个阶段按 A、B 或 B、A 次序服用两种药物,服药 5 小时后测定患者的 PEF 值(peak expiratory flow,PEF,峰值呼气流速),结果如表 20-4。试对实验结果进行统计分析。

表 20-4 A、B 两药对支气管哮喘患者的疗效(PEF 值,L/min)

试验阶段		患者编号											
		1	2	3	4	5	6	7	8	9	10	11	12
Ⅰ阶段	药 物	A	B	B	A	B	A	A	B	A	A	B	B
	PEF 值	310	260	300	410	210	380	385	310	410	320	260	290
Ⅱ阶段	药 物	B	A	A	B	A	B	B	A	B	B	A	A
	PEF 值	270	310	370	390	250	350	370	400	380	290	340	220

分析步骤：

(1) 建立 SPSS 数据文件例 20-1.6・12.sav，文件格式如图 20-1。

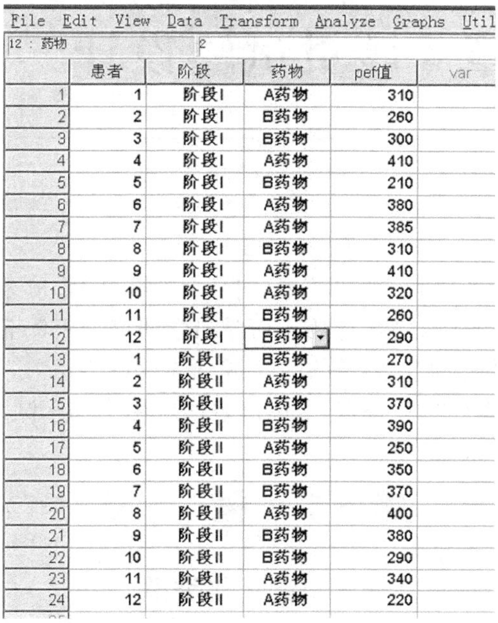

File Edit View Data Transform Analyze Graphs Util

12 : 药物 2

	患者	阶段	药物	pef值	var
1	1	阶段I	A药物	310	
2	2	阶段I	B药物	260	
3	3	阶段I	B药物	300	
4	4	阶段I	A药物	410	
5	5	阶段I	B药物	210	
6	6	阶段I	A药物	380	
7	7	阶段I	A药物	385	
8	8	阶段I	B药物	310	
9	9	阶段I	A药物	410	
10	10	阶段I	A药物	320	
11	11	阶段I	B药物	260	
12	12	阶段I	B药物	290	
13	1	阶段II	B药物	270	
14	2	阶段II	A药物	310	
15	3	阶段II	A药物	370	
16	4	阶段II	B药物	390	
17	5	阶段II	A药物	250	
18	6	阶段II	B药物	350	
19	7	阶段II	B药物	370	
20	8	阶段II	A药物	400	
21	9	阶段II	B药物	380	
22	10	阶段II	B药物	290	
23	11	阶段II	A药物	340	
24	12	阶段II	A药物	220	

图 20-1 支气管哮喘疗效分析数据文件格式

(2) 进行三因素的方差分析，使用统计软件 SPSS 11.0 中的 Analyze→General Linear Model→Univariate 行分析，结果见表 20-5(Dependent Variable：PEF 值)。

表 20-5 A、B 药物治疗支气管哮喘疗效方差分析的结果

变异来源	Type III Sum of Squares	df	Mean Square	*F*	Sig
患者	67 303.125	11	6118.466	6.984	0.002
阶段Ⅰ、Ⅱ	376.042	1	376.042	0.429	0.527
药物 A、B	7526.042	1	7526.042	8.591	0.015
Error	8760.417	10	876.042		
Corrected Total	3965.625	23			

(3) 结论：在 $\alpha=0.05$ 的检验水准上，可认为：①A、B 两种药物对支气管哮喘患者的疗效差异有统计学意义；②两阶段之间比较差别无统计学意义；③各患者间的 PEF 值差异有统计学意义。

(贺栋梁)

第二十一章 序贯试验设计

序贯试验(sequential trial)也称序贯分析,于 1947 年由 Wald 建立,原是作为一种检查武器新的抽样方法。1952 年 Bross 首次应用于医学科学研究,1959 年以来,G. E. P. Box 等建立了以数学模型参数估计和模型筛选为目的的序贯试验设计方法,广泛应用于医学科研。由于该方法具有简单、快速、节省样本等特点,目前已普遍应用于临床试验、药物评价、药物筛选等。

第一节 概　　述

一、定义与类型

序贯试验是指在试验前不规定样本量,而是受试者配对后随机分配到两个处理组,对受试对象逐个试验,逐个分析,直到能判断结果即终止试验的一类设计方法。序贯试验可广泛地应用于临床疗效评价、药物评价或药物筛选等。它不像其他的试验方法把所有试验对象分配到几个试验组去再进行试验,而是每观察一个对象采用触线法一个一个分析,一旦可下结论时立即终止试验。这种试验既可避免盲目加大试验样本而造成浪费,又不于因试验个数过少而得不到应有的结论。通常一个设计周密的序贯试验要比一般试验方法平均节省样本量 30%～50%,序贯试验的另一个特点是可预先规定试验结论所容许的假阳性率和假阴性率。

序贯设计类型:临床一般根据事先是否规定样本数量将序贯试验分为开放型(open sequential trial)和闭锁型(closed-type sequential trial)两类。开放型序贯试验预先不确定最大样本数,分析结果达到显著性检验水平时就停止试验。对于一些疗效不肯定的实验,使用此法有时可能会迟迟得不到结果,预先还是需要估算样本量,这就是闭锁型序贯试验。闭锁型序贯试验:预先确定最大样本量,一旦实验达到最大样本数,不管分析结论如何,都终止试验。

开放型的还可以根据结果反应方向分为单向和双向,单向和双向又可以根据效应指标性质分为质反应和量反应,例如,开放型单向量反应序贯试验。闭锁型只有双向质反应或双向量反应。

二、应 用 范 围

序贯设计试验应用范围非常广泛,最常用于药物疗效观察、药物筛选、药物评价等。既可用于临床病人研究,也可用于实验室研究,如动物实验。但该试验方法仅能对一个特定的单独问题作出回答,一个问题往往要涉及其他问题,它们也需通过试验后作出回答,但该方法却往往在恰能对这个单独问题作出回答时就停止试验,如用序贯试验法研究药物疗效可以得到较肯定的结果,若还需了解疾病的并发症、一般情况、影响因素等,用序贯试验就无法回答这些问题,需要通过其他方法弥补。因此当试验的病人数多,需回答的问题广泛,序贯试验法就不可行。此外,序贯设计试验同样不适用于多个医疗机构同时进行的联合试验。总之,事先要考虑所研究的课题是否适合用序贯设计。确定是否使用序贯设计试验应考虑下列问题:①现有的试验条件下,是否适合序贯试验?②用序贯试验可以节省样本数,这种节省对研究是否重要?③有什么条件与序贯试验相抵触? 可否弥补?

三、优 缺 点

1. 序贯试验之所以普遍受到临床医生欢迎,主要因为方法适应范围广、经济、快速。①序贯试验尤其适用于临床研究,因为临床上的病人都是陆续就医,序贯试验特别适合临床这一特点。此外,序贯试验是边实验、边观察、边分析结果,能够及时发现一些意外情况,并及时处理,对病人有利,比其他研究方法更符合医学伦理学的要求。②序贯试验也可用于动物实验,尤其是珍贵的大动物实验,当大动物价位高(如灵长类动物),又不宜采用成组地进行试验,采用序贯设计可减少 2/3 动物,并在较短时间获得研究结果。

2. 缺点 尽管与其他设计方法比较,序贯设计具有很多优点,但序贯试验也存在一定局限:①只适用于少量样本的研究,譬如,在某种新药进入临床试验阶段时,需要大批病人进行临床观察,则不能应用序贯试验。②不适合于疗程很长的疾病研究,否则会使试验周期拉得很长。③只适宜单指标或单个综合指标的研究,当临床试验除需确定疗效外还需了解副作用时,这样的研究不适合按序贯试验设计。④不适合于多个医疗机构对同一课题的研究(多中心研究)。⑤回答问题简单,只回答有效无效、谁优谁劣,不能分析交互作用。

第二节 设计与分析

一、设 计 方 法

不论是开放型还是闭锁型序贯试验,事先必须根据研究目的,确定能否采用序贯设计,然后按照下列步骤设计:①选定试验指标;②制定试验标准;③确定试验类型;④绘制序贯试验图;⑤进行试验和结果分析;⑥显著性判断。以下举例说明序贯试验设计、实施、分析过程。

二、试验与分析程序

(一)开放型单向质反应序贯试验

例 21-1 某医生欲观察一种中成药——苏合救心丹治疗心肌梗死的疗效,分别用犬心肌梗死模型和正常犬为实验对象。采用开放型单向质反应序贯试验,研究方法如下。

1. 效应指标选定 序贯试验选择效应指标的原则是:要求指标特异度高,敏感性好,可用度大,指标客观而明确。

本例要观察苏合救心丹治疗心肌梗死疗效,主要考查用药后能否改善冠状动脉血液循环,通常用的指标有心向量、心电图等,但根据查阅文献发现冠状窦流量这一指标很客观,特异度很高,而且敏感性强,所以该研究选用冠状窦流量作为衡量疗效指标。

2. 确定试验标准 包括确定三方面内容:①确定假阳性率 α 与假阴性率 β。本例确定 $\alpha=\beta=0.05$。②确定合格与不合格水平,即有效率低于多少认为无效,根据文献调研,本例确定有效率≥80%为合格，<30%为不合格。③确定判断每个受试对象有效与无效的水平，根据预试验和文献记载，当冠状窦流量增加≥1.8ml/min 时，心肌缺血得到改善，本例确定有效水平为冠状窦流量≥1.8ml/min。

3. 选定序贯类型 即确定本试验选用开放型还是闭锁型，是单向还是双向反应，是量反应还是质反应？确定试验类型一般要根据文献或预试验结果来选择，文献记载效果好或预试验提示差异十分明显，或组差异很小者，就选择开放型；如果预试验结果差异不明显，结果方向性模糊，则选择闭锁型为好。

本研究在预试验发现该药疗效显著，所以选用开放型；本例只研究一种药物疗效（判断有效、无效），结果只有一个方向，选择单向反应；研究选用的指标是冠状窦流量，为量效应指标，但判断有效是以每分钟冠状窦流量≥1.8ml 为标准，有效无效是以一个点值为界，且最终判断药物疗效是用有效率，所以还认为是质反应。综上所述本例选用开放型单向质反应序贯试验。

4. 绘制序贯图 序贯图绘制是在普通方格纸上（最好用算术格坐标纸）绘制序贯界限图。以受试样本例数为横坐标（X 轴），以有效例数为纵坐标（Y 轴），相交点为 0。画出 $\alpha=0.05$ 时的接受（试药）水平界限（U）和拒绝（试药）水平界限（L）。这两条直线是依两个直线方程式绘制的。

（1）直线方程

$$接受水平界限 U:Y=a+bn \qquad 式(21-1)$$
$$拒绝水平界限 L:Y=-a+bn \qquad 式(21-2)$$

式中 a、b 为边界系数。

（2）计算边界系数 a、b：可依以下公式计算，也可用查表法求边界系数。

1）计算法：可按以下两公式计算边界系数 a 和 b：

$$a=\frac{\log[(1-\beta)/\alpha]}{\log[P_1(1-P_0)/P_0(1-P_1)]} \qquad 式(21-3)$$

$$b=\frac{\log[(1-P_0)/(1-P_1)]}{\log[P_1(1-P_0)/P_0(1-P_1)]} \qquad 式(21-4)$$

式中：P_1 为合格水平，P_0 为不合格水平。本例 $P_1=80\%$，$P_0=30\%$。

2）查表法：根据 α、β、P_1、P_0 查附表 10，分别查表求出不同 α、β 水平时的 a 和 b。本例 $P_1=80\%$，$P_0=30\%$。

$$\alpha=\beta=0.05，查表得：a=1.32$$
$$\alpha=\beta=0.01，查表得：a=2.06$$
$$\alpha=\beta=0.05 或 0.01，查表得：b=0.561$$

3）将 a、b 代入式(21-1)、式(21-2)，分别求出在 Y 轴上 $U_{0.05}$ 两点和 $L_{0.05}$ 两点，通过两点分别画出 $U_{0.05}$ 线（接受水平界限直线）和 $L_{0.05}$ 线（拒绝水平界限直线）。本例 $\alpha=\beta=0.05$ 时，$a=1.32$，$b=0.561$。

$$\alpha=0.05 时 U 线:Y=a+bn，Y=1.32+0.561n$$
$$\alpha=0.05 时 L 线:Y=-a+bn，Y=-1.32+0.561n$$

任意确定两个数代替式中的 n，求 Y_1 和 Y_2 两点，连接两点分别画出 $U_{0.05}$ 和 $L_{0.05}$ 两条直线。

任意定 $n_1=1$，$n_2=6$ 代入两个方程式计算得：

$$Y_1 = 1.32 + 0.561 \times 1 = 1.88 \qquad Y_2 = 2.06 + 0.561 \times 6 = 4.86$$

根据 $Y_1 = 1.88, Y_2 = 4.86$ 画出 $U_{0.05}$ 直线。

按相同的方法,任意确定 $n_1 = 3, n_2 = 8$,求得 $Y_1 = 0.36, Y_2 = 3.168$,根据这两点画出 $L_{0.05}$ 直线。

(3)在普通方格纸上绘制序贯界限线,如图 21-1。

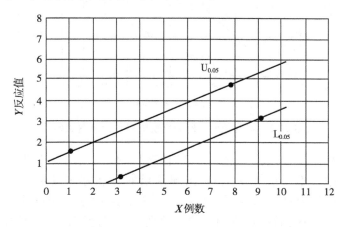

图 21-1 开放型单向质反应序贯设计

5. 试验与分析 分别用犬心肌梗死模型和正常犬服用药物后一段时间测定冠窦流量,逐个试验逐个分析。如果有效(大于 1.8ml/min)就在相应的例数方格的左下与右上对角画一直线,如果无效则在相应的例数方格下画一平行线。逐个试验逐个画线,直至连线与 $U_{0.05}$ 或 $L_{0.05}$ 线相交。本例急性心肌梗死组试验到第 5 条犬时连线与 $U_{0.05}$ 线接触,实验结束,表示接受试药($P < 0.05$);正常组试验完第 3 条犬时连线与 $L_{0.05}$ 线接触,试验终止,表示拒绝试药($P < 0.05$)。实验结果如表 21-1,本试验的序贯图(图 21-2)。

表 21-1 苏合救心丹对犬冠状窦流量作用

急性心肌梗死组			正常组		
犬号	反应值	判断	犬号	反应值	判断
1	108	有效	1	0.0	无效
2	−4.8	无效	2	0.0	无效
3	3.0	有效	3	−0.6	无效
4	2.4	有效			
5	3.6	有效			

如果试验设计确定 $\alpha = \beta = 0.01$,则需要绘制 $U_{0.01}$ 和 $L_{0.01}$ 两条直线,直线方程和绘制直线的方法与上相同,只是边界系数 a 和 b 不同,边界系数计算见式(21-3)、式(21-4)。

(二)开放型双向质反应序贯试验

双向序贯设计与单向不同,不仅要求出 $U_{0.05}$ 直线和 $L_{0.05}$ 直线方程,画出两直线,还要画出两条中界线(M 和 M′ 直线)。双向序贯试验一般采用配对方式进行。

例 21-2 某医师欲研究两种中药配方对风湿性关节炎患者的镇痛效果,观察指标是镇痛程度。

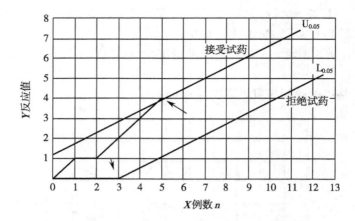

图 21-2 苏合救心丹对犬冠窦流量作用序贯试验图

1. 选定试验指标与序贯试验类型 此例研究目的是比较两种中药配方的镇痛效果,其判断指标是镇痛作用。本例根据预试验,出现结果的可能方向以及判断结果的指标,选择开放型双向质反应序贯设计。这类研究可以采用前后配对方式,即对同一样本病例先服新配方(新药),间隔一段时间后再服用原配方(原药),或先服用原药,后服用新药进行试验比较。

2. 配对设计 选择符合纳入标准的风湿性关节炎的病例,每一受试对象究竟是先服原药还是先服新药需采用随机方法分配。服药时间为第一阶段服药 2 次,间隔 3 天进入第二阶段,即第 4 天也在同样时间服药 2 次。具体安排:第 1 天服用 A 药(原药):9:00am 时和 4:00pm 时服药 2 次。第二阶段服用 B 药(新药):第 4 天 9:00am 时和 4:00pm 时服药 2 次。如果受试对象随机分配先服用 B 药,服药时间安排与前相同。

在第二阶段服药后第 2 天询问病人两次服药后的镇痛效果,并记录在案。病人判断结果有三种选择:A>B、B>A、A=B,如果回答 A>B(原药优于新药),记:FS;如果回答 B>A(新药优于原药),记:SF。

3. 确定试验标准 本试验确定试验标准为 θ,此处的 θ 是指两种药物配方谁优谁劣的比率,分别用 θ_1 和 θ_0 表达,其标准如下:

(1) θ_1 指试药较对照药好的比率:本例是新药优于原药的比率。

$$\theta_1 = \frac{\text{SF 数}}{\text{SF 数} + \text{FS 数}} \qquad \text{式(21-5)}$$

θ_1 值达到多大才判断试药优于对照药?一般根据预试验和研究者专业知识来确定(比较准确的是通过有关方法进行计算),通常要求 $\theta_1 \geq 0.6$,但绝对不能 $\theta_1 \leq 0.5$。本例确定 $\theta_1 = 0.8$。

(2) θ_0 是指对照药较试药好的比率:此处是原药优于新药的比率。

$$\theta_0 = \frac{\text{FS 数}}{\text{SF 数} + \text{FS 数}} \qquad \text{式(21-6)}$$

要求 $\theta_0 \geq 0.6$,但绝对不能 $\theta_0 \leq 0.5$。本例确定 $\theta_0 = 0.8$。

(3) 当 $\theta_1 = \theta_0$ 时,表示两种受试药无明显差别。

(4) 确定假阳性率 α 与假阴性率 β。

因是开放型双向序贯试验,其假阳性率有两个,因此发生 I 型错误的概率是 2α,本例确定 $2\alpha = \beta = 0.05$。

4. 求边界系数　在绘制序贯试验图时,也要根据方程式画出 $U_{0.05}$ 和 $L_{0.05}$ 直线,所以也需计算边界系数,计算公式如下:

$$a_1 = 2\log \frac{(1-\beta)}{\alpha} / \log \frac{\theta_1}{(1-\theta_1)} \qquad \text{式}(21\text{-}7)$$

$$a_2 = 2\log \frac{(1-\alpha)}{\beta} / \log \frac{\theta_1}{(1-\theta_1)} \qquad \text{式}(21\text{-}8)$$

$$b = \log[4\theta_1(1-\theta_1)] / \log \frac{\theta_1}{(1-\theta_1)} \qquad \text{式}(21\text{-}9)$$

两个公式较复杂,计算烦琐,可根据 θ_1 和 θ_0,$2\alpha = \beta = 0.05$ 或 $2\alpha = \beta = 0.01$ 采用比较简单的查表法,查附表 11、附表 12,本例据 $\theta_1 = 0.8$,$2\alpha = \beta = 0.05$,查附表 11 得:$a_1 = 5.25$,$a_2 = 4.29$,$b = 0.322$。据已确定的条件还可通过附表 11、附表 12 查到本研究的课题需要多少样本(对子)数目。

5. 绘制开放型双向质反应序贯设计图　绘制序贯图前要事先确定上界、下界、中界直线方程,直线方程式如下:

$$U: Y = a_1 + bn \qquad \text{式}(21\text{-}10)$$

$$L: Y = -a_1 - bn \qquad \text{式}(21\text{-}11)$$

$$M: Y = -a_2 + bn \qquad \text{式}(21\text{-}12)$$

$$M': Y = a_2 - bn \qquad \text{式}(21\text{-}13)$$

将边界系数代入方程,并按照开放型单向质反应序贯设计方法任意确定两个数代入公式计算每条直线的 Y_1 和 Y_2 两点,根据 Y_1 和 Y_2 两点分别绘制出 U、L、M、M′ 四条直线。

$$U: Y = a_1 + bn = 5.25 + 0.322n$$

$$L: Y = -a_1 - bn = -5.25 - 0.322n$$

$$M: Y = -a_2 + bn = -4.29 + 0.322n$$

$$M': Y = a_2 - bn = 4.29 - 0.322n$$

6. 试验与分析　逐个对病人试验,试验完如果病人回答结果是 SF,在相应病人例数方格画一条左下与右上对角斜线,若病人回答结果是 FS,则在相应病人例数方格画一条左上与右下对角斜线,随着试验不断进行,连线不断延长,当连线与 U 线相交,表示新药优于原药($P < 0.05$);如果与 L 线相交,表明原药优于新药($P < 0.05$);如连线与 M 线或 M′ 线相交都表示两药疗效无差别。本例试验至第 13 个病人时连线与 M 线相交,表明两种镇痛药效果差别没有统计学意义。试验结果见表 21-2,序贯试验图见图 21-3。

表 21-2　两个复方镇痛效果的序贯试验结果

病例	结果	病例	结果	病例	结果
1	SF	6	SF	11	FS
2	FS	7	SF	12	FS
3	FS	8	FS	13	FS
4	SF	9	SF		
5	SF	10	SF		

7. 显著性判断　本例试验线触及中界线 M,故新复方与原复方的镇痛疗效差异无统计学意义($P > 0.05$)。

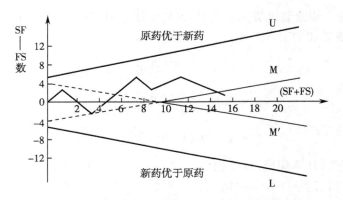

图 21-3 两种复方镇痛效果比较的序贯试验图

（三）其他类型序贯设计

除以上举例的两种序贯设计外，还有开放型双向量反应序贯试验、闭锁型翼形设计、楔形设计、成组序贯试验等。

（贺栋梁）

第四篇　调查设计原理与方法

第二十二章 ▶ 调查设计与分析

调查（survey）来源于拉丁文 supervidere。调查方法是医学科学中三大主要研究方法之一，属观察性研究，其特点是无人为施加干预措施，客观记录某些现象的现状和相关特点，不能用随机化分组的方法来平衡混杂因素，工作量大，耗人力、耗时间、耗精力。但医学科学研究离不开调查方法。

调查必须要有一个周密的调查设计。调查设计是对整个观察性研究所作出的科学周密计划，是指导整个调查工作的纲领性文件，是统计学设计在调查阶段的具体化，也是调查研究获取真实可靠结果的重要保证。调查设计包括调查目的与任务的确定、调查对象与样本量的确定、调查表设计、调查方法与调查项目、调查资料整理与分析、调查工作的组织计划和质量控制方案等。即通过设计要解决为什么调查（why）？ 向谁调查（who）？ 调查什么（what）？ 何时调查（when）？ 怎么调查（how）？ 等问题。调查设计应注重实效，简单、明了，力求科学性、准确性和完整性。

第一节　调查计划的制定

一、确定调查目的与研究指标

调查性研究首先要明确的问题是调查目的，即通过研究要回答什么问题？ 不同类型的调查有不同的研究目的，例如普查是通过调查了解人口、疾病、健康参数；病因学调查是为了探索病因，为病因学提供定向性依据；居民健康状况调查一般是了解和评价健康水平，为实施防治措施提供科学依据；疾病流行状况调查则是认识疾病的人群现象和流行规律；临床远期疗效调查是对慢性病疗效观察的常用方法。调查目的分总体目的与具体目的，总体目的需要通过具体目的指标来反映，具体目的一定要围绕总体目的来设置。

目的确定好就要选定研究指标。研究指标要依据调查目的选定，调查目的则要通过研究指标来体现，所以研究指标选用是否适当直接关系到能否达到调查目的。研究指标应根据专业知识精选，选定的研究指标必须具体明确，避免含糊不清，尽量选用客观、定量的指标，少用主观、定性指标，同时要注意指标的灵敏度和精确性，要重点突出、避免贪多求全。

二、调查范围和观察对象

调查范围是指研究者在时间、空间上涉及的幅度。应根据研究目的确定调查的总体，明确调查总体的同质范围，即时间、地点、人物。如研究目的是要了解某城市人群对艾滋病知识、态度、行为，其总体同质范围是该市某年的全部成年常住人口，观察对象是组成该同质总体的个体，不在总体范围内的个体不能作为观察对象。

三、确定调查类型和调查方法

（一）调查类型

选择调查类型也需根据调查目的来确定，常用的调查类型有普查、典型调查、抽样调查等。如要了解总体参数，可用普查或抽样调查；若要了解某事物的典型特征，可选用典型调查；如果既想了解总体参数，又想确定事物间的差异或相互关系，就可将普查、抽样调查与典型调查结合应用。

1. 普查　是对总体全部观察单位进行调查，收集调查资料进行统计学分析。普查涉及面广、指标多、工作量大、时效性强。适用范围：①发病率较高的疾病；②具有灵敏度和特异度较高的检查和诊断方法；③普查方法便于操作容易接受；④具有可实施的条件。

2. 抽样调查　抽样调查是一种非全面调查，即从总体中抽取一定数量的观察单位组成样本，根据样本调查结果对总体作出估计和推断。当样本量达到总体 75％ 时应选普查。常用的抽样方法有单纯抽样、系统抽样、整群抽样和分层抽样，可依研究目的选择不同抽样方法。抽样调查与普查相比，可大大减少人力、物力、时间的投入。凡是抽样就会存在抽样误差，设计时要考虑尽量减少抽样误差。随机抽样、适当扩大样本量、注意样本的代表性等都是控制抽样误差的好方法。

3. 典型调查　典型调查是根据调查目的和要求，在对事物进行全面分析的基础上，选择典型的人或单位进行调查。是借以认识同类事物的发展变化规律及本质的一种非全面调查。

典型调查较为细致，适用于对新病例、新病种流行的研究。调查时须注意所选的对象要具有代表性，能够集中反映问题主要特征。该方法具有省时、省力的优点。典型调查一般用于调查样本量太大，而调查者对总体情况又比较了解，能比较准确地选择有代表性研究对象的研究。由于典型调查法未遵循随机抽样的原则，一般不能对总体作出统计推断。

（二）调查的方法

1. 直接观察法（direct observation）　直接观察法是调查者到现场对调查对象直接观察、检查、测量收集资料。此方法收集的资料比较全面、真实、可靠，能弥补采访法的一些缺陷，但需要投入比较多的人力、物力和时间，在进行大规模调查时难以实行。

2. 采访法（interview method）　它是指由调查人员向调查对象提问，根据被访者的回答来收集资料的一种方法。可根据情况选择访谈、信访和召开调查会的形式。

（1）访谈：即调查员按照拟定的调查问卷向被调查对象进行面对面口头询问或电话访问，将调查对象的回答填入问卷，访谈时调查对象不理解的问题可当场解释，回答问题不确切时还可进一步追问，这样可使调查对象对问题的理解与问卷的要求达到一致，以保证调查资料的可靠性。

（2）信访：即将调查问卷邮寄给调查对象，调查对象填好问卷后如期邮回。该方法节省人力物力，但可能由于调查对象对调查的问题理解不全，回答问题可能不确切或答非所问。同时还会出现失访，而失访者不是随机的，往往会丢失一些重要的信息，为避免这一缺陷，可再次发送调查问卷，必要时找到失访者进行访谈，信访的回收率应达到 80％ 以上，否则影响资料的可靠性。

（3）集中填答：在条件允许的情况下，集中调查对象在某地点当场填写调查问卷即刻收回。该方法最省时、省力、省事，而且可在调查前向调查对象说明调查目的、调查表填写方法、注意事项等，有疑问也可当场解释，问卷回收率高，资料可靠性好。

3. 敏感问题调查法（sensitive problem）　指调查内容涉及个人或单位利益和隐私问题，大多数人认为不便在公开场合回答或陈述的问题也属敏感问题范畴。如个人财产、灰色收入、性生活、宗教信仰等问题。敏感问题调查是一类特殊调查,须向调查对象详细说明调查目的,并承诺匿名保密。同时须采取巧妙、科学的方法进行调查,如改良问卷调查法、随机应答技术等。

以上是几种常用的调查方法,有些问题还可以采用网上调查。最近流行病学专著上还介绍了捕获-标记-再捕获方法、地理信息系统与卫星遥感遥测技术等调查方法与技术。

四、样本量估计

抽样调查的结果能否推论总体,最重要的是要减少抽样误差,样本量充足可以有效地控制抽样误差;此外,用样本统计量来估计总体参数时,可信区间越窄,说明估计的精确度越好,而增大样本含量是控制可信区间宽度的有效办法;同时,增大样本含量也是控制Ⅱ型错误概率的有效方法。可见样本量在抽样调查中的重要性。在调查设计中必须估算样本量,估算方法见有第十章第二节、第二十三章第二节。

五、确定资料整理与分析方法

通过调查获得的大量原始数据,必须通过整理分析才能揭示事物的本质和规律,将感性认识上升为理性认识。原始资料的整理分析是一个去伪存真、去粗取精,使数据系统化、条理化的过程。研究者必须高度重视、认真对待,在调查设计时就应该计划好,这样可起到事半功倍的效果。

资料整理与分析方法设计包括:问卷回收和核查方法,数据分组方法,资料整理表格设计,数据编码和录入方法,数据归纳汇总方法以及统计学分析方法,这些都属于调查设计的内容。

六、制定组织计划和质量控制方案

调查型研究不如实验室研究单纯,涉及调查人员选派、调查员培训和安排,经费预算,与调查对象所在单位、社区的接洽,交通、设备等诸多的问题,特别是大型调查,涉及的人员更多、面更广、环节复杂,不仅要求研究者有很好的业务素质,还需具备很强的组织能力。制定周密的组织计划方能按既定的方案,有条不紊、步调一致地顺利完成整个调查研究工作。

调查中的各个环节都存在影响研究结果的因素,质量失控可能导致前功尽弃。调查设计时,应制定严密的质量控制措施和质量监督机制,包括设计阶段、现场调查阶段、资料整理分析阶段均有相应的质量控制监督措施,指定专人负责,使整个研究过程都处于严密的监控之下。

第二节　调查问卷设计

调查问卷俗称调查表,问卷(questionnaire)是调查型研究中收集资料的测量工具,调查问卷设计是否具科学性和可操作性,直接影响研究结果的可靠性。调查问卷必须根据研究目的来设计,其项目(题项)、内容、指标均要围绕研究目的设置,通过调查问卷分析能够阐明研究设计的工作假说。调查表设计总体要求是:结构合理,项目齐全,说明细致,思路清楚,条理清晰,层次分明,简明扼要,通俗易懂,符合逻辑。

一、调查问卷类型

调查问卷一般分为封闭型、开放型和混合型三种,设计时可根据研究目的和需要选择适合于自己的类型。按照调查对象填表方式可分为自填式问卷和他填式问卷(如面对面访谈、电话访谈均由调查员填,即他填式)。

1. 封闭型 又称结构型问卷,每个调查问题提供若干备选答案,调查对象只能从备选答案中选择其一个或几个回答,是量表中最常见的"提问"方式。其优点是回答问题标准化,便于统计分类,便于分析比较;问题简单,易于回答,应答率高,调查结果可信度高,节省时间。但有些问题的答案设计不易穷尽;因事先设置备选答案,回答问题受到局限,不利于发现新问题;调查对象对要回答的问题了解不够深入,容易造成盲目回答。

2. 开放型 又称无结构问卷。调查问卷由一系列开放型的问题组成,问卷只列举问题,对答案不加提示和限制,调查对象可根据实际情况和本人想法自由发挥填写。因此获得的资料丰富,有时可得到意想不到的效果,而且使用灵活,回答者有较多的自我表现机会。开放型主要适用于探索性调查、不熟知的事物、敏感问题、资料不必量化的研究。但也存在一些缺陷,由于调查对象文化程度,理解能力等差异影响,难以保证所得信息都有用;其次,因调查结果非标准化,统计分析和比较费力费时;也易产生较高的拒答率。

3. 混合型 也称半开放型问卷,指封闭型与开放型相结合的调查问卷。即在封闭型问卷的基础上,再增加一个或几个开放型问题。如"您生病后是否去医院就诊过? 回答:0 是,1 否(填写否者请说明主要原因_____)。混合型问卷集中了封闭型和开放型两者的优点,同时也克服了两者的缺点。

二、调查问卷的结构

(一)卷面结构

调查问卷的卷面结构一般分为表头、表体和表脚三部分,表头内容为调查问卷标题、编号、制表单位、填表日期等;表体是问卷的主体部分,包括调查对象的基本情况、调查项目、问题内容等;表脚通常为备注、指标解释、调查员监督员签字、日期等。

(二)内容结构

调查问卷的内容结构由说明信、填表说明和问题三部分内容构成,每部分内容均有具体要求。

1. 说明信 也称封面信、卷首语。是一封短信,简单扼要地向调查对象说明调查相关问题,是取得对方信任和合作的重要环节。说明信内容包括调查者身份,调查目的和意义,承诺匿名保密,最后诚挚感谢合作,并留下调查员的详细地址,电话。信访的调查问卷还需说明表格回收的方式,必要时将信封写好,贴好邮票以方便调查对象,同时也可提高问卷回收率。

2. 填表说明 主要介绍如何填表,对自填式问卷尤其重要。问卷是封闭型,要告诉调查对象如何选择答案,说明在备选答案后的方框直接写上答案号,在同一份问卷中选答方式要统一。对开放型问卷则要告诉调查对象实事求是填写。

3. 问题和答案 问题和答案是问卷的主体部分,一定要精心设计,问题主要根据研究目的所要调查的项目设计,答案则是根据具体问题设计数个可供选择的相关答案。

三、问题与答案的设计

1. 问题类型 问卷的问题可分为以下四种:①事实型:如年龄、性别、职业等;②行为型:如是否服用过某药? 是否常服用某药? ③态度或感情型:如赞成、不赞成;喜欢、不喜欢。④原因或理由型:如为什么这样? 为什么去看病?

2. 设计要求

(1)总体要求:总体要求是提问科学、表述准确、逻辑性强、容量适当。

（2）提问科学　表述准确：提问要语言精练，表述准确，用词通俗，避免用过于专业化语言，避免提问笼统、含糊不清，避免问题过大过长。

（3）问题设置要符合逻辑规律：一般可按照以下顺序设置安排，即先易后难，先近后远，先封闭后开放，先一般问题后敏感问题，先提直接问题，后提派生问题。

（4）避免重复　避免双重问题或双重回答：同一问题在同一问卷中不得重复出现，同时要避免双重问题或双重否定回答，如你不喜欢穿着不新潮的男学生装吗？您抽烟喝酒吗？

（5）指标量化　数字答案要准确：如询问饮酒，什么算饮、什么算不饮？什么叫极少饮，什么叫经常饮？每次饮多少才算多、中、少等等？都要查阅文献规定具体数字。

（6）语言温和　避免刺激：尽量选用温和、中性语言，避免刺激性语言。除特殊调查外，一般情况下要尽量不涉及敏感、忌讳、隐私的问题。

（7）容量适当：指所设计的问题量要适当，问题太多调查对象不易接受，随便应付，盲目回答，影响调查质量，问题太少不能全面反映所要研究的主题，一般以 30 分钟完成为度，特殊情况或大型调查可适当增加，必要时可分卷一、卷二，分卷调查。

3. 答案设计　一般答案要遵循穷尽性、互斥性和准确性原则。穷尽性即答案要全面无遗漏，答案应包括所有可能的答案，每一个问题的答案都需周密考虑，以防遗漏。为防止答案不周全必要时增加 1～2 个开放型答案，如：其他＿＿＿。互斥性是指一个问题有几个答案时，答案之间不得相互重叠、互相包含。通常每个问题只有一个最佳答案，避免重叠和包含的最好方法是统一标准和将内容分层次，否则调查对象无所适从，影响调查结果准确度。准确性是指答案的含义要以最精辟的语言准确表达，切忌含糊其辞、模棱两可。

表 22-1 是艾滋病感染途径调查表，艾滋病的传播途径有三种，即血液传播、性传播和母婴垂直传播，整个调查表都将感染途径咨询贯穿于调查的全过程，调查对象为确诊的 HIV/AIDS 感染者。调查时应该遵循保密、不歧视的原则。

表 22-1　HIV/AIDS 感染途径调查表

国际码□□□□□□　　　　　　　　　　　　　　　　　　　病例编码□□□□

序号		问题与答题
1. 一 般 情 况	1.1	个案编号　　　　　　　　　　　　　　　　　　　　　　　　□□□□
	1.2	首次确认抗体阳性时间：＿＿＿＿＿年＿＿月＿＿日（或 HIV 抗体阳性报告编号：＿＿＿＿＿＿＿）
	1.3	姓名：＿＿＿＿＿＿＿＿＿＿＿＿＿＿＿＿＿＿＿＿＿（若同时有几个名字，均填上）
	1.4	性别：(1)男　(2)女　　　　　　　　　　　　　　　　　　　　　　□
	1.5	年龄(周岁)：＿＿＿＿＿＿＿（或出生日期：＿＿＿＿＿年＿＿月）
	1.6	居住地址：＿＿市＿＿＿县(市、区)＿＿＿乡(镇)＿＿＿行政村＿＿＿＿自然村＿＿＿户
	1.7	身份证号码：□□□□□□□□□□□□□□□□□□
	1.8	民族：(1)汉族　(2)回族　(3)其他(请注明)＿＿＿＿＿＿　　　　　　□
	1.9	职业：(1)农民　(2)工人　(3)个体商　(4)驾驶员　(5)娱乐餐饮服务员　(6)无业　(7)干部 (8)其他(请注明)：＿＿＿＿＿＿＿　(9)不详　　　　　　　　　　□
	1.10	文化程度：(1)文盲　(2)小学　(3)初中　(4)高中或中专　(5)大专或大学及以上　(6)不详　□
	1.11	受教育年限：＿＿＿＿年
	1.12	婚姻状况：(1)未婚　(2)已婚或同居　(3)离异或分居　(4)丧偶　(5)不详　　　□

序号		问题与答题	
2.供血史	2.1	有无献血(浆)史:(1)有 (2)无 选(2)者,跳至3.1	☐
	2.2	献血类型:(1)全血 (2)血浆 (3)全血+血浆	☐
	2.3	首次献血(浆)时间:_____年____月	
	2.4	首次献血(浆)地点:(1)本县 (2)本市 (3)本省 (4)外省	☐
	2.5	最近一次献血(浆)时间:_____年____月	
	2.6	最近一次献血(浆)地点:(1)本县 (2)本市 (3)本省 (4)外省	☐
3.受血史	3.1	有无受血史:(1)有 (2)无 选(2)者,跳至4.1	☐
	3.2	首次受血时间:_____年____月	
	3.3	首次受血地点:_____,最近一次受血地点:_____	
	3.4	最近一次受血时间:_____年____月,总受血次数_____次	
	3.5	有无使用过血液制品:(1)有 (2)无	☐
	3.6	最近一次使用血液制品时间:_____年____月	
4.性行为	4.1	有无性病史:(1)有 (2)无	☐
	4.2	有无嫖娼或卖淫史:(1)有 (2)无	☐
	4.3	除配偶外,有无其他性伴:(1)有 (2)无 选(2)者,跳至5.1	☐
	4.4	性伴行为:(1)同性 (2)异性 (3)双性(同性和异性)	☐
	4.5	性伴数(除配偶以外的数目):_____人	
	4.6	性伴来自何地:(1)本省 (2)外省 (3)不详	☐
	4.7	是否使用避孕套:(1)从不用 (2)偶尔用 (3)每次都用 (4)拒绝回答	☐
5.吸毒行为	5.1	是否吸过毒:(1)是 (2)否 (3)拒绝回答 选(2)者,跳至6.1	☐
	5.2	开始吸毒时间:_____年____月	
	5.3	目前吸毒方式:(1)口吸 (2)静脉注射 (3)口吸和静脉注射	☐
	5.4	开始静脉注射吸毒时间:_____年____月	
	5.5	是否与他人共用注射器静脉吸毒:(1)经常 (2)偶尔 (3)从不	☐
6.就医及其他行为	6.1	有无手术史:(1)有 (2)无 选(2)者,跳至6.4	☐
	6.2	最近一次手术时间:_____年____月	
	6.3	实施手术的医院是:(1)乡级 (2)县级 (3)市级 (4)省级	☐
	6.4	是否拔过或修补过牙齿:(1)是 (2)否 选(2)者,跳至6.7	☐
	6.5	最近一次拔牙或修补牙齿的时间:_____年____月	
	6.6	最近一次拔牙或修补牙齿的地点:(1)私人诊所 (2)乡镇卫生院 (3)县级或以上医院	☐
	6.7	有无文身:(1)有 (2)无	☐
	6.8	有无穿耳洞:(1)有 (2)无	☐
	6.9	其他(注明):_____	

续表

序号		问题与答题	
7. 配偶基本情况	7.1	配偶姓名：＿＿＿＿＿＿＿＿＿＿＿＿＿＿＿＿＿＿＿	
	7.2	配偶性别：(1)男　(2)女	☐
	7.3	配偶年龄：＿＿＿周岁(或出生日期：＿＿＿＿＿年＿＿＿月)	
	7.4	配偶民族：(1)汉族　(2)回族 (3)其他：＿＿＿＿＿＿	☐
	7.5	配偶职业：(1)农民　(2)工人　(3)个体商　(4)驾驶员　(5)娱乐餐饮服务员　(6)无业 (7)干部　(8)其他　(9)不详	☐
	7.6	配偶是否抗体检测：(1)是　(2)否	☐
	7.7	配偶检测结果：(1)阴性　(2)阳性　(3)可疑　(4)不详	☐
	7.8	配偶检测时间：＿＿＿＿＿＿年＿＿＿月	
	7.9	配偶 HIV 抗体阳性报告编号：＿＿＿＿＿＿＿＿＿＿＿＿＿＿	
8. 子女情况	8.1	有无子女：(1)有　(2)无	☐
	8.2	最小子女的年龄为：＿＿＿周岁(出生日期：＿＿＿＿＿年＿＿＿月)	
	8.3	最小子女性别：(1)男　(2)女	☐
	8.4	子女有无做 HIV 抗体检测：(1)有　(2)无	☐
	8.5	子女检测结果：(1)阴性　(2)阳性　(3)可疑	☐
	8.6	子女检测时间：＿＿＿＿＿＿年＿＿＿月	
	8.7	子女 HIV 抗体阳性报告编号：＿＿＿＿＿＿＿＿＿＿＿＿＿＿	
	8.8	个案表报告日期：＿＿＿＿＿＿年＿＿＿月	
	8.9	若送检者为儿童(<15 岁)，母亲有无 HIV 或 AIDS：(1)有　(2)无	☐
	8.10	母亲检测时间：＿＿＿＿＿＿年＿＿＿月	
	8.11	母亲 HIV 抗体阳性报告编号：＿＿＿＿＿＿＿＿＿＿＿＿＿＿	
	8.12	个案表报告日期：＿＿＿＿＿＿年＿＿＿月	

调查者单位：＿＿＿＿＿＿＿＿＿＿＿＿　　调查者：＿＿＿＿＿＿＿＿＿＿＿＿＿＿

审核者：＿＿＿＿＿＿＿＿＿＿＿＿＿＿　　调查时间：＿＿＿＿＿＿年＿＿＿月

四、问卷的质量考评

为保证设计的问卷具有较高的可靠性和有效性，在实施正式调查之前，一般先用设计的调查问卷在小范围观察对象中进行预调查，发现有不妥之处，进一步修改完善，形成正式问卷。同时还应对问卷进行测试考评，并对测试结果进行信度、效度和可接受性分析，根据分析结果筛选问卷题项，调整问卷结构，从而提高调查的可靠性和有效性。

（一）信度分析

信度（reliability）　是指调查问卷获得结果的可靠性、一致性和稳定性，它反映调查结果的精确度。与信度相关的一个概念是效度，信度是效度的前提条件。信度低效度一定低，但信度高未必表示效度也高。常用的信度检测方法是 Cronbach alpha 系数法，该系数即信度系数，又称稳定系数。用信度系数来表示信度的大小。信度系数越大，表明测量的可信程度越高。学者 De Vellis(1991)认为信度系数为 0.60～0.65 较差,最好不用;0.65～0.70 最小,可接受值;0.70～0.80 相当好;0.80～0.90 非常好。由此,一份信度系数好的量表或问卷,最好在 0.80 以上,若分量表的内部一致性系数在 0.60 以下或者总量表的信度系数在 0.80 以下,应考虑重新修订量表或增删题项。信度分析方法有重测信度、复本信度、分半(折半)信度、内部一致信度,不同信度分析方法不同。

1. 重测信度(retest reliability) 指用同样的问卷对同一组调查对象间隔一定时间重复调查,计算两次施测结果的信度系数。实际是分析两次重测结果的相关性,信度系数在 0.8 以上说明问卷设计较好。两次重测的间隔时间对重测信度有影响,需加以控制,调查对象某些特征会随着时间推移而发生变化,原则上应在调查的主要内容尚未发生改变期间内做第二次调查。

2. 分半信度(split-half reliability) 又称折半信度,是将一份问卷的调查项目分为两半,计算两半得分,分析出两半间的相关系数(rh),再用式(22-1)计算量表的分半信度系数(r)。要求两半项目间的一致性好,通常将全部题项按奇偶分为尽可能相等的两半。如果量表中含有反意题项,应先将反意题项的得分作逆向处理,以保证各题项得分方向的一致性。这种方法不适合测量事实性问卷,常用于态度、意见式问卷的信度分析。在问卷调查中,态度测量最常见的形式是五级李克特量表(Likert scale)。

量表的分半信度用(Spearman-Brown)公式计算信度系数:

$$r = \frac{2rh}{1+rh} \qquad \text{式(22-1)}$$

式中:r:调查问卷信度系数;

　　　rh:两半问卷之间的相关系数。

3. 内部一致信度(internal consistent reliability) 是目前比较流行的信度评价方法,是用条目间的关联程度对问卷的信度作出估计,不必将问卷分为两半,常用于态度、意见式问卷的信度分析。内部一致信度用 Crobach α 系数表示,计算公式如下:

$$\alpha = \frac{k}{k-1}\left(1 - \frac{\sum S_i^2}{S^2}\right) \qquad \text{式(22-2)}$$

式中:α:克朗巴赫(Cronbach)系数;

　　　k:调查问卷的全部条目数;

　　　S_i^2:第 i 个条目得分的方差;

　　　S^2:整个调查问卷得分方差。

4. 复本信度(parallel forms reliability) 复本信度法是安排一组调查对象一次填答两份问卷复本,计算两个复本问卷答题的相关系数,复本信度属于等值系数。复本信度法要求两个问卷复本提问的表述方式不同,但在内容、格式、难度和对应题项的提问方向等方面要完全一致。在实际调查中,很难使调查问卷达到这种要求,且工作量大,因此采用这种方法者较少。

(二)效度分析

效度(validity)指通过调查问卷所获得调查结果的准确程度。效度分析中,选择一种指标或测量工具作为标准称为效标。设计调查问卷时效度比信度更重要,信度是效度的必要条件,但信度高不一定效度好。常用于调查问卷效度分析的有内容效度、结构效度、准确关联效度。

1. 内容效度(content validity) 又称内在效度、表面效度或逻辑效度,是指所设计的题项内容反映研究目的或主题的程度。内容效度常采用逻辑分析与统计分析相结合的方法进行评价。

（1）逻辑分析：一般由研究者或专家从逻辑上评判所设计题项是否符合待测量目的和要求。如测量目的是要了解调查对象吸烟程度，应设置题项有：开始吸烟年龄、持续烟龄、每天吸烟支数、吸烟是否入肺、烟草类型等主要问题，如果未设计每天吸烟数量显然不能充分反映吸烟程度，其效度较低。逻辑分析还可考查所设计的答案是否能全面反映题项的提问？如果某题项应该有 4 个答案，研究者只设计了 3 个，或者 4 个答案中有 1 个是答非所问的无效答案，则不能反映题项的提问。这些问题都可通过有经验的专家逻辑分析了解问卷的效度。

（2）统计分析：主要采用单项与总和相关分析法获得评价结果，即计算每个题项得分与题项总分的相关系数，根据相关是否具有统计学意义反映其效度。如果研究的主题是要筛选某病的可能危险因素，通过量表调查分析，未找到可能的危险因子，说明该调查问卷效度低。统计分析时，若量表中有反意题项，应将其逆向处理后再计算总分。

2. 结构效度（construct validity）　又称构思效度，指调查问卷的结构是否符合有关的理论构思和框架。也就是检验调查问卷是否真正测量了所提出的理论构思目标。结构效度是最重要的效度指标之一。结构效度分析最理想的方法是利用因子分析测量量表或整个问卷的结构效度。在因子分析的结果中，用于评价结构效度的主要指标有累积贡献率、共同度和因子负荷。分析方法有：

（1）分析被试答题的过程：若有证据表明某一题的作答除了反映所要测的特点外，还反映了其他因素的影响，则说明该题没有较好地体现理论构想，该题存在降低结构效度的影响。

（2）根据所要预测的效标性质和种类来推断结构效度：有两种方法：①根据效标将调查对象随机分为两类，考察其得分的差异。若两组人得分差异有统计学意义，则说明该效标检测方法有效，具有较高的结构效度。②根据某种检测方法得分将调查对象分成高分组和低分组，考察这两组所测量指标结果差异是否具统计学意义。若两组所测结果差异有统计学意义，则说明该测量有效，具有较高的结构效度。

结构效度的最大贡献是可以用来提出和验证假设，是调查设计的重要验证方法。结构效度也有其明显的局限性，特别是当测验结果不能验证原来的构思时，我们不能确定是构思有误，还是检测本身缺乏内容效度，还是实验设计有问题。这说明结构效度发展还未完全成熟。

3. 效标效度（criterion validity）　又称标准关联效度或准则效度。指调查问卷得分与某种外部标准（效标）间的关联度。外部标准是指调查问卷以外的一些客观指标或人们公认的另一种调查问卷为标准。效标效度分析是根据已公认的某种理论，选择一种指标或测量工具作为标准（效标），分析问卷题项与标准的相关程度，若二者相关显著，或者问卷题项对标准的不同取值、特性，表现出差异有统计学意义，则为有效的题项。

（三）可行性分析

可行性分析是指所设计的调查问卷在实际调查执行中是否可行、可行的程度？可行性受很多因素影响，其中影响较大的因素是调查对象对问卷的可接受程度，所以也称可接受性（acceptability），如调查大学生的性行为，其可接受性比较低。影响可行性因素可分为两方面，一方面是调查表本身的质量，如调查表的科学性、通俗性和逻辑性，设置的问题难易程度，调查所需要时间和内容等；另一方面与调查对象有关，如调查对象文化程度，对内容熟悉程度、调查对象的依从性等。调查问卷的可行性可通过分析问题的回答率、问卷回收率、回答问题的准确度等指标来反映。

第三节　调查工作的组织实施

调查的组织工作至关重要,尤其是大型的调查涉及的人员多、范围广、时间长,组织工作做得不好就会出现混乱,严重影响其结果的可靠性。调查组织得好,可按既定的调查计划顺利完成,少走弯路、节省经费和时间,更重要的是调查结果准确可用。此处介绍的组织工作主要指直接观察法和采访法,信访法的组织工作相对较简单,不一一介绍。

一、调查的组织工作

调查的组织工作包括调查前、调查中和调查后的组织。调查前的组织包括各级领导支持、配合与协调,组织机构建立,调查员的选定与培训,任务分工,调查工具和通信设施准备,调查地域和时间确定,调查问卷印制,可能出现问题的应对方案,调查进度安排,调查对象的组织宣传发动等。其中调查组织机构建立是做好各项组织工作的基本保证,即建立一个由 3～5 人组成的领导小组(或调查委员会),一切组织工作由领导小组全面负责,否则群龙无首难以实施。其次是要制定一个周密的调查进度,包括时间、场所、人员、工具等都要一一落实。

调查前的组织工作逐项落实后,要考虑调查中的组织。其工作包括保证调查经费足额,交通通信工具、测量工具到现场,调查员按时到位,调查对象积极参与,调查进度按计划完成,调查问卷的核查、补缺、补查、纠错、删除重复等质量监控措施的实施。重点注意质量控制,每天调查是否按进度完成,每天问卷的收回和核查,要指定专人负责(监督员)。最好在调查的第 1～3 天每天有小结,以总结经验,发现问题及时决策、及时调整,以便使整个调查工作尽善尽美。

主体调查工作完成以后,仍有大量的组织工作待做。如在全部调查完成或接近完成时,组织抽取一定比例问卷(一般为 5％～10％)核查验证,以对调查质量作客观说明。还有原始资料的分类整理,建立数据库,数据的录入,数据分析等。

二、调查工作的实施

调查工作的实施就是按照制定的调查设计方案,按部就班进行调查的全过程,亦即获取资料过程。资料收集要求客观、完整、可靠。要达到这些要求,一则要按照设计的调查表逐项提问调查,既不要随意增加题项,更不能遗漏、缺项或重复;二则,调查中应注意提问策略和技巧,调查对象如果是特殊人群,如监狱服刑者、艾滋病患者、同性恋、婚外恋等,调查时要尊重她们的人格,不能有鄙视轻蔑的眼光和语言;调查老年人、残疾人、精神病患者时,要尊重、关心和体贴他们,才能得到他们的配合,获取真实信息。一般情况下,不能有涉及研究对象隐私、敏感问题的提问,特殊情况下(如艾滋病感染途径调查),也要向调查对象说明目的,征得同意之后在一定场合下调查,不得隐蔽性观察。调查对象对问卷中有些问题觉得不好回答或不愿作答,调查者可采取对象转移法,假定法等技巧提问。有时研究对象向调查员提出某些问题,调查员就要有随机应答的技巧。

第四节　调查质量的控制

调查很容易产生偏倚,调查型研究必须有严格的监督机制和质量控制措施,监督机制和质量控制措施应贯穿在整个调查的始终,包括设计阶段、调查阶段和资料整理与分析阶段。

(一) 设计阶段

1. 调查的目标是否明确　总体目标只有一个,目标太多难以控制质量。同时要考查具体目标能否体现总体目标,总体目标能否囊括具体目标,如果目标都含糊不清,则谈不上调查质量。

2. 调查范围明确　调查范围包括时间、地域、人物,如调查某地 1990 年至 2000 年出生缺陷,调查范围即为某地 1990 年 1 月 1 日零时至 2000 年 12 月 30 日 24 时该地常住人口中出生有缺陷的新生儿。外来在该地打工等流动人口不在调查范围内,而户口在本地夫妻都在外地打工者也要调查,做到应该调查的对象一个不漏,不属于调查范围的对象一个不多。

3. 调查对象的总体明确和界定对象准确　例如研究正常人白细胞水平时,总体应该是确定调查范围内的正常人,定义应明确什么是正常人,在设计时明确规定一周内体温不超过 37℃,腋下及腹股沟淋巴结不肿大等。

4. 调查问卷的题项设计合理,答案设置有效　要考核每个题项是否紧扣调查总体目标,是否有不切题意或答非所问的答案,有无重复、遗漏、措辞不准。

5. 对问卷全面质量评价　包括题量是否适当,内容是否完整,印刷是否清晰等,这些均可影响调查质量。还要考查是否做预调查、是否做信度效度分析。

(二) 调查阶段

调查阶段影响质量因素很多,除上述强调的调查员业务素质、责任感、是否培训、访谈技巧等因素外,还要从以下几个方面进行质量控制。

1. 尽可能减少漏项和漏查　由于调查内容等原因,调查中可能出现拒答、回避、隐瞒。例如进行儿童残疾调查时,有些残疾儿童的家长不愿意让自己的孩子被调查而回避,这种漏查会使残疾儿童率偏低;又如调查成人病毒性肝炎,如果一些身强力壮的年轻人不愿意抽血而未查,漏查人数达到一定比例就会使病毒性肝炎患病率偏高。减少这些误差的主要措施是事先做好宣传说明工作。对拒答者要做好耐心细致的思想工作或采取访谈技巧,设法问到答案。对记忆不清的问题,调查员可设法帮助对方回忆,或向家属等知情人进行深入了解。如果在一次调查中漏查的比例较高,又不清楚是哪些人漏查,在撰写调查报告时,应交代漏查比例,并说明原因。

2. 杜绝提示与诱导　调查中调查员不可有意识地提示、诱导,更不可强迫调查对象作答。如果研究者意向得到某种"理想"结果而有意识提示、诱导,虽可能得到"理想"答案,但这种结果毫无意义。

3. 严格控制失访率　在信访调查、周期较长的队列研究和一些前瞻性研究的调查中,最易产生失访,也是产生偏倚的重要原因之一。调查中要尽量减少失访,严格将失访率控制在一定范围。对不可抗拒的原因造成的失访(如死亡、出国),在研究报告中应如实说明。

(三) 资料整理与分析阶段

这阶段产生的误差来自于编码、录入、汇总、计算等环节。要求分析表设计合理、录入准确无误、统计分析正确规范。编码是将问卷的各种答案,分别给予不同赋值(数字或代号),便于计算机录入和识别,编码要求鉴别力强,取值范围明确,避免重复。录入前要设置分组,建立数据库。录入时,同一资料分别由两人重复录入,若出现错误或不一致时,则会遭拒绝录入。录入后要核查,包括逻辑性分析、数据核对核查、极端值分析,并抽查一定比例问卷,了解输入质量,查找异常值。

(陈　锋)

第二十三章 现况调查

描述性研究(descriptive study)是指利用已有的资料或特殊调查的资料,包括实验室检查结果,按照不同地区、不同时间及不同人群特征分组,描述人群中疾病或健康状态或暴露的分布情况,在此基础上通过比较分析,获得疾病或健康状态三间分布的特征,进而提出病因假设和线索。描述性研究是流行病学调查的第一步,也是分析性流行病学研究的基础。

第一节 概 述

一、概 念

现况研究(prevalence study),又称现况调查(prevalence survey),是指在特定时点(或期间),对某一确定人群中的疾病或健康状况与有关因素或变量的关系进行描述,即按照事先设计的方案,在某一特定人群中,应用普查或抽样调查等方法收集特定时间内某种疾病或健康状况及有关变量的资料,以描述该疾病或健康状况的分布及相关因素的分布。

从研究的时间上来讲,其资料的收集既不是回顾过去的暴露史或疾病情况,也不是追踪将来的暴露与疾病结局,而是在特定时间内进行的,即在某一时点(或短时间内)完成,犹如时间维度上的一个断面,故又称为横断面研究(cross-sectional study);同时,因为现况研究所收集的资料是调查当时所得到的现况资料、主要使用患病率指标,所以又称为患病率研究或现患研究(prevalence study)。

二、特 点

1. 效率高、花费少 现况研究的结果既可以弥补常规报告资料的不足,又能在较短的时间内获得,所用时间较短、出结果快、花费不大,是流行病学研究中最常用的调查方法。

2. 现况研究的特定时间 现况研究是在某一特定时点上或某一特定时期内收集相关资料,并描述研究对象在这一特定时间的状况、或探讨不同变量之间的关系。现况研究的这一特定时间应尽可能短,因为时点患病率较期间患病率更为精准。

3. 研究开始时一般不设对照组 在设计实施阶段,根据研究目的确定研究对象,然后查明该目标人群中每个个体在某一特定时点上的暴露(特征)和疾病或健康状态,在资料分析时,可根据是否暴露于某个(或某些)因素或根据患病状态来分组,进行比较分析。

4. 一般不用于研究病程较短的疾病 现况研究要求在较短时间内完成,如果所调查疾病的病程过短,在调查期间可能有部分病人已经痊愈或死亡,而另一些人可能在调查刚结束时就发病,这样不利于反映该疾病的全貌。

5. 现况研究在确定因果联系时有一定限制 在一般情况下,现况研究所揭示的暴露与疾病或健康状态之间的统计学联系,仅为分析性研究提供病因线索,而不能据此作出因果推断。因为所调查的疾病或健康状况与某些因素或特征是同时存在的,即在调查时因与果并存,无法判断谁先谁后,所以在现况研究中所进行的相关性分析,只能为病因学研究提供线索,而不能得出有关病因因果关系的结论。

6. 对于不会发生变化的暴露因素,可以提示因果联系 如性别、种族、血型等这些不会因是否患病而发生改变的因素,现况研究可以提示相对真实的暴露情况,其与疾病的时间先后顺序,可作因果推断。但如果分析的变量是可以改变的,如体温、血压和脉搏等,则其目前信息的利用价值不是很大。

三、研 究 目 的

任何调查研究都应该有明确的研究目的,确定研究目的是调查设计的第一步。研究目的的确定需要研究者查阅大量的文献,充分了解以往的研究成果和事实依据,结合医学知识形成研究假设,假设一经形成,研究的目的也就确定下来。现况研究的目的如下:

1. 描述疾病或健康状况的分布 描述目标人群中疾病或健康状况在时间、地区和人群中的分布情况,是现况研究最常用的用途。如我国 1979～1980 年进行的高血压全国抽样调查,能了解我国高血压的总患病率,以及高血压在各地区、城市、乡村、性别、年龄和职业等中的分布。

2. 提供疾病的病因研究线索 现况研究常用于病因尚未明确的疾病病因学探讨,通过描述某些因素或特征与疾病之间的联系,形成病因假设,为分析性流行病学研究提供病因线索。如在对冠心病的现况调查中发现冠心病患者中的高血压、高血脂、肥胖等因素的暴露比例明显高于非冠心病人群,从而提出高血压、高血脂、肥胖等因素可能与冠心病有关的病因假设。

3. 确定高危人群 确定高危人群是疾病预防控制工作中的一项极为重要的措施,尤其对慢性病的预防与控制,可以利用普查或筛检等手段来确定高危人群,以达到"早发现、早诊断、早治疗"的目的,实现疾病的二级预防。如 1972～1974 年江苏省进行的三次麻风病全民普查,发现了大量早期麻风病人,并及时进行了早期治疗,对于控制麻风病的流行、降低麻风病畸残发生率起到很大作用。

4. 评价疾病监测、预防接种等防治措施的效果 在疾病监测、预防接种的实施过程中,通过在不同阶段重复开展现况调查,收集有关暴露与疾病的资料,了解所监测疾病的分布规律和长期变化趋势,通过对不同阶段某病患病率差异的比较,评价防治策略、措施的效果。如对某地区儿童进行乙肝疫苗接种前后的乙肝患病率调查,通过比较可以评价乙肝疫苗接种的预防效果。

5. 其他 现况研究还可用于衡量一个国家或地区的卫生水平和健康状况、用于卫生服务需求与利用的研究、用于社区卫生规划的制订与评估以及为卫生行政部门的科学决策提供依据等。

四、方   法

现况研究常用的方法主要有面访、信访、电话访问、网上调查、自填式问卷调查、必要的体格检查和实验室检查等。

1. 面访 又称为访问调查法、访谈法,它是一种最古老、应用最普遍的资料收集方法。即通过访问者向被访问者做面对面的直接调查,以口头交流的方式获取信息。访问调查的特点是在整个访谈过程中访问者与被访问者互相影响、调查者可以创造和谐的调查气氛、以获得较高的应答率。但面访花费的人力、物力、财力较大,也比较费时。

2. 信访 是指通过邮局邮寄、派人送发等方式将调查问卷交到被调查者手中,由被调查者自行填写,然后再返回调查者。信访的优点是节约人力、物力和财力,但其应答率一般低于面访。

3. 电话访问 是通过电话询问调查内容、来获得研究所需信息的一种调查方法。电话访问既有面访灵活性的优点,又有信访省时、省力和省钱等优点,其缺点是在电话普及率较低的不发达地区和农村偏远地区有时无法实施。

4. 自填式问卷调查 是由调查者向调查对象集中发放统一设计的问卷,被调查者或知情人如实填答问卷的一种调查方法。其优点是调查者可以对问卷进行必要的讲解、调查集中、实施方便、省时省力。缺点是要求调查对象相对集中在某地,且被调查者有一定的文化程度,否则不易实施。

五、研 究 类 型

根据研究对象的涉及范围可将现况研究分为普查和抽样调查。

(一) 普查

1. 概念 普查(census)即全面调查,是指为了解某人群健康状况或某疾病的患病率,于特定时间内对特定范围内人群中每个成员所做的调查或检查。特定时间应该较短,甚至指某时点,一般为 1～2 天或 1～2 周,最长不宜超过 3 个月,普查的时间不宜太长,以免人群中的疾病或健康状况发生变动,而影响普查的质量。特定范围指某一地区或具有某种特征的人群。

2. 目的 ①应用于疾病的二级预防,即"早发现、早诊断和早治疗"某些疾病,如妇女宫颈癌普查;②了解慢性病的患病及急性传染性疾病的疫情分布,如结核病普查;③了解某地居民的健康状况,如营养状况的调查;④了解人体各种生理生化指标的正常值范围,如对儿童身高、体重、发育状况等的调查。

3. 使用原则 ①普查的主要目的是早期发现病例并及时给予治疗;②普查的疾病最好是患病率比较高的疾病;③诊断标准应具备灵敏度和特异度均较高,且现场操作技术简便的检测方法;④要有足够的人力、物资和设备以发现病例和及时治疗。

4. 优缺点

(1) 优点:①在研究对象的确定上较简单、为全体目标人群,不存在抽样误差;②所获得的资料全面,可以同时调查目标人群中多种疾病或健康状况的分布情况,资料的准确性高;③能发现目标人群中的全部病例,在实现疾病二级预防的基础上,通过全面描述疾病的分布与特征,为疾病病因或流行因素研究提供线索;④比较容易为公众所接受。

(2) 缺点:①不适用于患病率很低和现场诊断技术比较复杂的疾病;②工作量大,费用较高,组织工作复杂,调查的精确度可能下降;③由于普查对象多,调查时间短,难免重复和遗漏,无应答比例较高,质量不易控制;④耗费的人力、物力和财力一般较大。

(二) 抽样调查

1. 概念 抽样调查(sampling survey)是指在特定时点特定范围内某人群总体中,按照一定的方法随机抽取一部分具有代表性的个体组成样本进行调查,以样本的统计量来估计总体参数所在范围,即通过对样本中的研究对象的调查分析,来推论其总体所在的范围。抽样调查的目的是根据调查所得的样本资料来估计和推断被调查现象的总体特征。

2. 基本原理　抽样调查的基本原理是通过样本信息来推断总体的特征。其前提是样本必须具有代表性,因此抽样要遵循随机化原则,样本量必须足够大,且调查材料的分布要均匀,这样才能获得有代表性的样本。通过样本信息推断总体的特征。随机化抽样是指研究总体中每个个体都有相等的机会被抽到作为样本。

3. 抽样调查的步骤　抽样调查步骤一般为:①界定总体(有限总体和无限总体);②选择适当的抽样方法;③确定抽样单位,编制抽样框;④确定样本的大小;⑤收集、整理和分析样本资料。

4. 优缺点

(1) 优点:①按照随机化原则抽取调查单位,以足够数量的调查单位组成的"样本"来代表和说明总体;②节省人力、物力和时间;③以样本推断总体的误差可以事先估计并加以控制;④因调查范围小、调查工作易于做得细致,故调查的精确度高。

(2) 缺点:①抽样调查的设计、实施与资料分析均较复杂,资料的重复或遗漏不易被发现;②不适用于变异过大的资料;③不适用于患病率较低的疾病,因为需要较大的样本量,如果抽样比例大于 75%,则不如进行普查。

第二节　研究设计与实施

一、明确研究目的

确定研究目的是现况研究的第一步。开展现况研究必须首先明确本次研究的具体目的,是为了描述某种疾病或健康状况的三间分布?还是要寻找疾病危险因素的线索,发现高危人群?是要建立有关正常生理生化指标的参考值?还是进行疾病的"三早"预防?或者是为了评价疾病防治措施的效果?研究目的是整个现况研究的出发点,它对现况调查的各个步骤都有决定性的作用。

二、确定研究对象

根据研究目的和对研究对象的人群分布特征、地域范围及时间的规定,结合现场情况来确定研究对象。如果研究目的是为了"三早"二级预防,则可选择高危人群;如果为了研究某些相关因素与疾病的关联,则要选择暴露人群或职业人群;如果是为了获得疾病的三间分布资料或确定某些生理、生化指标的参考值,则要选择能代表总体的人群;如果是为了评价疾病防治措施的效果,则要选择已实施了该预防或治疗措施的人群。

三、确定样本量和抽样方法

(一) 样本量

在抽样调查的设计中,应考虑估计总体均数或总体率所需要的样本量大小。不同的抽样方法,其样本含量估计的计算公式不同,在此介绍使用单纯随机抽样方法的估计总体均数和总体率所需样本含量的方法。决定现况研究样本大小的因素主要有:①允许误差 $\delta(\delta=\overline{X}-\mu$ 或 $\delta=p-\pi)$,即样本统计量与相应总体参数之差应控制在什么范围,若允许误差 (δ) 越小,则所需样本就越大;②总体标准差 σ 或总体的疾病患病率 π,σ 或 π 越小,则所需的样本量应相应增加,σ 或 π 值可通过预调查、前人经验或查阅有关资料作出估计;③第一类错误的概率 α,α 越小,样本量越大,通常取 0.05 或 0.01。

单纯随机抽样的样本含量估计:

1. 数值变量资料

$$n=\left(\frac{\mu_\alpha\sigma}{\delta}\right)^2 \qquad \text{式(23-1)}$$

式中,n 为样本量大小;α 为显著性水平;μ_α 为显著性检验的统计量;σ 为总体标准差;δ 为容许误差。

2. 分类变量资料

$$n=\frac{\mu_\alpha^2\pi(1-\pi)}{\delta^2} \qquad \text{式(23-2)}$$

式中,π 为总体的疾病患病率。

(二)抽样方法

常见的随机抽样方法有单纯随机抽样、系统抽样、整群抽样、分层抽样和多级抽样。

1. 单纯随机抽样 单纯随机抽样(simple random sampling)是最简单、最基本的抽样方法,也是其他抽样方法的基础。它是按照随机化原则,直接从含有 N 个单位的总体中,抽出 n 个单位作为样本。实施时首先要有一份所有研究对象排列成序的编号名单,再用抽签、摸球和随机数字表等方法随机选取样本的号码,直至达到预定的样本含量为止。

此法的优点是实施简单、易理解;其缺点是抽样范围较大时,工作量太大、难以采用,且当抽样比例较小而样本含量较小时,所得样本的代表性差。

2. 系统抽样 系统抽样(systematic sample)又称机械抽样或等距抽样,它是按照一定顺序,机械地每隔若干单位抽取一个单位的抽样方法。

其具体操作为:设总体单位数为 N,需要调查的样本数为 n,则抽样比例为 n/N,抽样间隔为 $K=N/n$。每 K 个单位为一组,然后用单纯随机抽样方法从第一组中确定一个起始号码,以该起始号码为起点,每隔 K 个单位抽取一个对象作为样本。

系统抽样的优点是简便易行,可以在不知道总体单位数的情况下进行抽样,若样本的观察单位在总体中分布均匀,则抽取的样本代表性较好,抽样误差与单纯随机抽样相似或略小一些。缺点是假如总体各单位的分布有周期性趋势,且抽取的间隔恰好与此周期或其倍数相吻合,则抽取的样本可能有偏倚;例如,身份证号码的末位数字男为单数、女为双数,如果以该数字为基础进行系统抽样,那么可能抽到的调查对象均为男性或均为女性。

3. 整群抽样 整群抽样(cluster sample)是将总体分成若干群组,抽取其中部分群组作为观察单位组成样本。此法抽样单位不是个体而是群体,如居民区、班级和工厂等。若被抽到的群组中的全部个体均作为调查对象,称为单纯整群抽样(simple cluster sampling);若通过再次抽样后调查部分个体,称为二阶段抽样(two stages sampling)。

整群抽样的优点是易于组织、实施方便,节约人力、物力,在实际工作中易为群众所接受,因而适合大规模调查。缺点是抽样误差较大,分析工作量也较大。

4. 分层抽样 分层抽样(stratified sample)是指先将总体按某种特征分为若干次级总体(层),然后再从每一层内进行单纯随机抽样,组成一个样本。如果各层内抽样比例相同,称为按比例分配(proportional allocation)分层随机抽样;若各层抽样比例不同,内部变异小的层抽样比例小,而内部变异大的层抽样比例大,此时获得的样本均数或样本率的方差最小,称为最优分配(optimum allocation)分层随机抽样。

分层抽样是从分布不均匀的研究人群中抽取有代表性样本的方法。要求层内变异越小越好,层间变异越大越好,因而可以提高每层的精确度,而且便于层间进行比较。

5. 多阶段抽样　多阶段抽样(multistage sample)是指将抽样过程分阶段进行,每个阶段使用的抽样方法往往不同。其实施过程是先从总体中抽取范围较大的单元,称为一级抽样单元(如省、自治区、直辖市),再从每个抽得的一级单元中抽取范围较小的二级单元(县、市),依此类推,最后抽取范围更小的单元(如村、居委会)作为调查单位。此种抽样方法常用于大型流行病学调查。

四、资料收集

(一) 相关背景资料

现况研究要收集相关的背景资料,如年龄、性别、职业、文化程度、婚姻状况、家庭人数及组成和家庭经济状况等。

(二) 疾病测量

在人群中进行现况研究时,疾病的诊断应尽量选择简单、易行的技术和灵敏度与特异度都较高的方法进行疾病测量,同时要建立严格的疾病诊断标准,诊断标准要明确统一、便于不同地区间的比较。在实际调查中调查表、体检或一些特殊检查常联合应用。

(三) 暴露测量

暴露又称暴露因素(或研究变量)是指研究对象曾经接触过某些因素、或具备某些特征、或处于某种状态。暴露必须有明确的定义和测量尺度,应尽量采用定量或半定量尺度和客观的指标,暴露测量可以用调查表、日常记录、实验室检查、体检和其他手段来收集暴露史。

(四) 对调查员的要求

对调查员的基本要求是:①对调查表的使用要非常熟练和清楚;②要有一定的文化修养,热情灵活;③要有良好的职业道德;④严守调查秘密。在进行现况调查前调查员应经过严格的培训和考核合格后再上岗。

五、资料整理与分析

(一) 资料整理

现况研究结束后,首先应对原始资料逐项进行检查与核对,以保证原始资料尽可能完整、准确和高质量,同时应查漏补缺、删去重复和纠正错误等;其次是原始资料的分组、归纳,或编码输入计算机,以便进一步分析计算。

(二) 资料分析

1. 常用的分析指标

(1)率的计算:现况研究中常用的率是患病率。除患病率外,还常用到感染率、病原携带率、抗体阳性率和某因素的流行率(如吸烟率)等指标。此外,还可能用到一些比、构成比等指标,如性别比、年龄构成等。在计算出上述的各种率以后,还要计算率的标准差,以估计率的抽样误差。

(2)其他常用指标:根据调查获得的定量数据,如年龄、身高、体重、血压、肺活量等,可计算这些变量的均数与标准差。

2. 分析方法

（1）描述分布：将资料按不同的人口学特征、时间和地区等加以整理，并描述研究对象人数，计算疾病患病率与相关均数。

（2）相关分析：相关分析是描述一个变量随另一个变量的变化而发生线性变化的关系，相关分析适用于双变量正态分布资料或等级资料，如体重与肺活量之间的相关分析。

（3）单因素对比分析：对于二分类变量（如是否患高血压、是否吸烟）的资料，可以分析对比患病与未患病组之间某因素阳性率的差异或者比较有无某因素组的患病率差异，分析两者间是否存在关联。

（4）多因素分析：对单因素分析有统计意义的指标，可进一步作多因素分析。例如可以用 logistic 回归分析高血压与体重、吸烟、性别、年龄、血脂等因素的关系。

六、质 量 控 制

为了保证现况调查的质量，必须在调查实施过程中进行质量控制，主要质控措施有：①样本选取尽量做到随机化；②应答率一般应高于 80%；③进行预调查；④统一培训调查员；⑤调查或检查方法标准化，且前后一致；⑥控制偏倚；⑦调查后复检（一般复检 10%）；⑧进行信度和效度分析。

（龙理良）

第二十四章 队列研究

第一节 概 述

一、基本概念

队列研究方法是分析流行病学中的重要方法之一，主要用于检验病因假设。队列研究可以直接观察到人群暴露于可疑病因因素后疾病的变化规律及其结局，通过比较暴露和非暴露人群发病率和死亡率的差别来确定危险因素与疾病的关系。

队列研究（cohort study），又称为前瞻性研究（prospective study）、发生率研究（incidence study）、随访研究（follow-up study）及纵向研究（longitudinal study）等。队列研究是将一个范围明确的人群按是否暴露于某可疑因素分为暴露组和非暴露组人群，追踪其各自的发生结局，比较两组之间结局的差异，从而判定暴露因素与结局之间有无因果关联及关联大小的一种观察性研究方法。队列研究是分析流行病学研究中的重要方法，它可以直接观察对危险因素的不同暴露状况人群的结局，从而探讨危险因素与所观察结局的关系。

暴露（exposure）是指研究对象接触过某种待研究的物质（如重金属）、具备某种待研究的特征（如年龄、性别及遗传等）或行为（如吸烟）。暴露在不同的研究中有不同的含义，暴露可以是有害的，也可以是有益的，但一般都是需要重点研究的内容。

队列（cohort）原意是指古罗马军团中的一队士兵，流行病学家借用于定义两种人群：一是指特定时期内出生的一组人群，叫出生队列（birth cohort）；另一种是泛指具有某种共同暴露或特征的一组人群，一般即称之为队列或暴露队列，如某个时期吸烟的一组人群、某时期进入工厂的人群。

队列研究主要用于检验病因假设，其验证强度优于病例对照研究，可于病例对照研究获得初步结果基础上，进一步应用队列研究验证。

二、设计原理及模式

队列研究的基本原理是根据研究目的在一个特定人群中选择所需的研究对象，根据目前或过去某个时期是否暴露于某个待研究的危险因素，分成暴露组和非暴露组，随访观察一定时期，检查并记录两组人群发生的预期结局（如疾病、死亡、或其他健康状况），分析比较两组结局发生率的差异，评价暴露危险因素与结局的关系。如果暴露组某结局的发生率明显高于非暴露组，则可推测暴露与结局之间可能存在因果关系。设计结构模式见图 24-1。在队列研究中，所选研究对象必须是在开始时没有出现研究结局，但有可能出现某结局的人群。暴露组与非暴露组必须有可比性，非暴露组应该是除了未暴露于某因素之外，其余各方面都尽可能与暴露组相同的人群。根据队列研究的基本原理可以分析出队列研究的一些基本特点。

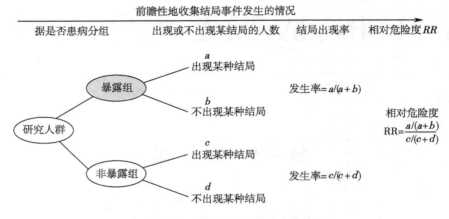

图 24-1 队列研究设计的基本模式图

1. 属于观察法 队列研究中的暴露与非暴露因素不是人为给予的,即不施加干预因素,也不是随机分配的,而是在研究之前已客观存在的,这是队列研究区别于实验研究的一个根本点。

2. 设立对照组 队列研究必须设立对照组以便于比较。这也是分析性流行病学与描述性流行病学的重要区别。对照组可与暴露组来自同一人群,也可以来自不同的人群。

3. 由"因"及"果" 在队列研究中,结局发生前就确立了暴露状况,前瞻观察追溯其结局,然后探索暴露因素与疾病的关系,这一点与实验研究方法是一致的。

4. 能确切检验暴露与结局的因果联系 队列研究能够确定暴露与结局的时间先后关系,也能准确地计算结局的发生率,所以能确切验证暴露与结局的因果联系。

三、队列研究的应用

1. 检验病因假设 由于队列研究是由"因"及"果"的研究,检验病因假设的效能较强,因此队列研究的主要应用是深入检验病因假设。一次队列研究可同时检验一种暴露与多种结局之间的关联(如可同时检验吸烟与肺癌、心脏病、慢性支气管炎等的关联)。

2. 评价预防效果 队列研究也可以用于评价预防效果,这种效果并不是人为而是自发的。例如前瞻观察吸烟与致肺癌的关联时,有一部分人会自动地戒烟,此时可分析戒烟人群比不戒烟人群的肺癌发病率低。这种现象被称为"人群的自然实验"。

3. 描述疾病的自然史 队列研究可以观察人群从暴露于某因素后,疾病逐渐发生、发展,直至结局的全过程,包括亚临床阶段的变化与表现,可补充临床观察的不足。

四、研 究 类 型

队列研究可根据研究对象进入队列时间及终止观察时间的不同,分为前瞻性队列研究、历史性队列研究和双向性队列研究 3 种,见图 24-2。

(一)前瞻性队列研究(prospective cohort study)

研究开始时暴露因素已经存在,根据研究对象当时是否暴露于某危险因素分为暴露组和非暴露组,经前瞻观察一定时期才能获得暴露结局,研究时结局尚未出现,这种设计模式称为

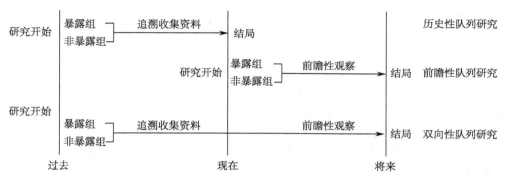

图 24-2 队列研究类型示意图

前瞻性队列研究或即时性（concurrent）队列研究，是队列研究的基本形式。在前瞻性队列研究中，研究在开始时就掌握了队列的暴露水平等资料，在随访期内，还可以获得暴露和混杂因素的变化资料，研究者可以直接获取关于暴露与结局的第一手资料。其研究设计最接近于实验研究，偏倚较小，结果可信，最适宜做因果关系的推论；但所需观察的人群样本很大，随访时间长、消耗大，这些都可能影响其可行性。

（二）历史性队列研究（retrospective cohort study）

研究开始时暴露和疾病均已发生，研究工作是从现时开始，研究对象是过去某个时间进入队列的，其结局在研究开始时已从历史资料中获得，根据研究对象在过去某个时段有无暴露分为暴露组与非暴露组，暴露状况是依历史记录材料作出判断，这样的设计模式称为非即时性（non-concurrent）或历史性队列研究。如将 5 年前低剂量接触过 CS_2 有的粘胶纤维工人与 5 年前没有这种暴露的造纸厂工人比较，比较分析两个队列当前心肌梗死的发病率和死亡率。在历史性队列研究中，虽然研究是现在开始的，但研究对象是在过去某个时点进入队列的；虽然观察暴露与结局的时间跨度大，但资料搜集及分析却可以在较短时期内完成；尽管搜集暴露与结局资料的方法是回顾性的，但其观察性质仍属前瞻观察，仍是从因到果的。这种方法具有省时、省力、出结果快的特点，适宜于诱导期长和潜伏期长的疾病，也常用于具有特殊暴露的职业人群的研究。但因资料积累时未受到研究者的控制，常常会因为缺乏影响暴露与疾病关系的混杂因素的资料而影响组间的可比性。

（三）双向性队列研究（ambispective cohort study）

也称混和型队列研究，即在历史性队列研究之后，继续进行前瞻性队列研究一段时间，它是将前瞻性队列研究与历史性队列研究结合起来的一种设计模式，兼有上述二类的优点。这种设计最适宜于评价具有短期效应和长期作用的暴露因素与疾病的联系。

第二节 设计与实施

一、队列研究设计与实施的主要步骤

1. 复习文献和根据描述性研究提出假设。

2. 提出研究计划或设计书，制定研究计划中包括的内容有：

（1）明确研究目的；

　（2）确定研究因素；

　（3）确定研究结局；

　（4）确定研究现场与研究人群；

　（5）确定样本量；

　（6）设计调查表，人员分工与协调；

　（7）确定随访期限与随访间隔时间，资料的收集的方法；

　（8）资料整理与分析的方法；

　（9）在设计时就要考虑整个研究过程中可能出现的偏倚及质量控制措施；

　（10）经费预算与可行性分析。

　3. 培训调查员与预调查，统一调查与测量的标准。

　4. 执行研究计划，进行资料收集与随访，实施过程中的分析。

　5. 资料的整理与分析。

　6. 写出研究报告。

　7. 质量控制。

二、队列研究设计与实施过程

（一）确定研究因素

　队列研究因随访时间长，在实施前一定要有较为完善的设计。根据研究目的确定研究因素，研究因素在队列研究中常称暴露因子，或暴露变量，导致疾病或卫生事件增加的暴露因素称为危险因素或致病因素，把导致疾病或卫生事件降低的暴露因素称为保护因素。队列研究的暴露因子通常是在描述性研究或病例对照研究的基础上确定，以进一步证实暴露因素的致病或保护作用。暴露因子在研究前要慎重选定、明确规定以及考虑如何测量等。除了要确定主要的暴露因素外，还应确定同时需要收集的其他暴露因素资料及背景资料，包括各种可疑的混杂因素及研究对象的人口学特征，以利于对研究结果作深入分析。

（二）确定研究结局

　结局（outcome）指随访观察中出现了预期结果的事件，结局事件也叫结果变量。如研究 CS_2 暴露与发生心肌梗死的关系，观察有 CS_2 暴露的粘胶纤维厂工人与没有这种暴露的造纸厂工人 5 年，预先确定发生了心肌梗死为该观察对象出现的结局。结局不仅局限于发病、死亡，也有各种化验指标，如血清抗体滴度、尿糖、血糖值、蛋白质和 DNA 加合物等。结局是队列研究观察的终点，它与观察期的终止不是一个概念。结局变量的确定应给出明确而统一的疾病标准以便严格遵守，判断结局的标准应尽量采用国际或国内统一的标准，同时也要考虑到疾病的不同类型，不同的临床表现等，应注意记录下其他可疑的症状或现象供以后详细分析。因队列研究可以同时获得多种结局资料，研究一因多果的关系，故除规定结局以外，非预定结局的疾病或死亡的信息也要收集，可获得新的、意外的发现。

三、确定研究人群（队列）

　研究的人群一般要求人口应相对稳定，便于随访。人群有一定暴露率及发病率，暴露率太低难以得到足够的暴露人数，发病率太低则要求样本量大，会增加研究的难度和费用，因此队列研究的疾病其发病率或死亡率不低于 5‰。

　1. 暴露组人群的选择　暴露组人群应为具有某特征的特定人群，可以是一般人群、自然人群、患病人群、职业人群等。一般人群，即某地区人口中暴露于某因素的人群，此种情况下因素与疾病均为一般人群所共有。根据研究目的所确定的暴露因子，通常选择特殊暴露人群，如职业暴露人群，特种部队中有特殊暴露的人群等。如研究石棉与肺癌发生的关系时，选择石棉工人。

2. 非暴露组（对照组）人群的选择　非暴露组人群应该和暴露组人群来自同一总体，只是没有暴露于所要研究的暴露因子而划分为非暴露组，其他特征应尽可能与暴露组一致，以便提高可比性，非暴露组人群的选择常有以下几种：

（1）内对照：即先选择一组研究人群，将其中暴露于所研究因素的对象作为暴露组，其余非暴露者划分为非暴露组。这种选择称为内对照，它的优点是比较省事，而且偏倚较小。

（2）特设对照：也称外对照。当选择职业人群或特殊暴露人群作为暴露人群时，往往不能从这些人群中选出对照，而常在该人群之外去寻找对照组，故名外对照。对于有特殊暴露的人群，如某些工厂的工人都有暴露某致病因素的可能性，此时需要另外一个工厂的人群作为非暴露组，随访观察时可免受暴露组的影响。

（3）全人口作为对照：这种对照可认为是外对照的一种，但也可看作不设对照。这种对照方法是利用了整个地区现成的发病或死亡资料。它的优点是资料比较容易得到，减少了研究的工作量，缺点是资料较粗，人群可比性差，另外，对照中可能包含有暴露人群。利用这种资料要注意对照人口的内部构成（年龄、性别等）应该与暴露组的一致，比较时要比较标化发病率或标化死亡率。

（4）多重对照　采用上述两种或两种以上的方式选择对照组，增强结果的可靠性。

四、确定样本含量

（一）队列研究样本量的影响因素

1. 一般人群（非暴露组）中所研究疾病的发病率（p_0）：p_0 越接近 0.5，所需要的样本量越大。

2. 暴露组与非暴露组发病率之差（$d = p_1 - p_0$）：用 p_1 表示暴露组人群的发病率，p_0 表示非暴露组人群发病率，如果暴露组人群发病率 p_1 不能获得，可以用相对危险度（RR）由式 $p_1 = RR \times p_0$ 进行估算。d 越小，所需要的样本量越大。

3. 显著性水平，即检验假设时的 Ⅰ 型错误（α）α 为假设检验时假阳性错误出现的概率，通常取 $\alpha = 0.05$ 或 0.01，α 越小，所需要的样本量越大。

4. 效力（power）又称把握度（$1 - \beta$）　β 为检验假设时假阴性错误出现的概率，则 $1 - \beta$ 为避免假阴性的能力。通常 β 取 0.10 或 0.20。β 越小，所需要的样本量越大。

（二）样本量的计算公式

$$n = \frac{(Z_\alpha \sqrt{2\,\overline{pq}} + Z_\beta \sqrt{p_0 q_0 + p_1 q_1})^2}{(p_1 - p_0)^2} \qquad \text{式（24-1）}$$

其中 p_1 与 p_0 分别代表暴露组与对照组的预期发病率，$\overline{p}$ 为两个发病率的平均值，$\overline{q} = 1 - \overline{p}$，$Z_\alpha$ 和 Z_β 为标准正态分布下的分位差，可查表求得。

例 24-1　在一个队列研究中，已知非暴露组患病率（p_0）为 0.009，暴露的 RR 为 3.0，设 $\alpha = 0.05$（双侧），$\beta = 0.10$，求调查所需的样本量。

已知 $Z_\alpha = 1.960$，$Z_\beta = 1.282$，$p_0 = 0.009$，$q_0 = 0.991$

则 $p_1 = RR \cdot p_0 = 3.0 \times 0.009 = 0.027$，$q_1 = 0.973$

$$\overline{p}=\frac{1}{2}(0.009+0.027)=0.018,\overline{q}=0.982$$

将上述数据代入式(24-1)：

$$n=\frac{(1.96\sqrt{2\times0.018\times0.982}+1.282\sqrt{0.027\times0.973+0.009\times0.991})^2}{(0.027-0.009)^2}=1150$$

一般说来，对对照组的样本量不宜少于暴露组的样本量，通常采取两组等量的研究方法；队列研究的失访几乎是难以避免的，因此在计算样本量时，需要考虑到失访率，适当扩大样本量。通常将失访率估计为10%，则可按计算出来的样本量再加10%作为实际样本量。

所以该队列研究暴露组与非暴露组各需 n =1150 +(1150×0.1)=1265 人

(三) 查表法

当已知 P_0、RR、α 和 β 四个基本参数时，可以采用简便的查表法，参照病例对照研究中表 25-2 即可获得研究所需的样本量。

五、基线资料的收集与随访

确定了研究对象及观察测量的指标后，就开始对对象进行基线资料收集与追踪观察（随访）。基线调查与随访的内容基本一致，但随访追踪观察收集的重点是结局变量。追踪观察除了要确定观察对象的疾病事件的结局外，也要随时确定对象是否仍处于观察之中，也就是确定结局发生率中的分子与分母。一般追踪观察的终点是指一个研究对象出现了预期的结果，至此不再对该研究对象继续随访。预期结果主要指疾病或死亡，也可以是某些指标的变化。

基线资料及随访资料可以从以下几方面收集（根据研究目的可增减）：

1. 访问和调查　可收集研究对象的人口学资料、生活习惯、生活方式等。
2. 从常规登记中收集资料　如出生、死亡、医疗记录、工作档案等。
3. 医学检查与检验　通过医学检查获得研究对象生理、生化特征等数据。
4. 收集环境资料　如家庭环境、空气污染情况、水质情况、食物成分测定等。

第三节　资料的整理与分析

一、数据资料的整理

基线调查与随访收集的资料要进行审查、验证和归档，了解资料的正确性与完整性。对有明显错误的资料应进行重新调查修正或剔除；对不完整的资料要设法补齐。在此基础上，对资料进行统计分析。

根据统计分析的要求，队列研究的资料一般整理归纳为四格表模式（表 24-1）。

表 24-1　队列研究资料整理表

	病例	非病例	合计	发病率
暴露组	a	b	$a+b=n_1$	a/n_1
非暴露组	c	d	$c+d=n_0$	c/n_0
合计	$a+c=m_1$	$b+d=m_0$	$a+b+c+d=T$	

二、队列研究资料的分析

(一)发病(死亡)频率计算

1. 累积发病率(cumulative incidence) 当观察期间人口比较稳定,研究人群的数量比较多,资料比较整齐时,无论其发病强度大小和观察时间长短,均可用观察开始时的人口数作为分母,以整个观察期内的发病(或死亡)人数为分子,计算某病的累积发病率。累积发病率的量值变化范围为0~1,其流行病学意义有赖于对累积时间长度的说明,否则,其流行病学意义不大。

$$累积发病率 = \frac{观察期间发病人数}{观察开始时队列人数} \times 比例基础 \qquad 式(24-2)$$

2. 发病密度(incidence density) 如果队列研究观察的时间比较长,研究人口容易产生很大的变动,例如出现观察对象失访或中途加入队列等情况,此时以总人数为单位计算发病(死亡)率是不合理的,此时应以观察人时数为分母计算发病率,用人时为单位计算出来的率带有瞬时频率性质称为发病密度,其量值变化范围是从0到无穷大。最常用的人时单位是人年。

3. 标化死亡比(standardized mortality ratio,SMR) 如果结局事件的发生率比较低时,不论观察时间长短,都不宜直接计算率。此时,通常以全人口发病(死亡)率作为标准,算出观察人群的预期发病(死亡)人数,再求观察人群实际发病(死亡)人数与此预期发病(死亡)人数之比,得到标化发病(死亡)比。实际上,该指标不是率,而是发病或死亡的比值。

$$SMR = \frac{研究人群中的观察死亡数(O)}{以标准人口死亡率计算出的预期死亡数(E)} \qquad 式(24-3)$$

$$预期死亡数(E) = 观察(研究)人群总数 \times 全人口发病(死亡)率$$

例如,某人群共 1000 人,观察若干年后,观察期内 6 人死于肺结核。已知全人口肺结核的死亡率为 2‰,则其 SMR=6/1000×2‰=6/2=3,即该人群肺结核的死亡危险为一般人群的3倍。

(二)人年的计算

1. 精确法 该方法以个人为单位计算暴露人年,1 个人暴露 1 年就是 1 个人年。例如,1个人暴露 10 年或者 5 个人暴露 2 年均为 10 人年;如果 1 年定为 12 个月,每月 30 天,某人共观察了 5 年 7 个月 21 天,则可转化为 5+(7×30+21)/360=5.64 人年。当样本含量较大,这一计算过程需要一定的工作量,一般借助于人年计算的专用软件完成,如 PYRS、OCMAP 等。

2. 近似法 该方法计算简单,但精确性较差。一般用平均人数乘以观察年数得到总人年数,平均人数一般取相邻两年的年初人口的平均数或年中人口数。以表 24-2 为例说明计算合计人年数的方法。

表 24-2 近似人年计算表

年龄(岁)	观察人数					观察人年数
	2005-12-31	2006-12-31	2007-12-31	2008-12-31	2009-04-31	
<45	512	547	557	550	532	1815
45~	790	786	745	747	765	2551
≥55	512	536	529	590	601	1814.5
合计	1814	1869	1831	1887	1898	5780.5

以 45 岁~组为例计算合计暴露人年数：

$(790+786)/2+(786+745)/2+(745+747)/2+(4/12)\times(747+765)/2\approx2551$（人年）

3. 寿命表法 该方法利用简易寿命表计算人年，有一定的精确度。规定观察当年内进入队列的个人作为 1/2 人年计算，失访或出现结局的个人也作为 1/2 人年计算，其暴露人年的计算公式为：

$$L_x=I_x+\frac{1}{2}(N_x-D_x-W_x) \qquad \text{式（24-4）}$$

$$I_{x+1}=I_x+N_x-D_x-W_x \qquad \text{式（24-5）}$$

式中 L_x 为 x 时间内的暴露人年数，I_x 为 x 时间开始时的观察人数，N_x 为 x 时间内进入队列的人数，D_x 为 x 时间内出现终点结局的人数，W_x 为 x 时间内失访的人数。以表 24-3 为例说明寿命表法计算人年数的方法。

表 24-3 寿命表法计算人年

观察时间 （年数）	年初人数 （I_x）	年内进入人数 （N_x）	年内发病人数 （D_x）	年内失访人数 （W_x）	暴露人年数 （L_x）
1	1458	73	3	54	1466
2	1474	65	4	67	1471
3	1468	42	6	21	1475.5
4	1483	35	8	33	1480
5	1478	0	9	20	1463.5
合计					7356

计算第 1 年的暴露人年数，根据式（24-4）得：

$L_1=I_1+(N_1-D_1-W_1)/2=1458+(73-3-54)/2=1466$ 人年

计算第 2 年的暴露人年数，根据式（24-5）：

$I_2=I_1+N_1-D_1-W_1=1458+(73-3-54)=1474$ 人

$L_2=I_2+(N_2-D_2-W_2)/2=1474+(65-4-67)/2=1471$ 人年

依此类推，可以计算出每年的暴露人年数及合计人年数。

（三）假设检验

由于队列研究多为抽样研究，当发现两组率有差别时，首先要考虑由抽样误差导致的可能，所以需进行统计学显著性检验。当研究样本量较大，p 和 $1-p$ 都不太小，如 np 和 $n(1-p)$ 均≥5 时，样本率的频数分布近似正态分布，此时可用 u 检验法来检验暴露组与对照组之间率的差异。如果率比较低，样本较小时，可改用直接概率法、二项分布检验或泊松（Poisson）分布检验；率的差异的显著性检验也可用四格表资料的 χ^2 检验。具体方法可参阅有关统计学书籍。

（四）计算暴露与结局的关联强度估计效应

1. 相对危险度（RR）

RR 也叫危险比（risk ratio）或率比（rate ratio），

$$RR=\frac{I_e}{I_0}=\frac{a/n_1}{c/n_0} \qquad \text{式（24-6）}$$

式中 I_e 和 I_0 分别代表暴露组和非暴露组的率。RR 表示暴露组发病或死亡的危险性是非暴露组的多少倍,是反映暴露与发病(死亡)关联强度的最有用的指标。$RR>1$ 表示暴露因素与疾病有"正"关联,说明暴露因素是致病的危险因素;$RR=1$ 表示暴露因素与疾病无关联;$RR<1$ 表示暴露因素与疾病有"负"关联,说明暴露因素具有保护意义。RR 值越大,表明暴露的效应越大,暴露与结局关联的强度越大。表 24-4 可做参考。

表 24-4 相对危险度与关联的强度

RR 取值范围	意义及关联强度
$RR=0.9\sim1.1$	暴露与疾病无关联或无影响
$RR<1$	负关联,暴露为保护因素
$RR>1$	正关联,暴露为危险因素
$RR=0.7\sim0.8;1.2\sim1.4$	弱关联
$RR=0.4\sim0.6;1.5\sim2.9$	中度关联
$RR=0.1\sim0.3;3.0\sim9.9$	强关联
$RR<0.1;\geqslant10$	很强关联

引自:Monson RA,1980

2. RR 的 95% 可信区间(confidence interval,CI)

式(24-6)计算出的 RR 是由样本得出的暴露与疾病关联的点估计值,考虑到抽样误差的影响,应计算其可信区间(通常用 95% 的可信区间)。Woolf 法和 Miettinen 法为常用的计算方法。

(1) Woolf 法

$$\text{Var}(\ln RR)=\frac{1}{a}+\frac{1}{b}+\frac{1}{c}+\frac{1}{d} \quad\quad 式(24-7)$$

$$\ln RR\ 的\ 95\%可信区间=\ln RR\pm1.96\ \sqrt{\text{Var}(\ln RR)} \quad\quad 式(24-8)$$

求其反自然对数即为 RR 的 95% 可信区间。

(2) Miettinen 法

$$RR\ 的\ 95\%可信区间=RR^{(1\pm1.96/\sqrt{\chi^2_{M-H}}} \quad\quad 式(24-9)$$

$$\chi^2_{M-H}=\frac{(ad-bc)^2(n-1)}{(a+b)(a+c)(c+d)(b+d)} \quad\quad 式(24-10)$$

3. 归因危险度(AR) 又叫特异危险度或率差(rate difference,RD),是暴露组发病率与对照组发病率之差的绝对值,它表示危险度归因于暴露因素的程度。

$$AR=I_e-I_0=a/n_1-c/n_0$$

由于 $RR=\dfrac{I_e}{I_0}$,$I_e=RR\times I_0$,所以 $AR=RR\times I_0-I_0=(RR-1)\times I_0$

$$AR\ 的\ 95\%可信区间=AR\left(1\pm\frac{1.96}{\sqrt{\chi^2_{M-H}}}\right) \quad\quad 式(24-11)$$

RR 与 AR 都是表示关联强度的重要指标,彼此密切相关,但其公共卫生意义却不同。以表 24-5 为例说明二者的区别。RR 说明吸烟者与非吸烟者相比较,增加暴露因素所致不同疾病的危险程度的倍数,具有病因学的意义;AR 则是对人群而言,吸烟人群与非吸烟人群比较,所增加不同疾病的发生数量,如果暴露因素消除,就可减少这一数量的疾病的发生,更具有疾病预防和公共卫生学上的意义。

表 24-5 吸烟与肺癌和心血管疾病的 *RR* 与 *AR* 比较

疾病	吸烟者 (1/10 万人年)	非吸烟者 (1/10 万人年)	*RR*	*AR* (1/10 万人年)
肺癌	48.33	4.49	10.8	43.84
心血管疾病	294.67	169.54	1.7	125.13

引自:LEE,1982

4. 归因危险度百分比(attributable risk proportion or percent,ARP,*AR*%) 是指在暴露人群中,有多大比例的疾病发生时由该暴露因素引起的。

$$AR\% = \frac{I_e - I_0}{I_e} \times 100\% \qquad \text{式(24-12)}$$

以表 24-5 为例计算心血管疾病的 $AR\% = \frac{294.67 - 169.54}{294.67} \times 100\% = 42.5\%$。说明吸烟者中发生的心血管疾病有 42.5% 可归因于吸烟。

5. 人群归因危险度(population attributable risk,PAR)与人群归因危险度百分比(PAR%)PAR 是指整个人群中,暴露因素所引起的发病率增高部分,而 PAR% 是指 PAR 占总人群全部发病的百分比。

$$PAR = I_t - I_0 \qquad \text{式(24-13)}$$

式中,I_t 代表全人群的率,I_0 为非暴露组的率。

$$PAR\% = \frac{I_t - I_0}{I_t} \times 100\% \qquad \text{式(24-14)}$$

仍以表 24-5 的数据资料为例,已知吸烟者的肺癌年发病率为 48.33/10 万(I_e),非吸烟者的肺癌年发病率为 4.49/10 万(I_0),假设全人群的肺癌年发病率为 20.03/10 万(I_t),则:

(1) $RR = \frac{I_e}{I_0} = \frac{48.33}{4.49} = 10.8$

(2) $AR = I_e - I_0 = 48.33 - 4.49 = 43.84/10$ 万

(3) $AR\% = \frac{I_e - I_0}{I_e} \times 100\% = 90.7\%$

(4) $PAR = I_t - I_0 = 15.54/10$ 万

(5) $PAR\% = \frac{I_t - I_0}{I_t} = 77.6\%$

从计算结果可知,虽然吸烟导致肺癌的 $AR\%$ 达 90.7%,但因人群中只有部分人吸烟,故其 PAR% 仅为 77.6%,PAR% 反映的是针对危险因素采取疾病控制措施对整个人群的效应,也就是如果能够完全控制吸烟,该人群的肺癌发病将减少 77.6%。

6. Mantel-Haenszel 分层分析 在分析疾病与暴露因素关系时,有时会受到混杂因素(confounder)的影响。混杂因素是与暴露因素和疾病均关联的非研究因素。混杂因素的存在,往往会夸大或者掩盖疾病与暴露间关联的真实性,导致计算结果的偏差,甚至得出相反的结论。为了排除混杂因素的干扰,常采用 Mantel-Haenszel 分层分析。

(1)频数资料:一般将数据按混杂因素的 H 个水平分层,设第 h 层四格表一般形式如表 24-6。

表 24-6　第 *h* 层四格表一般形式

	暴露组	非暴露组	小计
病例组	a_h	b_h	m_{1h}
非病例组	c_h	d_h	m_{0h}
合计	n_{1h}	n_{0h}	n_h

1）采用 Mantel-Haenszel 分层 χ^2 检验进行显著性检验,统计量公式为:

$$\chi^2_{MH} = \frac{\sum\limits_{h=1}^{H} \left(\dfrac{a_h d_h - b_h c_h}{n_h} \right)^2}{\sum\limits_{h=1}^{H} \dfrac{n_{1h} n_{0h} m_{1h} m_{0h}}{n_h^2 (n_h - 1)}} \qquad 式(24-15)$$

H_0 成立时,统计量 χ^2_{MH} 近似服从自由度 $df=1$ 的 χ^2 分布。

2）分层校正的相对危险度

$$RR = \frac{\sum\limits_{h=1}^{H} \dfrac{a_h n_{0h}}{n_h}}{\sum\limits_{h=1}^{H} \dfrac{b_h n_{1h}}{n_h}} \qquad 式(24-16)$$

（2）人时资料:一般将数据按混杂因素的 H 个水平分层,设第 h 层四格表一般形式如表 24-7。

表 24-7　第 *h* 层四格表一般形式

	暴露组	非暴露组	小计
发病	a_h	b_h	m_{1h}
观察人时	T_{1h}	T_{0h}	T_h

1）采用 Mantel-Haenszel 分层 χ^2 检验进行显著性检验,统计量公式为

$$\chi^2_{MH} = \frac{\left(\sum\limits_{h=1}^{H} a_h - \sum\limits_{h=1}^{H} \dfrac{m_{1h} T_{1h}}{T_h} \right)^2}{\sum\limits_{h=1}^{H} \dfrac{m_{1h} T_{1h} T_{0h}}{T_h^2}} \qquad 式(24-17)$$

H_0 成立时,统计量 χ^2_{MH} 近似服从自由度 $df=1$ 的 χ^2 分布。

2）分层校正的相对危险度

$$RR = \frac{\sum\limits_{h=1}^{H} \dfrac{a_h T_{0h}}{T_h}}{\sum\limits_{h=1}^{H} \dfrac{b_h T_{1h}}{T_h}} \qquad 式(24-18)$$

（3）Mantel-Haenszel 分层分析的局限性:如果需控制的混杂因素较多,往往受样本量的影响,分层分析不适用。这种情况下,可以应用多因素分析予以控制,如 logistic 回归分析等,具体参考有关统计学书籍。

7. 剂量-反应关系的分析　在实际工作中,常将致病因素分为由低到高的几个不同的暴露水平,以便能更好地揭示出某致病因素的暴露水平与发病率之间的剂量-反应关系。如果某种暴露存在剂量反应关系,即暴露的剂量越大,其效应越大,则该种暴露作为病因的可能性就越大。

分析方法是先列出不同暴露水平下的发病率,然后以最低暴露水平组为对照,计算各暴露水平的相对危险度和危险度差,初步判断是否存在剂量效应关系。必要时,应对危险度(或率)的变化作趋势性检验(常用趋势性 χ^2 检验)。

(1) 频数资料:见表24-8。

表 24-8 剂量-反应关系分析表

暴露因素水平取值	$E_0 X_0$	$E_1 X_1$	...	$E_k X_k$	合计
病例组	$a_0(T_0)$	$a_1(T_1)$	...	$a_k(T_k)$	n_1
非病例组	b_0	b_1	...	b_k	n_0
合计	m_0	m_1		m_k	n

$$\chi^2 = \frac{\left[\sum_{k=0}^{k} X_k(a_k - T_k)\right]^2 (n^3 - n)}{n_1 n_0 \left[n\sum_{k=0}^{k} m_k X_k^2 - (\sum_{k=0}^{k} m_k X_k)^2\right]}$$

$$df = 1$$

式(24-19)

(2) 人时资料:见表24-9。

表 24-9 剂量-反应关系分析表

暴露因素水平取值	$E_0 X_0$	$E_1 X_1$	...	$E_k X_k$	合计
出现结局事件人数	d_0	d_1	...	d_k	D
观察人年数	T_0	T_1	...	T_k	T

$$\chi^2 = \frac{T^2(T-1)(\sum_{k=0}^{k} X_k d_k - \sum_{k=0}^{k} \frac{X_k T_k D}{T}}{D(T-D)\left[T\sum_{k=0}^{k} X_k^2 T_k - (\sum_{k=0}^{k} X_k T_k)^2\right]}$$

$$df = 1$$

式(24-20)

第四节 常见偏倚及其控制

队列研究在设计、实施和资料分析等各个环节都可能产生偏倚,和病例对照研究一样主要包括选择偏倚、信息偏倚和混杂偏倚。几种偏倚类型中,在队列研究要强调的是失访偏倚(follow up bias)。

1. 失访偏倚的定义 队列研究的要点之一就是需要随访不同暴露组的全部成员,但要做到这一点是非常困难的。在长期的随访期间,暴露组和对照组成员中某些对象由于种种原因脱离了观察而退出研究,观察者无法了解到他们的结局,我们称这种退出为失访(loss of follow up),由此而造成观察结果偏离了实际结果的情况称为失访偏倚。由于队列研究的随访时间长,失访往往是难以避免的。

2. 常见的失访原因 包括:

(1) 迁移:因居住、工作或其他原因迁移而失掉联系;

(2) 拒绝参加:对参加该研究不感兴趣,或因身体不适不便,不愿合作而拒绝继续参加研究;

（3）因其他原因死亡。

3. 失访偏倚结果影响因素　失访所产生的偏倚对结果影响的大小主要取决于以下因素：

（1）失访者与未失访者的特征有无差异：如果暴露组和对照组的失访人数相等，而且各组中失访者和未失访者的发病率相同，则可以认为通过该研究获得的各组的发病率可以反应该研究人群的实际情况，失访对研究结果没有影响。如果暴露组失访者的发病率高于未失访者，则从继续观察者获得的发病率要低于全部研究对象的实际发病率，使暴露与结局的联系被低估；如果暴露组失访者的发病率低于未失访者，则其偏倚效应相反。可以通过比较失访者和未失访者基线调查时获得的某些特征的资料来推测其可能的发病率，两者的基线特征越相似，则出现不同疾病发病率的可能性越小。

（2）失访率的高低：当失访率小于5%，且所研究的结局发生率（发病率或死亡率）较高时，失访对研究结果所造成的偏性影响认为很小，在资料分析时对失访者进行一定的统计学处理即可。当失访率大于5%，对失访可能产生的偏倚影响的方向则需进行进一步的分析。

4. 预防失访偏倚的措施　尽可能选择比较稳定的人群作为观察对象，在实施研究前向对象进行宣传与动员，提高他们参与的热情，尽可能争取他们的支持与合作，随访资料的收集方法尽量采用简便易行易被观察对象接受的方法。

第五节　队列研究的优缺点

一、优　　点

1. 病因假设检验的效能较强　分组是在疾病发生前按是否暴露来分的，由于病因发生在前，疾病发生在后，因果现象发生的时间顺序上合理，所以检验病因假说的效能较强。

2. 可以直接计算暴露组和对照组人群的发病或死亡率，直接估计暴露因素与发病的关联强度。

3. 偏倚少，资料可靠性较高　由于研究对象暴露资料的收集在结局发生之前，并且都是由研究者亲自观察得到的，所以资料可靠，一般不存在回忆偏倚。

4. 可分析一种暴露因素与多种疾病的关系，并同时了解疾病的自然史。

二、缺　　点

1. 不适于研究人群中发病率较低的疾病。

2. 随访时间较长，易产生各种各样的失访偏倚，影响所收集资料的完整性。

3. 耗费的人力、物力、财力和时间多。

4. 对研究设计的要求高。

5. 在随访过程中，未知变量的引入等因素影响到结局，使资料的收集和分析复杂化。

（李　军）

第二十五章 病例对照研究

第一节 概 述

病例对照研究（case-control study）属于分析流行病学的一种。是一种"由果及因"的回顾性研究，常用于探索疾病的可疑危险性因素，是检验病因假说的重要方法之一，特别是在罕见病及慢性病的病因学研究方面较常用。近年来，在经典的病例对照研究基础上又丰富和发展了病例对照研究的方法和内涵，形成了几种衍生类型的病例对照研究方法，使病例对照研究得到越来越广泛的应用。

一、设计原理及模式

病例对照研究是以已确诊患有某疾病的人作为病例组，以没有患该病但具有可比性的个体作为对照组，通过调查，实验室检查或复查病史，收集既往可能的危险因素的暴露情况，经统计学分析两组间暴露的差异，判断暴露因素与疾病之间是否存在统计学联系及联系的程度。其设计模式见图 25-1。

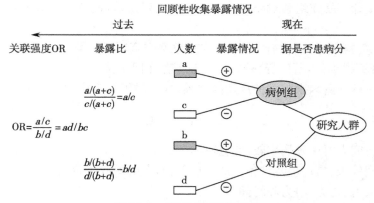

图 25-1 病例对照研究模式

暴露指曾经接触过某种因素或具备某种特征。如接触过某种化学物质或物理因素，具备性别、年龄或职业的某种特征，处于疾病的某种状态等。危险因素亦称危险因子或流行因子，指能影响人群发病率变动的内外环境因素。

二、病例对照研究的作用

1. 探索疾病的可疑危险因素 病例对照研究可探索引起某疾病的可疑危险因素，如在冠心病的病因研究中，可列出机体内外可能的危险因素，如家族遗传史、个人患病史、饮食习惯、吸烟饮酒史、体力活动、职业史、经济状况和居住环境等,通过病例对照分析从这些危险因素中筛选出关联程度强的因素即为冠心病可疑危险因素。

2. 探索疾病的病因　利用病例对照研究可探索未知病因。首先提出病因假说,通过病例对照分析验证病因假说,找出初步病因。

3. 提供进一步研究的线索　病例对照研究所得到的较明确的危险因素,可用其他研究方法深入探索,如队列研究或试验流行病学等,以进一步证实该假说是否成立。

三、病例对照研究的特征

病例对照研究是研究已发生的疾病与某些暴露因素之间的关联性,通过回顾性研究来阐明可能的病因。研究中不给研究对象施加任何干预,只是客观地收集观察对象的暴露情况,经分析从中寻找关联的暴露因素。病例对照研究的特点可概括如下。

1. 属于观察性研究,研究者不施加任何干预措施。

2. 研究必须设立对照组,病例组为已患某病的病人,对照组为未患该病的人,追溯两组间暴露因素的有无或暴露程度的差异。

3. 观察的方向由“果”及“因”,是一种回顾性研究,研究是在疾病发生之后进行的,被研究因素的暴露状况是通过回顾获得。

4. 病例对照研究是基于建立的病因检验假设去探索引起疾病的可能危险因素,由于是回顾性研究,难以确定暴露与疾病的时间先后,所以一般不能确证暴露与疾病的因果关系。

四、研究类型

(一) 病例与对照不匹配

在符合病例和对照入选条件人群中,分别抽取一定数量的研究对象组成病例组和对照组,病例与对照并未配比,设计时仅要求对照数目等于或多于病例人数,此外没有其他任何限制与规定。这类研究属成组比较研究,其特点是简便易行,可以获得较多的信息。

(二) 病例与对照匹配

1. 匹配的概念　也称配比(matching),即要求以对结果有干扰作用的某些因素或特性作为匹配因素,使对照组与病例组在某些因素或特征上保持一致,目的是对两组进行比较时排除匹配因素的干扰,起到控制混杂因素的作用;也可用较小的样本增加分析时的统计学检验,从而提高研究效率。如以年龄为匹配因素,可免除由于两组年龄构成的差别对疾病和因素关系的影响,从而使分析比较两组资料时更能正确地说明所研究因素与病症的关系。但一旦某个因素匹配了,也就无法分析被匹配的因素与疾病之间的关系,也不能分析该因素与其他因素的交互作用,这些作为匹配条件的因素与疾病之间的真正联系就会被掩盖。所以,选择匹配的因素必须是已知的混杂因素,否则把不必要的因素进行匹配或选择过多的匹配因素,不仅增加对照组选择及研究的难度,还可能降低研究效率,这种情况称之为匹配过度(over-matching)。进行匹配应注意避免匹配过度,对没有匹配的潜在的混杂因素,可放在分析阶段去解决。

2. 匹配类型　匹配分为成组匹配与个体匹配。成组匹配(category matching)又称频数匹配(frequency matching),该匹配方式要求匹配因素所占的比例在对照组与在病例组一致。如在病例组匹配因素性别是男女各占二分之一,则要求对照组性别比例与其相同。个体匹配(individual matching)是以病例和对照的个体为单位进行匹配,一个病例匹配一个对照为1:1匹配,又称配对(pair matching);一个病例匹配两个或两个以上对照分别为1:2、1:3、…、1:M,

为 1:M 匹配,个体匹配一般不超过 1:4。

(三) 病例对照研究的新方法

近年来,流行病学的方法学研究发展很快,同时随着其他学科的发展和对疾病研究的深入,特别是分子生物学技术的进展,在传统病例对照研究基础上,出现了许多新的研究设计类型。例如巢式病例对照研究(nested case-control study)、病例队列研究(case cohort study)、病例病例研究(case only study)、病例交叉研究(case cross over study)、随访患病率研究(follow-up prevalence study)、两阶段病例对照研究(two phases case control study)等,这些方法的设计效率高、花费少、适用范围较广,在某些特殊的研究中更是传统的流行病学方法所无法代替的,因此,这些方法在国外的医学研究中越来越多地被应用。

五、病例对照研究的优缺点

(一) 优点

1. 特别适用于罕见病和潜伏期长的疾病病因学研究;
2. 该方法节省人力物力,容易组织,能充分地利用信息资源;
3. 只需较少的样本即可进行;
4. 收集资料后可在短时间内得到结果,对于慢性病可以较快地获得危险因素的估计;
5. 一次研究可探索多个可疑因素,即"一果多因"的研究。

(二) 缺点

1. 不适用于研究人群中暴露比例很低的因素。
2. 研究的病例和对照因为数量少等因素影响,易产生选择性偏倚。
3. 调查结果是通过回忆既往若干个暴露史所获的信息,难以避免记忆偏倚。
4. 混杂因素的影响较难控制。
5. 因未知总人口中的病例数和未病者人数,一般不能计算发病率、死亡率,故不能直接分析相对危险度和决定某因素与某疾病的因果关系,不能下因果联系的结论。

第二节 设计与实施

一、病例对照研究设计的主要步骤

1. 复习文献和提出假设。
2. 提出研究计划或设计书,制定研究计划中包括的内容有:
(1) 明确研究目的;
(2) 选择适宜的对照形式(不匹配,成组匹配,个体匹配);
(3) 确定病例与对照的来源和选择方法,病例的诊断方法;
(4) 估计样本数量;
(5) 根据病因假设及具备的条件,确定研究因素与变量选择;
(6) 设计调查表,并考虑调查因素中的混杂因素;
(7) 确定资料收集、整理与分析方法;
(8) 确定偏倚控制方法及质量控制措施;
(9) 人员分工安排与协调;

（10）经费预算与可行性分析。

3. 培训调查员，进行预调查。

4. 进入正式调查，实施过程中的分析。

5. 资料的整理与分析。

6. 写出研究报告。

二、病例对照研究设计程序

（一）研究对象的选择

研究对象的选择是病例对照研究中的第一步骤，也是设计中的首要问题，包括病例和对照的选择。病例与对照选择的基本原则：一是具有代表性；二是有可比性；三是有足够的样本量。即所选择的病例和对照足以代表总体特征，病例组与对照组间有良好的可比性，样本量能够满足统计分析要求以保证统计推断的正确性。

1. 病例的选择

（1）病例来源：一是以医院为基础的病例；二是以人群为基础的病例。以医院为基础的病例，源于某所或若干所医院的门诊或住院部在一定时期内诊断的全部病例或其随机样本。可选择医院的现患病人，医院、门诊的病案及出院记录，为保证病例样本具有较好的代表性，最好在不同等级的多家医院里选择。以人群为基础的病例，来源于某一特定时间和地区内，通过社区的监测资料或普查、抽查的人群资料得到的病例，然后选择其所有的病例或其中的随机样本。医院为基础的病例其研究简便易行，节省经费，但容易产生选择偏倚；以人群为基础的病例代表性较好，但实施较难。

（2）病例入选要求：对入选病例所患的疾病要用统一的标准诊断，要求尽量采用国内外通用的诊断标准，暂无诊断标准的疾病须采用灵敏度和特异度较理想的检测指标统一诊断，以保证疾病诊断的准确性。除诊断标准一致外，对患病部位、病理学类型也要有明确的规定。

（3）病例的类型：可选择新发病例、现患病例和死亡病例三种类型的病例。其中新发病例未受到预后因素的影响，且暴露时间接近而回忆准确，可以获得较为全面而真实的信息，因而应作为首选病例类型。

（4）病例的其他特征规定：选择病例时应该对人口学特征和其他外部特征作出明确规定，如对年龄、性别、种族、职业、环境等因素加以限制，以此控制非研究因素的干扰，增强可比性。

2. 对照的选择

（1）对照组设立的目的：设立对照组的目的是通过比照而突出有意义的可疑暴露因素，当暴露与疾病之间无相关时，对照组信息可为病例组提供预期应出现的暴露水平的估计。

（2）对照选择的原则：对照的选择关系到能否达到设立对照组的目的，对照选择比病例选择更复杂、更困难，需遵循以下原则：①对照必须是未患所研究疾病的人；②对照必须是源于产生病例的总体，但未患与研究因素有关的疾病；③与病例组具有可比性，除未患所研究疾病外，其他特征应与病例组均衡一致，如年龄、性别、职业、嗜好等。

（3）对照的来源：包括医院对照、社区对照或来源于病例的亲属朋友。

医院对照是同一医院或其他医院诊断为其他疾病的病人，医院对照的优点是方便，并且能保证病例与对照在享受医疗保健条件上的可比性。其缺点是寻求医疗保健的其他病人可能具有与该病或所研究的危险因子有联系，所以选择时一定不能与所研究疾病的病因相同或相互有影响。例如，研究吸烟与肺癌的关系时，不能以慢性支气管炎的病人作为对照，因为吸烟同时是这两种疾病的可能病因。

社区对照是社区人口的非病例或健康人的抽样,这是一种比较好的对照,避免了一些选择性偏倚,但社区对照时要尽量争取他们的合作与支持。

在认定病例的朋友、亲属和邻居中选择对照。优点是适合于研究不同地区中发生的罕见疾病,在研究中这类对照通常乐于参加。其缺点是这些朋友、亲属和邻居可能与病例有着同样的个人习惯和其他暴露因素。

(4) 对照形式的选择:病例对照研究设计中对照的选择是根据研究目的而决定的。对照有以下三种形式:成组不配比对照、成组配比对照和个体配比对照。

(二) 样本量的确定

1. 影响样本大小的因素 病例对照研究样本大小取决于下列四个参数。

(1) 研究因素在对照组中的暴露率 p_0;

(2) 预期的该因素引起的相对危险度 RR 或暴露的比值比 OR(其含义详见后文);

(3) 希望达到的检验显著性水平,即假设检验Ⅰ型错误的概率 α;

(4) 希望达到的检验把握度 $(1-\beta)$,β 为统计学假设检验Ⅱ型错误的概率。

2. 估计方法 不同匹配方式其样本大小估计方法不同,除了利用公式计算外,还有查表法。

(1) 非匹配设计的成组研究样本量公式计算:分两步计算出病例组的样本量,先计算 n' 再用校正公式计算出病例组的样本含量 n。

$$n' = \frac{\left[Z_\alpha \sqrt{(1+1/C)\,\overline{p}\,\overline{q}} + Z_\beta \sqrt{p_1 q_1 + p_0 q_0/C} \right]^2}{(p_1 - p_0)^2} \qquad 式(25\text{-}1)$$

式中,C 是对照组例数/病例组例数,如果病例数与对照数相等时 $C=1$;p_0 为对照组中有暴露史者所占比率的估计值,$q_0 = 1-p_0$;p_1 为病例组中有暴露史者所占比率的估计值,$q_1 = 1-p_1$;$p_1 = \dfrac{p_0 OR}{1+p_0(OR-1)}$,$P = \dfrac{p_1+p_0}{2}$,$q = 1-p$。$OR$ 为暴露的比值比,也可取相对危险度 RR,Z_α 和 Z_β 可查表 25-1 得到。

表 25-1 α 和 β 对应的 Z 值

α 或 β	Z_α(单侧检验)和 Z_β(单侧和双侧)	Z_α(双侧检验)
0.001	3.09	3.29
0.002	2.88	3.09
0.005	2.58	2.81
0.010	2.33	2.58
0.020	2.06	2.33
0.025	1.96	2.24
0.050	1.64	1.96
0.100	1.28	1.64
0.200	0.84	1.28

由式(25-1)计算出的结果需经校正,才能得到病例组的样本含量 n,校正计算公式为:

$$n = \frac{n'}{4}\left[1 + \sqrt{1 + \frac{8}{n'(\mid p_1 - p_0 \mid)}} \right]^2 \qquad 式(25\text{-}2)$$

例 25-1　在心肌梗死的研究中,已知对照人群吸烟率为 20%,据过去文献报道,吸烟者心肌梗死发生的概率是人群的 2 倍,设 $\alpha = 0.05$(双侧),$\beta = 0.10$,按照对照组例数为病例组例数的 3 倍估计病例组样本含量 n。

按题意,已知 $p_0 = 0.20$,$q_0 = 1 - p_0 = 0.8$,$RR = 2$,$C = 3$,$Z_{0.05} = 1.645$,$Z_{0.1} = 1.282$

$$p_1 = (0.2 \times 2)/(1 + 0.2 \times 1) = 0.333$$

$$\bar{p} = (0.2 + 0.333)/2 = 0.267$$

$$\bar{q} = 1 - 0.267 = 0.733$$

先用式(25-1)求得 n':

$$n' = \frac{\left[1.645\sqrt{(1+1/3)0.267 \times 0.733} + 1.282\sqrt{0.333 \times 0.667 + 0.20 \times 0.80/3}\right]^2}{(0.333 - 0.20)^2}$$

$$= 129.42 \approx 130$$

将求得 $n' = 130$ 再代入式(25-2)中计算样本含量 n 为:

$$n = \frac{130}{4}\left[1 + \sqrt{1 + \frac{8}{130 \times (|0.333 - 0.20|)}}\right]^2 = 171.46 \approx 172$$

即至少需要病例 172 例,对照 516 例。

(2) 1:1 配比样本含量公式计算:病例对照研究个体配比时,其对子按暴露情况可分为四种情况:病例与对照均有暴露(a),病例无暴露而对照有暴露(b),病例暴露而对照无暴露(c),病例与对照均无暴露(d)。将病例与对照暴露情况不一致的对子(b 和 c)进行比较才有意义,基于这一原理,Schlesselman 推荐的计算公式如下:

$$m = \frac{\left[Z_a/2 + Z_\beta\sqrt{p(1-p)}\right]^2}{(p - 1/2)^2} \qquad \text{式(25-3)}$$

$$p = OR/(1 + OR) \approx RR/(1 + RR) \qquad \text{式(25-4)}$$

m 为病例与对照暴露情况不一致的对子数,设 pe 为配比结果表现为暴露与非暴露不一致的对子数出现的概率,M 为需要的总对子数,则:

$$M = m/p_e \approx m/(p_0 q_0 + p_1 q_1) \qquad \text{式(25-5)}$$

式中 p_0、p_1 分别为对照组和病例组的估计暴露率,$p_1 = p_0 OR/[1 + p_0(OR - 1)]$,$q_0 = 1 - p_0$,$q_1 = 1 - p_1$。

例 25-2　研究丙肝病毒感染(HCV)与肝癌的关系,设 $\alpha = 0.05$(双侧),$\beta = 0.1$,对照组的暴露比例为 $p_0 = 0.03$,估计的 $OR = 3.6$,估计样本含量 M。

已知 $p_0 = 0.03$,求得 $p_1 = 0.10$,利用公式(25-4),求得 $p = 3.6/(1 + 3.6) = 0.78$;$Z_{0.05} = 1.645$,$Z_{0.1} = 1.282$;则:

$$m = \frac{\left[1.645/2 + 1.282\sqrt{0.78(1 - 0.78)}\right]^2}{(0.78 - 1/2)^2} = 23.37 \approx 24$$

代入式(25-5)得:

$$M \approx 24/(0.03 \times 0.97 + 0.10 \times 0.90) = 201.51 \approx 202$$

即研究所需的总对子数为 202 对。

(3) 用查表方法估计样本量:除用公式计算样本量外,也可以直接查表获得。当人群中暴露率(以对照组暴露率为估计值)与暴露有关的 OR(或 RR)不同时,病例对照研究所需的病例数相应改变。可根据 $RR(OR)$ 和 p_0 查表 25-2 获得样本量。

表 25-2　病例对照研究每组样本数(非匹配资料,两组人数相等)$\alpha=0.05, \beta=0.10$

RR(OR)	p_0						
	0.01	0.10	0.20	0.40	0.60	0.80	0.90
0.1	1420	137	66	31	20	18	23
0.5	6323	658	347	203	176	229	378
2.0	3206	378	229	176	203	347	658
3.0	1074	133	85	71	89	163	319
4.0	599	77	51	46	61	117	232
5.0	406	54	37	35	48	96	194
10.0	150	23	18	20	31	66	137
20.0	66	12	11	14	24	54	115

引自:Schlesselman,1982

(三)研究暴露因素的选择

病例对照研究中暴露因素的确定是一个很重要的问题。暴露因素的变量数目和每一个暴露变量的具体内容选择取决于研究的目的或具体目标。

(1)严格定义暴露因素:对所研究的暴露因素应作出明确的规定,尽可能地采用国际或国内统一的标准,以便交流和比较。如研究吸烟与肺癌的关系,则要对吸烟的定性明确,规定每天吸烟多少支持续多少年才算吸烟?对吸烟程度或等级也要有明确量的定义规定。

(2)收集暴露信息的内容:内容除了姓名、性别、年龄、住址、民族、职业等一般人口学资料外,还可包括生活环境、对环境毒物的接触、家庭背景、行为因素、饮食习惯、职业暴露、既往病史、社会环境和心理因素等。

(3)暴露因素收集方式:可通过询问、查阅记录、测量和现场观察等收集资料。资料收集要求全面、准确、客观。尽可能少用定性指标多用定量指标,少用主观指标多用客观指标。定性的指标可通过询问而获得"是与否"或"经常使用、偶尔使用和从不使用",或"很关心、关心、无所谓"等定性的信息。口头询问中也可以获得"每周少于2次、每周3次、每周4次、每周5次及其以上"等半定量的测量。通过询问、仪器测量或实验室检查也获得定量的资料。研究中尽可能地采用定量或半定量的指标。

第三节　资料的整理与分析

一、数据资料的整理

对现场收集的资料要进行核查、验证和归档等一系列步骤,了解资料的正确性与完整性。保证资料尽可能的完整和准确后对原始资料进行分组、归纳,或编码输入计算机。

二、资料的分析

(一)描述性统计

1. 研究对象的一般特征　描述研究对象人数及各种特征的构成,例如性别、年龄、职业、出生地、居住地、疾病类型的分布等。频数匹配时应描述匹配因素的频数比例。根据资料类型整理成不同的表格。

2. 均衡性检验 比较病例组和对照组某些基本特征(匹配条件)是否相似或齐同,目的是检验病例组与对照组的可比性,两组间匹配条件无统计学意义,说明可比性好。对差异确有统计学意义的因素,在分析时应考虑到它对其他因素可能的影响。

(二)统计学推断和分析

1. 分析暴露与疾病的统计学联系 检验病例组与对照组的暴露率的差异是否有统计学意义。如果差异有统计学意义,说明暴露因素与疾病的关联不是由抽样误差造成的,可以进一步分析其关联强度。

2. 计算暴露与疾病的关联强度

(1)比值比:比值比(odds ratio,OR),又称优势比、交叉乘积比,是病例对照研究中用来表示疾病与暴露之间关联强度的指标。所谓比值(odds)是指某事物发生的可能性与不发生的可能性之比。以成组资料为例说明 OR 值的计算(表 25-3)。

表 25-3 成组病例对照研究资料整理表

暴露史	病例	对照	合计
暴露组	a	b	$a+b=n_1$
非暴露组	c	d	$c+d=n_0$
合计	$a+c=m_1$	$b+d=m_0$	$a+b+c+d=N$

引自:董建群,2003

OR 值实际上是病例组暴露率与对照组暴露率之比,比上病例组非暴露率与对照组非暴露率的比值,所以叫比值比。其计算公式如下:

$$OR=\left(\frac{a}{a+c}\div\frac{c}{a+c}\right)\div\left(\frac{b}{b+d}\div\frac{d}{b+d}\right)=\frac{ad}{bc}$$

(2)OR 值的意义:OR 值的含义在罕见疾病时与相对危险度(RR)相同,即暴露组发生疾病的危险性为非暴露组的多少倍。由于病例对照研究不能计算发病率,所以病例对照研究中用 OR 表示其相对危险度。OR 取值范围从 0~正数,$OR>1$ 说明疾病的危险度因暴露而增加,暴露与疾病之间为"正"关联;$OR<1$ 说明疾病的危险度因暴露而减少,暴露与疾病之间为"负"关联;$OR=1$ 时,表示暴露与疾病无关联(表 25-4)。但是判断 OR 值的意义还要结合具体情况。

表 25-4 比值比 OR 取值范围在暴露与疾病关联上的意义

OR 取值范围	意义
$OR=0.9\sim1.1$	暴露与疾病无关联或无影响
$OR<1$	负关联,暴露为保护因素
$OR>1$	正关联,暴露为危险因素
$OR=0.7\sim0.9;1.2\sim1.5$	弱联系
$OR=0.4\sim0.7;1.5\sim3.0$	中度联系
$OR<0.4;>3.0$	强联系

(三)成组病例对照研究资料的分析

1. 资料按暴露因素的有无整理成表,根据统计分析的要求,成组病例对照研究的资料一般按表 25-3 整理归纳成四格表。

例 25-3 一项探讨吸烟与帕金森病(PD)关系的研究,研究者从北京地区 55 岁以上 PD 患病率调查中确诊及 2002 年 8 月至 2003 年 1 月在北京协和医院帕金森研究中心诊治的病例共 114 例;以性别、民族及居住地等因素与其匹配选择对照 205 名,通过调查获得研究人群的吸烟情况。结果病例中有 37 名和对照中有 101 人有吸烟史。将这项研究整理成表 25-5。

表 25-5 吸烟与帕金森病(PD)的病例对照整理表

暴露史	病例	对照	合计
吸烟组	37	101	138
非吸烟组	77	104	181
合计	114	205	319

引自:董建群,2003

2. 检验病例组与对照组的暴露率有无统计学意义 采用四格表的卡方检验,病例组的暴露率为 $a/(a+c)$,对照组的暴露率为 $b/(b+d)$,检验公式:

$$\chi^2 = \frac{(ad-bc)^2 \cdot n}{(a+b)(c+d)(a+c)(b+d)} \qquad 式(25-6)$$

例题 25-3 的病例组暴露率为 $37/114=32.46$,对照组暴露率为 $101/205=49.27$ 卡方检验得:

$$\chi^2 = \frac{(37\times104-101\times77)^2\times319}{138\times181\times114\times205} = 8.44$$

查 χ^2 界值表得,$P<0.05$,按 $\alpha=0.05$ 的检验水准判断,吸烟与帕金森病统计学上有显著性联系,认为吸烟与帕金森病有关。

3. 计算暴露与疾病的联系强度 OR 值:病例组与对照组发生暴露与不暴露的概率分别是:$a/(a+c)$、$c/(a+c)$ 和 $b/(b+d)$、$d/(b+d)$,则:

$$病例组的暴露比值 = \frac{a/(a+c)}{c/(a+c)} = \frac{a}{c}$$

$$对照组的暴露比值 = \frac{b/(b+d)}{d/(b+d)} = \frac{b}{d}$$

$$OR = \frac{病例组的暴露比值}{对照组的暴露比值} = \frac{a/c}{b/d} = \frac{ad}{bc} \qquad 式(25-7)$$

以表 25-5 的资料为例,可计算出其比值比为:

$$OR = \frac{37\times104}{77\times101} = 0.49$$

可初步认为吸烟对 PD 有中等强度的负相关作用,提示吸烟可能是 PD 的一个保护性因素。

4. 计算 OR 的可信区间(confidence interval, CI)

通过调查资料所计算的 OR 值是用样本人群信息计算出来的,只是暴露因素与疾病关联强度的一个点估计值,未考虑到抽样误差。对总体 OR 的范围要按一定的概率(一般用 95%)来估计总体,也就是 OR 的可信区间。

通常用 Woolf 自然对数转换法计算 OR 的 95% 可信区间。此法是建立在 OR 方差的基础上。OR 自然对数的方差为:

$$\text{Var}(\ln OR) = 1/a + 1/b + 1/c + 1/d = 1/37 + 1/101 + 1/77 + 1/104 = 0.0595$$

$$\ln OR(95\%CI) = \ln OR \pm 1.96\sqrt{\text{Var}(\ln OR)} = \ln 0.49 \pm 1.96\sqrt{0.0595} = -1.19 \sim -0.48$$

求上述值的反自然对数得:

$$\exp^{(-1.19 \sim -0.48)} = 0.30 \sim 0.70, \text{即 } OR \text{ 的 } 95\% \text{ CI 为}(0.30, 0.70)。$$

可信区间中不包括 1.0,即可认为该 OR 值在 0.05(95% CI)水平上有统计学意义。

(四)不匹配病例对照研究分层资料的分析

分层分析研究人群根据某特征或因素分为不同层,再分别对各层人群进行暴露与疾病关联的分析,如按性别可分为男女两层,按年龄分若干层等。用以分层的因素是可能的混杂因素,分层的目的是排除这些可能的混杂因素对暴露因素与疾病关联的混杂作用。

1. 分层资料的整理 以分层因素将资料整理成表 25-6。

表 25-6 病例对照研究分层资料整理表

暴露或特征	第 1 层的疾病情况			第 2 层的疾病情况			第 i 层的疾病情况		
	病例	对照	合计	病例	对照	合计	病例	对照	合计
有	a_1	b_1	n_{11}	a_2	b_2	n_{12}	a_i	b_i	n_{1i}
无	c_1	d_1	n_{01}	c_2	d_2	n_{02}	c_i	d_i	n_{0i}
合计	m_{11}	m_{01}	t_1	m_{12}	m_{02}	t_2	m_{1i}	m_{0i}	t_i

仍以例 25-3 的数据为例,考虑到饮酒与吸烟行为有关,也与帕金森病(PD)的发生有关。另外,饮酒也不是吸烟与 PD 联系的中间环节,故认为饮酒可能是研究吸烟与 PD 关系时的混杂因素。按饮酒将研究对象分为饮酒的和不饮酒的两层,分层资料整理如表 25-7。

表 25-7 按饮酒分层的结果

吸烟情况	饮酒			不饮酒		
	病例	对照	合计	病例	对照	合计
吸烟	18	58	76	19	43	62
不吸烟	11	10	21	66	94	160
合计	29	68	97	85	137	222

2. 计算各层的 OR

$$OR_1 = \frac{18 \times 10}{11 \times 58} = 0.28, \qquad OR_2 = \frac{19 \times 94}{43 \times 66} = 0.63$$

3. 计算总的 OR 用 Mantel-Haenszel 提出的公式:

$$OR_{MH} = \frac{\sum(a_i d_i/t_i)}{\sum(b_i c_i/t_i)} = \frac{18 \times 10/97 + 19 \times 94/222}{58 \times 11/97 + 43 \times 66/222} = 0.51 \qquad \text{式}(25-8)$$

4. 计算总的卡方值 用 Mantel-Haenszel 提出的公式:

$$\chi^2_{MH} = \frac{[\sum a_i - \sum E(a_i)]^2}{\sum \text{Var}(a_i)} \qquad \text{式}(25-9)$$

其中,$\sum a_i$ 的理论值 $\sum E(a_i) = \sum m_{1i} n_{1i}/t_i$,$\sum a_i$ 的方差 $\sum \text{Var}(a_i) = \sum_{i=1}^{i} = \frac{m_{1i} n_{1i} m_{0i} n_{0i}}{t_i^2(t_i - 1)}$

根据表 25-7 的数据,可得 χ^2_{MH} 为 8.85,Mantel-Haenszel 分层分析的自由度等于 1,查 χ^2 界值表,$P < 0.01$。

5. 估计总 OR 的可信区间 用 Miettinen 法计算:

$$(OR_L, OR_U) = OR_{MH}^{(1 \pm 1.96/\sqrt{\chi^2_{MH}})} \qquad \text{式(25-10)}$$

将表 25-7 的数据代入公式得,OR_{MH} 的 95% 可信区间为 0.30～0.86。可信区间中不包括 1.0,即可认为该 OR 值在 0.05 水平上有统计学意义。

由以上分析可以看出,经分层调整后的 OR_{MH} 为 0.51,如不进行分层分析,则 OR 值为 0.49,说明由于混杂因素饮酒的作用,暴露因素吸烟与帕金森的关联被歪曲,夸大了吸烟的保护作用。

(五)匹配资料的分析

1. 1∶1 匹配设计资料的分析

(1)将资料整理成四格表如表 25-8。

表 25-8 1∶1配对病例对照研究资料整理表

对照	病例		合计对子数
	有暴露史	无暴露史	
有暴露史	a	b	$a+b$
无暴露史	c	d	$c+d$
合计对子数	$a+c$	$b+d$	t

(2)χ^2(卡方)检验,用 McNemar 公式计算:

$$\chi^2 = \frac{(b-c)^2}{(b+c)} \qquad \text{式(25-11)}$$

对子数较少时可用 McNemar 校正公式:

$$\chi^2 = \frac{(|b-c|-1)^2}{(b+c)} \qquad \text{式(25-12)}$$

(3)计算 OR:

$$OR = \frac{c}{b} \quad (t \neq 0) \qquad \text{式(25-13)}$$

(4)计算 OR 的 95% 可信区间,用 Miettinen 法计算式(25-10)。

2. 1∶M 匹配设计资料的分析 如前所述,总的样本量一定的情况下,病例对照研究中病例数与对照数之比是 1∶1 时的统计学效率最高。当病例来源有限时,为了提高把握度,可以增加病例与对照比例 1∶M。可用公式计算病例数与对照数之比为 1∶M 时研究所需的病例数(n),进而求得对照数为 M×n。

$$n = \frac{\left[Z_\alpha \sqrt{(1+1/r)\overline{p}(1-\overline{p})} + Z_\beta \sqrt{p_1(1-p_1)/r + p_0(1-p_0)}\right]^2}{(p_1-p_0)^2} \qquad \text{式(25-14)}$$

其中:$p_1 = \dfrac{OR \times p_0}{1 - p_0 + OR \times p_0}$, $\overline{p} = \dfrac{p_1 + rp_0}{1+r}$

例 25-4 研究再生障碍性贫血的危险因素,实施一项 1∶4 匹配的病例对照研究,假设对照组某种危险因素暴露率为 20.1%,$OR=5$,设 $\alpha=0.05$(单侧检验),$\beta=0.10$,试问病例组与对照组各需多少例数?

本例 $\alpha=0.05$(单侧检验),则 $Z_{0.05}=1.64$;$\beta=0.10$,则 $Z_{0.10}=1.28$;$r=4$,$OR=5$,$p_0=0.201$,则:

$$p_1 = \frac{5 \times 0.201}{1 - 0.201 + 5 \times 0.201} = 0.5571, \quad \overline{p} = \frac{0.5571 + 4 \times 0.201}{1 + 4} = 0.2722$$

代入公式(25-14)得：

$$n = \frac{[1.64\sqrt{(1 + 1/4) \times 0.2722(1 - 0.2722)} + 1.28\sqrt{0.5571(1 - 0.5571)/4 + 0.201(1 - 0.201)}]^2}{(0.5571 - 0.201)^2}$$

$$= 15.89 \approx 16$$

即病例组需 16 例,对照组例数为 64 例。

3. 1:M 匹配资料的分析

(1)将资料整理成四格表如表 25-9。

表 25-9 1:M 配对病例对照研究资料整理表

病例	对照暴露数				
	0	1	2	⋯	M
有暴露	n_{10}	n_{11}	n_{12}	⋯	n_{1M}
无暴露	n_{00}	N_{01}	N_{02}	⋯	N_{0M}

(2)计算相应的公共优势比

$$OR = \frac{\sum_{i=1}^{M}(M - i + 1)n_{1,i-1}}{\sum_{i=1}^{M} in_{0,i}} \qquad \text{式(25-15)}$$

$$i = 1, 2, 3, \cdots, M$$

(3)相应优势比检验统计量的计算

$$\chi^2_{MH} = \frac{[\sum_{i=1}^{M}(M - i + 1)n_{1,i-1} - \sum in_{0,i}]^2}{\sum_{i=1}^{M} i(n_{1,i} + n_{0,i+1})(M - i + 1)} \qquad \text{式(25-16)}$$

对于 n:M 匹配设计和多水平暴露的资料,用传统的列联表分析方法计算较复杂,用 logistic 回归来分析则较简单。

第四节 常见偏倚及其控制

病例对照研究是一种回顾性观察研究,比较容易产生偏倚,即结果与总体之间的系统偏差。这些偏倚可以通过严谨的设计和细致的分析加以识别、减少和控制。病例对照研究中常见的偏倚有选择偏倚、信息偏倚和混杂偏倚。在病例对照研究中信息偏倚有其特殊性。

一、入院率偏倚(admission rate bias)

也叫 Berkson bias、住院偏倚。利用医院的病例(门诊或住院病例)作为研究对象时,由于疾病在不同医院入院率的不同、对照是来自医院不能代表全体目标人群、病例只是该医院或某特定医院的,医院与病人有双方的选择性、或病例不是全体病人的随机样本等原因而导致的偏倚。控制方法:尽量采用随机抽样选择研究对象,在多个医院选择对象,应慎重解释结果。

二、错误分类偏倚 (misclassification bias)

由于病例和对照的纳入与排除标准不明确,或者诊断方法不完善,结果错误地将病例判断为非病例而归类于对照组,或将非病例判断为病例而归类于病例组,产生错误分类偏倚。控制方法:明确规定病例和对照的纳入和排除标准,尽量选用国内外一致公认的诊断标准。

三、现患病例及新发病例偏倚(prevalence-incidence bias)

患病率及发病率偏倚,又称奈曼偏倚(Neyman bias)。病例包括有新发病例、现患病例及死亡病例,而病例对照研究中病例选自现患病例,这些病例实际上是患该病群体中的幸存者,所得到的信息中,很多信息可能只与存活有关,从而扭曲或高估某些暴露因素的关联,也可能因为幸存者改变了生活习惯从而降低了某些暴露因素与疾病的关联。控制方法:尽量选择符合纳入标准的新发病例。

四、检出症候偏倚(detection signal bias)

也称揭露伪装偏倚或暴露偏倚(unmasking bias)。病人常因某些因素促使类似所研究疾病的症状或体征出现,因为这些症状与体征的提早出现而急于就医,从而提高了早期病例的检出率,致使该因素与所研究的疾病的虚假因果联系或过高地估计了该因素与所研究的疾病的关联。控制方法:在收集的病例中应同时包括早、中、晚期病人。

第五节 其他类型病例对照研究的设计

一、巢式病例对照研究(nested case control study)

是将病例对照研究与队列研究的设计结合应用形成的一种新的设计思路。它是在对一个事先确定好的队列进行随访观察的基础上,收集队列中每个成员的信息资料,将发生在该队列内的某病(即所要研究的疾病)新发病例全部挑选出来组成病例组,并在该队列内部未发生相同疾病的人中匹配或不匹配抽取对照组,对所选择的病例组和对照组的相关资料按病例对照研究的分析方法进行资料的统计分析和推断。

二、病例队列研究(case-cohort study)

又称病例参比式研究(case-base reference study),也是一种队列研究与病例对照研究结合的设计形式。其基本设计方法是首先确定某个人群为研究的队列(全队列),队列研究开始时,在队列中按一定比例随机抽样选出一个有代表性的样本作为对照组,观察结束时,队列中出现的所研究疾病的全部病例作为病例组,与上述随机对照组进行比较。病例队列研究与巢式病例对照研究的主要不同之处在于:①对照的选择方法与时间不同。病例队列研究对照是在病例发生之前就已经选定,在基线队列中随机选取的,不与病例进行匹配;而巢式病例对照研究,选择对照是在病例发生之后进行,按一定的条件在未发病的人群中随机抽取。②对照的适用范围不一样。巢式病例对照研究中不同的疾病需分别选取对照,而病例队列研究中不同的疾病共用一个对照组。

病例队列设计的主要优点有节约样本量,节省人力、物力和财力,设计的效率高,选择对照较简单;但病例队列研究也有一些缺点,如病例和对照组可能出现重叠,即对照组中存在着部分所研究疾病的病例,病例队列研究的分析计算比较复杂。

三、病例交叉研究（case-crossover design）

1991年，Maclure提出评价药物急性不良事件危险性时，选择病例源人群时最好的对照来源是病例自身，由此提出了病例交叉研究。该方法是一种用于研究短暂暴露对罕见急性病的瞬间影响的流行病学方法，目前已被广泛应用于心脏病、伤害、车祸等方面的研究。

该方法的基本原理是：病例交叉研究仅需患者资料，对照为患者本身。是将每个病例两个或多个时期的暴露情况配成对子加以比较，来判断暴露与结局是否有关联。如选择发生某种急性事件的病例，分别调查事件发生时及事件发生前的暴露情况及程度，以判断暴露危险因子与某事件有无关联及关联程度大小。这里"病例组"定义为危险期（hazard period）时的病例，而"对照组"则为病例组的某一危险期以外的特定时间段，称为对照期（control period）。如果暴露与某急性事件有关，那么在事件发生前较短的一段时间（危险期）内，暴露的发生应比事件发生前较远的一段时间（对照期）内更频繁。

四、单纯病例研究（case only study）

由Piegorsch等于1994年首先提出，也称病例病例研究（case-case study）或病例系列研究（case series study）。近年来，该方法被广泛应用于疾病病因研究，仅利用某一疾病的患者群体来评价基因与环境的交互作用。该方法的基本原理是：单纯病例研究以某一患病人群作为研究对象，收集研究对象的环境暴露资料，采集患者的生物标本，应用分子生物学技术检测基因型。以具有某一基因型的病例作为类病例组，以无该基因型的病例作为类对照组（当基因型别较多时，也可以分成多组资料），调整其他协变量（如年龄、性别、种族、职业等）后，采用标准粗分析或非条件logistic模型等估计二者在疾病发生中的相乘模型交互作用。单纯病例研究主要用于估计遗传与环境暴露交互作用，也可以用来估计基因与基因之间的交互作用。

（贺莉萍）

参考文献

1. Robert Berkow. The Merck Manual of Diagnosis and Therapy[J]. Seventeenth，2001.

2. John Wile，Son Inc. Statistical methods for survival data analysis[J]. Published Simultaneouly Canada，2006,67(2):234-237.

3. Gardner M. J，Altmen D. G. Confidence intervals rather than P values: estimation rathan hypothesis testing [J]. Br Med J，1986,292: 746-750.

4. Feinstein AR，Horwitz R. Problems in the "Evidence"of "Evidence-based medicine"[J]. Am J Med，1997，103:529.

5. Yamanis TJ，Kajula L，Mbwambo JK，et al. Social venues as risk and protective landscapes for HIV among networks of young men in Tanzania[J]. International Network for Social Network Analysis (Sunbelt) Annual Meeting，San Diego，CA. ,2009.

6. Friis RH，Sellers TA. Epidemiology for Public Health Practice[M]. 4th ed. Sudbury, MA: Jones & Bartlett Publishers，2008.

7. Ozdemir V，William-Jones B，Graham JE，et al. Asymmetry in scientific method and limits to cross-disciplinary dialog: Toward a shared language and science policy in pharmacogenomics and human disease genetics[J]. J Investig Med，2007, 55:1-12.

8. Friis R，Garrido-Ortega C，Griego P，et al. Smoking and tobacco use among Asian Pacific Islander women. In Smoking and Women's Health，Wesley MK and Sternbach IA (Eds). Nova Science Publishers，2008.

9. Lopez-Zetina J，Lee H，Friis R. The link between obesity and the built environment. Evidence from an ecological analysis of obesity and vehicle miles of travel in California. Health Place，2006, 12(4):656-664.

10. Vitor Ângelo Carlucio Galhardo，Marta Garroni Magal hāes，Leila Blanes，et al. Health-related Quality of Life and Depression in Older Patients with Pressure Ulcers. http://www. medscape. com/viewartide/72008/

11. Kul S. The use of survival analysis for clinical pathways[J]. Intl J Care Pathw ,2010, 14: 23-26.

12. Costa L. d. C M，Maher C. G，McAuley J. H，et al. Prognosis for patients with chronic low back pain: inception cohort study[J]. BMJ，2009，339: 3829.

13. Cheang M. C. U，Chia S. K，Voduc D，et al. Ki67 Index，HER2 Status，and Prognosis of Patients With Luminal B Breast Cancer [J]. JNCI J Natl Cancer Inst，2009，101: 736-750.

14. Campbell MJ，Machin D. Medical statistics: a commonsense approach[M]. 3rd ed. West Sussec: John Wiley & Sons LTD,2002.

15. Greenber RS. Medical epidemiology[M]. 4th ed. New York: The Mc Graw-Hiil Companies Inc,2006.

16. Fletcher RH. Clinical Epidemiology[M]. 3rd ed. Williams and Wilkis,1996.

17. De Vellis R. F. Scale Development theory and applications (Applied Social Research Methods Series，VoL 26)[M] . Newbury Park，California: Sage Publications，Inc. ,1991.

18. Tode A，Alonzo M，Sulivan P. Distribution-free ROC analysis using binary regression techniques[J].

Biostatistics，2002，3：421-432.

19. Weintraub WS, Spertus JA, Kolm P, et al. Effect of PCI on quality of life in patients with stable coronary disease[J]. N Engl J Med,2008,359(7):677-687.

20. 孙振球. 医学统计学[M]. 第 2 版. 北京:人民卫生出版社，2005.

21. 贺石林,李元建. 医学科研方法学[M]. 北京:人民军医出版社，2003.

22. 翼勇,葛熙,王茜. 提高专利申请授权几率的对策分析[J]. 中华医学科研管理杂志，2007,20(5):281-283.

23. 杨永年. 科技成果转化中的若干问题思考[J]. 科技成果纵横，2003(2):28-29.

24. 中华人民共和国知识产权局. http://www.sipo.gov.cn/sipo/zlsq/

25. 孙振球. 医学科学研究与设计[M]. 北京:人民卫生出版社，2008.

26. 王睛,石冰. 科研基金项目申请书的写作程序与技巧[J]. 电子科技大学学报，2005,34(3):429-432.

27. 方积乾. 生物医学研究的统计方法[M]. 北京:高等教育出版社，2007.

28. 梁万年. 医学科研方法学[M]. 北京:人民卫生出版社，2004.

29. 刘兰珍,李国荣,褚遵华. 医学论文卷写基本格式及常见存在问题[J]. 实用预防医学，2005,12(6):1494-1495.

30. 谭红专. 现代流行病学[M]. 第 2 版. 北京:人民卫生出版社，2008.

31. 李晓松. 医学统计学[M]. 第 2 版. 北京:高等教育出版社，2008.

32. 徐勇勇. Meta 分析常见资料类型及统计分析方法[J]. 中华预防医学杂志，1994，28(5):303-307.

33. 林果为,沈福民. 现代临床流行病学[M]. 上海:上海医科大学出版社，2000.

34. 任南,吴安华,冯丽,等. 住院患者抗菌药物临床应用横断面调查[J]. 中国医院感染学杂志，2006,16(9):1048-1050.

35. 李立明,余灿清,吕筠. 现代流行病学的发展与展望[J]. 中华疾病控制杂志，2010,14(1):1-4.

36. 詹思延. 药物流行病学研究新方法概述[J]. 中国药物应用与检测，2009,6(1):58-62.

37. 陆伟. 病例队列研究的设计及分析[J]. 疾病控制杂志，2001,5(2):148-150.

38. 王家良. 临床流行病学[M]. 第 2 版. 上海:上海科学技术出版社，2001.

39. 邱蔚六,蒋灿华. 疾病预后的评价及统计学处理[J]. 上海口腔医学，2004,13(6):433-475.

40. 章扬熙. 临床流行病学第七讲:疾病预后的研究[J]. 中华流行病杂志，1997,18(4):247-249.

41. 黄爱君,詹思延. 系统综述和 Meta 分析[J]. 中国药物应用与监测，2009(4):257-259.

42. 李立明,詹思延. 流行病学研究实例[M]. 北京:人民卫生出版社，2006.

43. 黄悦勤. 临床流行病学[M]. 北京:人民卫生出版社，2002.

44. 闫伟,曹建彪,王志红,等. 应用 ROC 曲线评价酶免疫法检测粪便幽门螺杆菌特异性抗原试验的临床价值[J]. 中国现代医学杂志，2010,20(7):971-975.

45. 陈仁友,廖东铭,李向红,等. SF-36 量表在农村老年人生命质量测定的信度和效度评价[J]. 广西医科大学学报，2005,(2):237-239.

46. 金丕焕. 医用统计方法[M]. 上海:上海医科大学出版社，1993.

47. 吴玲,王小丹,刘玉梅,等. SF-36 量表用于老年人群信度及效度研究[J]. 中国老年学杂志，2008,28(11):1114-1115.

48. 项永兵,金凡,高玉堂. 临床试验研究设计中样本大小的估计[J]. 肿瘤，1994,14(6):333-335.

49. 王家良. 临床流行病学[M]. 北京:人民卫生出版社，2001.

50. 胡浩,姜宝法,高琦,等. 流行病学研究设计进展[J]. 中国公共卫生，2008,24(7):87-92.

51. 易洪刚,陈峰. 单纯病例研究[J]. 国外医学·流行病学传染病学分册，2004,31(1):60-62.

52. 谭红专. 现代流行病学[M]. 第 2 版. 北京:人民卫生出版社，2008.

53. 金丕焕,邓伟. 临床试验[M]. 上海:复旦大学出版社，2004.

54. 李立明. 流行病学[M]. 北京:人民卫生出版社，2007.

55. Ross DT,Scherf U,Eisen MB,et al. Nature Genetics[J]. 2000,24（1）:221-223.

56. 张清奎. 医药及生物领域发明专利申请文件的撰写与审查[M]. 北京:知识产权出版社,2002.

57. 黄正南. 医用多因素分析[M]. 第 3 版. 长沙:湖南科技出版社,1995.

58. 郭祖超. 医学统计学[M]. 北京:人民卫生出版社,1999.

59. 杨树勤. 中国医学百科全书·医学统计学[M]. 上海:上海科技出版社,1985.

60. 倪宗瓒. 医学统计学[M]. 北京:人民卫生出版社,2000.

61. 张阳德. 生物信息学[M]. 第 2 版. 北京:科学出版社,2009.

62. Benson DA, Karsch-Mizrachi I, Lipman DJ, et al. GenBank[J]. Nucleic Acids Res, 2002,30(1):17-20.

63. 吴成秋,李东阳. 医学科研基本方法[M]. 长春:吉林科学技术出版社,2005.

附录 1	世界医学会《赫尔辛基宣言》——人体医学研究的伦理准则

（2008 年 10 月第 8 次修订）

编者按语：任何以人体为对象的研究都应该遵循世界医学会（World Medical Association WMA）制定的《赫尔辛基宣言》新版本中规定的道德准则，并尊重由国际医学科学组织协会（Council for International Organizations of Medical Sciences，CIOMS）公布的现行版本的涉及人体生物医学研究的国际道德指南所规定的三项基本道德原则，即正当理由、尊重人、善行和非恶行，遵循研究进行所在国的法律与法规，无论何者都应最大程度地保护受试者。所有涉及和从事任何临床试验的人员必须充分熟悉并遵守这些原则。

一、前　　言

1. 世界医学会（WMA）制定的《赫尔辛基宣言》（以下简称《宣言》），是作为关于涉及人体受试者的医学研究，包括对可确定的人体材料和数据的研究，有关伦理原则的声明。研究者应整体阅读《宣言》，涉及某一款项规定时，应综合考虑所有其他相关款项情况下方可运用。

2. 虽然《宣言》主要针对医生，世界医学会鼓励参与涉及人体医学研究的其他人也要遵守这些准则。

3. 医生的职责是促进和保护人类的健康（包括参与医学研究者）。医生的专业知识和良知应奉献于这一使命。

4. 世界医学会的《日内瓦宣言》中提出要求："医生首先要考虑的是患者的健康。"《国际医学伦理标准》也宣称："医生在提供医护时应从患者的最高利益出发。"

5. 医学进步依赖于科学研究，而医学科学研究中部分最终必须基于涉及人体在内的实验研究。

6. 在涉及人体受试者的医学研究中，必须将受试者的利益置于其他任何利益之上。

7. 涉及人体的医学研究的基本目的，是了解疾病起因、发展和影响，并改进预防、诊断和治疗干预措施（方法、操作和治疗）。即使是当前最佳干预措施也必须不断通过研究，对其安全性、有效性、可行性、可及性和质量给予评估。

8. 在医学实践和医学研究中，大多数干预措施具有一定危险性和（增加）负担。

9. 医学研究要符合促进尊重所有人体受试者、保护他们健康和权利的伦理标准。对于脆弱的人群需要特别保护，对于无法自行同意或拒绝的人、可能在胁迫下同意的人、受到不正当影响的人也应特别关注。

10. 医生在开展涉及人体医学研究时，不仅应考虑本国的伦理、法律和法规相关规定和技术标准，也要考虑适用的国际规范和标准。国家的伦理、法律和法规的要求不应消弱或排斥本

《宣言》规定的保护受试者的任何条款。

二、所有医学研究适用的原则

11．参与医学研究的医生有责任保护受试者的生命、健康、尊严、公平、自我决定的权利、隐私及个人信息的保密。

12．涉及人体受试者的医学研究应符合普遍认可的科学原则，要以充分查阅文献、了解相关信息、有足够实验数据和动物实验结果为基础。实验动物的福祉也应予以尊重。

13．开展有可能影响环境的试验时必须谨慎进行。

14．每项涉及人体研究项目的设计和操作，应在研究方案中有明确的描述。制定研究方案应包括关于伦理方面的内容，应符合《宣言》中的原则。研究方案应包括有关资金来源、赞助者、组织隶属单位、其他可能的利益冲突、对受试者的激励措施，以及参与研究造成伤害的治疗和/或补偿条款等。研究方案应说明研究项目结束后，受试者可以继续得到有利于受试者的新方法或其他方法治疗，或可以得到其他适宜医护或利益。

15．在研究开始前，研究设计方案必须提交给研究伦理委员会，供其审核、评论、指导和批准。该委员会必须独立于研究人员、赞助者和任何不正当影响之外。该委员会必须考虑到研究项目开展国家或各国的法律和规定，以及适用的国际规范和标准，但是这些绝不允许削弱或排斥本《宣言》规定的保护受试者条款。该委员会必须有权监督研究的开展。研究人员必须向委员会提供监督的信息，特别是关于严重负面事件的信息。未经该委员会的审核和批准，不可对研究规程进行修改。

16．涉及人体受试者的医学研究者必须是受过适当科学培训和具备资格人员。对患者或健康志愿者的研究，要求有符合资质的医生或医疗人员监督下进行。设计人体研究所产生的责任归属于参与研究的研究者，即使事先征得受试者同意，受试者不负任何责任。

17．在弱势者或弱势人群的人体研究时，只有在该研究符合其首要健康要求，并可合理预测这些人员或人群可从研究结果中受益，该研究方可开展。

18．任何涉及人体的医学研究项目在开展前，必须对其可能对受试者造成的危险和负担做出谨慎的评估，并权衡对受试者个人或人群带来的利益。

19．所有临床试验须在纳入第一个受试对象前，必须在公众可及的数据库登记。

20．除非医生已充分评估并确信能有效控制研究可能产生的风险，否则不应开展涉及人体的医学研究。一旦发现研究的风险大于潜在利益，或当已得到研究的正面和有益结论性证明后，必须立即停止该项研究。

21．涉及人体的医学研究唯有在研究目的重要性高于对研究受试者的内在危险和负担的情况下方能开展。

22．一般参与人体医学研究者必须是自愿参加，虽然有时需要征求家属或社区领导的意见，否则即使是符合纳入条件也不可被招募用于研究项目，一般必须是本人在自由意志下同意才能参与研究。

23．必须采取一切有效措施保护研究受试者的隐私和为个人信息保密，并使研究对他们的身体、精神和社会地位造成的影响降低到最低限度。

24．涉及合格的人体受试者的医学研究，每位可能受试者必须得到足够的有关研究目的、方法、资金来源、任何可能的利益冲突、研究人员的组织隶属、研究期望的好处和潜在危险、研究可能造成的不适，以及任何其他相关方面的信息。必须告知可能受试者，他们有拒绝参加研究的权利,在研究过程中任何时间退出而不会受到报复的权利。特别应注意为可能受试者个人提供他们所需要的信息,并了解提供信息的方法。在确知可能受试者已充分了解上述信息后,医生或其他有资格的人员应取得受试者在自由意志下签署的受试者知情同意书。最好为书面形式。如果同意的意见不能用书面表达,非书面同意意见应被正式记录并有证人见证。

25. 当使用可辨认的人体材料或数据的医学研究时,通常医生必须取得同意后,才能采集、分析、保存和(或)再利用。在不可能或无法取得同意的情况下,或取得同意后因故无效时,该研究需经研究伦理委员会审议批准后,方可进行。

26. 医生在取得研究同意书时,应特别注意受试者是否与医生有依赖关系,或受试者是否在胁迫下同意,在这些情况下,应该由一位充分了解此研究且完全独立于这种关系之外的人来取得知情同意。

27. 如果可能受试者不具备行为能力,研究人员必须取得法定代表人的同意。唯有在研究本身可以对不具备行为能力的受试者健康带来好处,且研究本身的风险和负担极低,而又无法对具备行为能力者实施研究的情况下,方可实施研究。

28. 若可能受试者被视为无行为能力,但能表达同意参加研究的决定时,医生除取得法人代表同意外,还必须征得可能受试者本人同意。可能受试者做出拒绝参与的意见应予以尊重。

29. 如果参与研究的受试者处于无法给予知情同意的状况下,这些具体理由已在研究方案中陈述,该研究已得到研究伦理委员会的批准,而且研究不能延迟,研究项目没有知情同意可以开展。同意继续参与研究的意见应尽早从受试者或法定代表人处获得。

30. 作者、编辑和出版者对研究成果的发表都负有道德责任。作者有责任公开涉及人体受试者的研究成果,并对其报告的完整性和准确性负责。作者应遵守公认的伦理准则。负面和正面性以及无结论的结果都应公开发表,或通过其他途径使公众可以得到。经费来源、机构隶属以及任何利益冲突等都应在出版物上公布。不遵守本《宣言》准则的研究报告不应被接受发表。

三、与医疗相结合的医学研究应遵循的附加原则

31. 只有当研究预期的预防、诊断或治疗的价值足以说明研究的必要性,而且医生有充分理由相信研究不会对受试的患者健康带来负面影响时,医生才可以把医学研究与医护相结合。

32. 一种新干预措施的益处、危险、负担、有效性等,必须与当前被证实是最佳干预措施进行对照研究,除非在下列情况下:

(1)在当前尚未被证明的有效治疗情况下,研究中使用安慰剂或无治疗处理,是可以接受的。

(2)因紧迫和科学方法方面的原因,必须使用安慰剂治疗,并确认其有效性和安全性,而且使用安慰剂或无治疗处理的患者不会受到任何严重或不可逆转伤害的风险情况下。对这种选择必须极其谨慎以避免滥用。

33. 在研究项目结束时,参与研究的患者有权知晓研究结果并分享由此产生的任何益处,比如有权接受研究中确认有效的治疗方法或其他适当的医护或益处。

34. 医生必须向患者全面通报在治疗中哪些方面与研究有关。医生绝不能因患者拒绝参与研究或中途退出而影响医患关系。

35. 在治疗病人过程中,如果未被充分证明有效的干预措施,或有被证明无效的干预措施,医生在取得专家同意,并征得法定代表人知情同意后,可以实施研究。如果根据医生的判

断,该干预措施有希望挽救生命、重建健康或减少痛苦,在可能的情况下,这个干预措施应作为研究的目标,用以评估其安全性和有效性。应将所有的研究信息如实记录,并适时公布于众。

世界医学会 2008 年 10 月于韩国首尔

　　说明:世界医学会《赫尔辛基宣言》最初于 1964 年 6 月芬兰赫尔辛基的第 18 届世界医学会(WMA)大会通过。分别修订于:第 29 届 WMA 大会(日本东京,1975 年 10 月);第 35 届 WMA 大会(意大利威尼斯,1983 年 10 月);第 41 届 WMA 大会(香港,1989 年 9 月);第 48 届 WMA 大会(南非共和国西索莫塞特,1996 年 10 月);第 52 届 WMA 大会(苏格兰爱丁堡,2000 年 10 月);第 53 届 WMA 大会(华盛顿,2002 年);第 55 届 WMA 大会(日本东京,2004 年);本文件时第 59 届 WMA 大会(韩国首尔,2008 年 10 月)进行第八次修订版。

附表 1   随机数字表

编号	1～10	11～20	21～30	31～40	41～50
1	22 17 68 65 81	68 95 23 92 35	87 02 22 57 51	61 09 43 95 06	58 24 82 03 47
2	19 36 27 59 46	13 79 93 37 55	39 77 32 77 09	85 52 05 30 62	47 83 51 62 74
3	16 77 23 02 77	09 61 87 25 21	28 06 24 25 93	16 71 13 59 78	23 05 47 47 25
4	78 43 76 71 61	20 44 90 32 64	97 67 63 99 61	46 38 03 93 22	69 81 21 99 21
5	03 28 28 26 08	73 37 32 04 05	69 30 16 09 05	88 69 58 28 99	35 07 44 75 47
6	93 22 53 64 39	07 10 63 76 35	87 03 04 79 88	08 13 13 85 51	55 34 57 72 69
7	78 76 58 54 74	92 38 70 96 92	52 06 79 79 45	82 63 18 27 44	69 66 92 19 09
8	23 68 35 26 00	99 53 93 61 28	52 70 05 48 34	56 65 05 61 86	90 92 10 70 80
9	15 39 25 70 99	93 86 52 77 65	15 33 59 05 28	22 87 26 07 47	86 96 98 29 06
10	58 71 96 30 24	18 46 23 34 27	85 13 99 24 44	49 18 09 79 49	74 16 32 23 02
11	57 35 27 33 72	24 53 63 94 09	41 10 76 47 91	44 04 95 49 66	39 60 04 59 81
12	48 50 86 54 48	22 06 34 72 52	82 21 15 65 20	33 29 94 71 11	15 91 29 12 03
13	61 96 48 95 03	07 16 39 33 66	98 56 10 56 79	77 21 30 27 12	90 49 22 23 62
14	36 93 89 41 26	29 70 83 63 51	99 74 20 52 36	87 09 41 15 09	98 60 16 03 03
15	18 87 00 42 31	57 90 12 02 07	23 47 37 17 31	54 08 01 88 63	39 41 88 92 10
16	88 56 53 27 59	33 35 72 67 47	77 34 55 45 70	08 18 27 38 90	16 95 86 70 75
17	09 72 95 84 29	49 41 31 06 70	42 38 06 45 18	64 84 73 31 65	52 53 37 97 15
18	12 96 88 17 31	65 19 69 02 83	60 75 86 90 68	24 64 19 35 51	56 61 87 39 12
19	85 94 57 24 16	92 09 84 38 76	22 00 27 69 85	29 81 94 78 70	21 94 47 90 12
20	38 64 43 59 98	98 77 87 68 07	91 51 67 62 44	40 98 05 93 78	23 32 65 41 18
21	53 44 09 42 72	00 41 86 79 79	68 47 22 00 20	35 55 31 51 51	00 83 63 22 55
22	40 76 66 26 84	57 99 99 90 37	36 63 32 08 58	37 40 13 68 97	87 64 81 07 83
23	02 17 79 18 05	12 59 52 57 02	22 07 90 47 03	28 14 11 30 79	20 69 22 40 98
24	95 17 82 06 53	31 51 10 96 46	92 06 88 07 77	56 11 50 81 69	40 23 72 51 39
25	35 76 22 42 92	96 11 83 44 80	34 68 35 48 77	33 42 40 90 60	73 96 53 97 86
26	26 29 31 56 41	85 47 04 66 08	34 72 57 59 13	82 43 80 46 15	38 26 61 70 04
27	77 80 20 75 82	72 82 32 99 90	63 95 73 76 63	89 73 44 99 05	48 67 26 43 18
28	46 40 66 44 52	91 36 74 43 53	30 82 13 54 00	78 45 63 98 35	55 03 36 67 68
29	37 56 08 18 09	77 53 84 46 47	31 91 18 95 58	24 16 74 11 53	44 10 13 85 57
30	61 65 61 68 66	37 27 47 39 19	84 83 70 07 48	53 21 40 06 71	95 06 79 88 54
31	93 43 69 64 07	34 18 04 52 35	56 27 09 24 86	61 85 53 83 45	19 90 70 99 00
32	21 96 60 12 99	11 20 99 45 18	48 13 93 55 34	18 37 79 49 90	65 97 38 20 46
33	95 20 47 97 97	27 37 83 28 71	00 06 41 41 74	45 89 09 39 84	51 67 11 52 49
34	97 86 21 78 73	10 65 81 92 59	58 76 17 14 97	04 76 62 16 17	17 95 70 45 80
35	69 92 06 34 13	59 71 74 17 32	27 55 10 24 19	23 71 82 13 74	63 52 52 01 41

289

续表

编号	1~10	11~20	21~30	31~40	41~50
36	04 31 17 21 56	33 73 99 19 87	26 72 39 27 67	53 77 57 68 93	60 61 97 22 61
37	61 06 98 03 91	87 14 77 43 96	43 00 65 98 50	45 60 33 01 07	98 99 46 50 47
38	85 93 85 86 88	72 87 08 62 40	16 06 10 89 20	23 21 34 74 97	76 38 03 29 63
39	21 74 32 47 45	73 96 07 94 52	09 65 90 77 47	25 76 16 19 33	53 05 70 53 30
40	15 69 53 82 80	79 96 23 53 10	65 39 07 16 29	45 33 02 43 70	02 87 40 41 45
41	02 89 08 04 49	20 21 14 68 86	87 63 93 95 17	11 29 01 95 80	35 14 97 35 33
42	87 18 15 89 79	85 43 01 72 73	08 61 74 51 69	89 74 39 82 15	94 51 33 41 67
43	98 83 71 94 22	59 97 50 99 52	08 52 85 08 40	87 80 61 65 31	91 51 80 32 44
44	10 08 58 21 66	72 68 49 29 31	89 85 84 46 06	59 73 19 85 23	65 09 29 75 63
45	47 90 56 10 08	88 02 84 27 83	42 29 72 23 19	66 56 45 65 79	20 71 53 20 25
46	22 85 61 68 90	49 64 92 85 44	16 40 12 89 88	50 14 49 81 06	01 82 77 45 12
47	67 80 43 79 33	12 83 11 41 16	25 58 19 68 70	77 02 54 00 52	53 43 37 15 26
48	27 62 50 96 72	79 44 61 40 15	14 53 40 65 39	27 31 58 50 28	11 39 03 34 25
49	33 78 80 87 15	38 30 06 38 21	14 47 47 07 26	54 96 87 53 32	40 36 40 96 76
50	13 13 92 66 99	47 24 49 57 74	32 25 43 62 17	10 97 11 69 84	99 63 22 32 98

附表 2　随机排列表 $(n=20)$

编号	1	2	3	4	5	6	7	8	9	10	11	12	13	14	15	16	17	18	19	20
1	8	6	19	13	5	18	12	1	4	3	9	2	17	14	11	7	16	15	10	0
2	8	19	7	6	11	14	2	13	5	17	9	12	0	16	15	1	4	10	18	3
3	18	1	10	13	17	2	0	3	8	15	7	4	19	12	5	14	9	11	6	16
4	6	19	1	5	18	12	4	0	13	10	16	17	7	14	11	15	8	3	9	2
5	1	2	7	4	18	0	15	13	5	12	19	10	9	14	16	8	6	11	3	17
6	11	19	2	15	14	10	8	12	1	17	4	3	0	9	16	6	13	7	18	5
7	14	3	16	7	9	2	15	12	1	17	4	3	0	9	16	6	13	7	18	5
8	3	2	16	6	1	13	17	19	8	14	0	15	9	18	11	5	4	10	7	12
9	16	9	10	3	15	0	11	2	1	5	18	8	19	13	6	12	17	4	7	14
10	4	11	18	6	0	8	12	16	17	3	2	9	5	7	19	10	15	13	14	1
11	5	15	18	13	7	3	10	14	16	1	8	2	17	6	9	4	0	12	19	11
12	0	18	10	15	11	12	3	13	14	1	17	2	6	9	16	4	7	8	19	5
13	10	9	14	18	12	17	15	3	5	2	11	19	8	0	1	4	7	13	6	16
14	11	9	13	0	14	12	18	7	2	10	4	17	19	6	5	8	3	15	1	16
15	17	1	0	16	9	12	2	4	5	18	14	15	7	19	6	8	11	3	10	13

续表

编号	1	2	3	4	5	6	7	8	9	10	11	12	13	14	15	16	17	18	19	20
16	17	1	5	2	8	12	15	13	19	14	7	16	6	3	9	10	4	11	0	18
17	5	16	15	7	18	10	12	9	11	6	13	17	14	1	0	4	3	2	19	8
18	16	19	0	8	6	10	13	17	4	3	15	18	11	1	12	9	5	7	2	14
19	13	9	17	12	15	4	3	1	16	2	10	18	8	6	7	19	14	11	0	5
20	11	12	8	16	3	19	14	17	9	7	4	1	10	0	18	15	6	5	13	2
21	19	12	13	8	4	15	16	7	0	11	1	5	14	18	3	6	10	9	2	17
22	2	18	8	14	6	11	1	9	15	0	17	10	4	7	13	3	12	5	16	19
23	9	16	17	18	5	7	12	2	4	10	0	13	8	3	14	15	6	11	1	19
24	15	0	14	6	1	2	9	8	18	4	10	17	3	12	16	11	19	13	7	5
25	14	0	9	18	6	16	10	4	5	1	6	2	12	3	11	13	7	8	17	15

附表 3　配对比较及样本与总体均数比较(t 检验)所需样本例数

δ/σ	单侧:α=0.005 双侧:α=0.01					单侧:α=0.01 双侧:α=0.02					单侧:α=0.025 双侧:α=0.05					单侧:α=0.05 双侧:α=0.1					δ/σ
$1-\beta=$	0.99	0.95	0.9	0.8	0.5	0.99	0.95	0.9	0.8	0.5	0.99	0.95	0.9	0.8	0.5	0.99	0.95	0.9	0.8	0.5	
0.05																					0.05
0.10																					0.10
0.15																				122	0.15
0.20										139					99					70	0.20
0.25					110					90				128	64			139	101	45	0.25
0.30				134	78				115	63			119	90	45		122	97	71	32	0.30
0.35			125	99	58			109	85	47		109	88	67	34		90	72	52	24	0.35
0.40		115	97	77	45		101	85	66	37	117	84	68	51	26	101	70	54	40	19	0.40
0.45		92	77	62	37	110	81	68	53	30	93	67	54	41	21	80	55	44	33	15	0.45
0.50	100	75	63	51	30	90	66	55	43	25	76	54	44	34	18	65	45	36	27	13	0.50
0.55	83	63	53	42	26	75	55	46	36	21	63	45	37	28	15	54	38	30	22	11	0.55
0.60	71	53	45	36	22	63	47	39	31	18	53	38	32	24	12	46	32	26	19	9	0.60
0.65	61	46	39	31	20	55	41	34	27	16	46	33	27	21	12	39	28	22	17	8	0.65

续表

δ/σ	单侧:α=0.005 双侧:α=0.01					单侧:α=0.01 双侧:α=0.02					单侧:α=0.025 双侧:α=0.05					单侧:α=0.05 双侧:α=0.1					δ/σ
	1−β=0.99	0.95	0.9	0.8	0.5	0.99	0.95	0.9	0.8	0.5	0.99	0.95	0.9	0.8	0.5	0.99	0.95	0.9	0.8	0.5	
0.70	53	40	34	28	17	47	35	30	24	14	40	29	24	19	10	34	24	19	15	8	0.70
0.75	47	36	30	25	16	42	31	27	21	13	35	26	21	16	9	30	21	17	13	7	0.75
0.80	41	32	27	22	14	37	23	24	19	12	31	22	19	15	9	27	19	15	12	6	0.80
0.85	37	29	24	20	13	33	25	24	17	11	28	21	17	13	8	24	17	14	11	6	0.85
0.90	34	26	22	18	12	29	23	19	16	10	25	19	16	12	7	21	15	13	10	5	0.90
0.95	31	24	20	17	11	27	21	18	14	9	23	17	14	11	7	19	14	11	9	5	0.95
1.00	28	22	19	16	10	25	19	16	13	9	21	16	13	10	6	18	13	11	8	5	1.00
1.10	24	19	16	14	9	21	16	14	12	8	18	13	11	9	6	15	11	9	7		1.10
1.20	21	16	14	12	8	18	14	12	10	7	15	12	10	8	5	13	10	8	6		1.20
1.30	18	15	13	11	8	16	13	11	9	6	14	10	9	7		11	8	7	6		1.30
1.40	16	13	12	10	7	14	11	10	9	6	12	9	8	7		10	8	7	5		1.40
1.50	15	12	11	9	7	13	10	9	8	6	11	8	7	6		9	7	6			1.50
1.60	13	11	10	8	6	12	10	9	7	5	10	8	7	6		8	6	6			1.60
1.70	12	10	9	8	6	10	9	8	7		9	7	6	5		8	6	5			1.70
1.80	12	10	9	8	6	10	8	7	7		8	7	6			7	6				1.80
1.90	11	9	8	7	6	10	8	7	6		8	6	6			7	5				1.90
2.00	10	8	8	7	5	9	7	7	6		7	6	5			6					2.00
2.10	10	8	7	7		8	7	6	6		7	6				6					2.10
2.20	9	8	7	6		8	7	6	5		7	6				6					2.20
2.30	9	7	7	6		8	6	6			6	5				5					2.30
2.40	8	7	7	6		7	6	6			6										2.40
2.50	8	7	6	6		7	6	6			6										2.50
3.00	7	6	6	5		6	5	5			5										3.00
3.50	6	5	5			5															3.50
4.00	6																				4.00

附表 4　两样本均数比较(t 检验)所需样本例数

δ/σ	单侧:α=0.005 双侧:α=0.01					单侧:α=0.01 双侧:α=0.02					单侧:α=0.025 双侧:α=0.05					单侧:α=0.05 双侧:α=0.1					δ/σ
1-β=	0.99	0.95	0.9	0.8	0.5	0.99	0.95	0.9	0.8	0.5	0.99	0.95	0.9	0.8	0.5	0.99	0.95	0.9	0.8	0.5	
0.05																					0.05
0.10																					0.10
0.15																					0.15
0.20																				137	0.20
0.25															124					88	0.25
0.30										123					87					61	0.30
0.35					110					90					64				102	45	0.35
0.40					85					70				100	50			108	78	35	0.40
0.45				118	68				101	55			105	79	39		108	86	62	28	0.45
0.50				96	55			106	82	45		106	86	64	32		88	70	51	23	0.50
0.55			101	79	46		106	88	68	38		87	71	53	27	112	73	58	42	19	0.55
0.60		101	85	67	39		90	74	58	32	104	74	60	45	23	89	61	49	36	16	0.60
0.65		87	73	57	34	104	77	64	49	27	88	63	51	39	20	76	52	42	30	14	0.65
0.70	100	75	63	50	29	90	66	55	43	24	76	55	44	34	17	66	45	36	26	12	0.70
0.75	88	66	55	44	26	79	58	48	38	21	67	48	39	29	15	57	40	32	23	11	0.75
0.80	77	58	49	39	23	70	51	43	33	19	59	42	34	26	14	50	35	28	21	10	0.80
0.85	69	51	43	35	21	62	46	38	30	17	52	37	31	23	12	45	31	25	18	9	0.85
0.90	62	46	39	31	19	55	41	34	27	15	47	34	27	21	11	40	28	22	16	8	0.90
0.95	55	42	35	28	17	50	37	31	24	14	42	30	25	19	10	36	25	20	15	7	0.95
1.00	50	38	32	26	15	45	33	28	22	13	38	27	23	17	9	33	23	18	14	7	1.00
1.10	42	32	27	22	13	38	28	23	19	11	32	23	19	14	8	27	19	15	12	6	1.10
1.20	36	27	23	18	11	32	24	20	16	9	27	20	16	12	7	23	16	13	10	5	1.20
1.30	31	23	20	16	10	28	21	17	14	8	23	17	14	11	6	20	14	11	9	5	1.30
1.40	27	20	17	14	9	24	18	15	12	8	20	15	12	10	6	17	12	10	8	4	1.40
1.50	24	18	15	13	8	21	16	14	11	7	18	13	11	9	5	15	11	9	7	4	1.50
1.60	21	16	14	11	7	19	14	12	10	6	16	12	10	8	5	14	10	8	6	4	1.60
1.70	19	15	13	10	7	17	13	11	9	6	14	11	9	7	4	12	9	7	6	3	1.70
1.80	17	13	11	10	6	15	12	10	8	5	13	10	8	6	4	11	8	7	5		1.80
1.90	16	12	11	9	6	14	11	9	8	5	12	9	7	6	4	10	7	6	5		1.90
2.00	14	11	10	8	6	13	10	9	7	5	11	8	7	6	4	9	7	6	4		2.00

续表

δ/σ	单侧:α=0.005 双侧:α=0.01					单侧:α=0.01 双侧:α=0.02					单侧:α=0.025 双侧:α=0.05					单侧:α=0.05 双侧:α=0.1					δ/σ
	1−β=0.99	0.95	0.9	0.8	0.5	0.99	0.95	0.9	0.8	0.5	0.99	0.95	0.9	0.8	0.5	0.99	0.95	0.9	0.8	0.5	
2.10	13	10	9	8	5	12	9	8	7	5	10	8	6	5	3	8	6	5	4		2.10
2.20	12	10	8	7	5	11	9	7	6	4	9	7	6	5		8	6	5	4		2.20
2.30	11	9	8	7	5	10	8	7	6	4	9	7	6	5		7	5	5	4		2.30
2.40	11	9	8	6	5	10	8	7	6	4	8	6	5	4		7	5	4	4		2.40
2.50	10	8	7	6	4	9	7	6	5	4	7	6	5	4		6	5	4	3		2.50
3.00	8	6	6	5	4	7	6	5	4	3	6	5	4	4		5	4	3			3.00
3.50	6	5	5	4	3	6	5	4	4		5	4	4	3		4	3				3.50
4.00	6	6	4	4		5	4	4	3		4	4	3			4					4.00

附表5 ψ值表(多个样本均数比较所需样本含量的估计用表)

ν₂	ν₁																
	1	2	3	4	5	6	7	8	9	10	15	20	30	40	60	120	∞
2	6.80	6.71	6.68	6.67	6.66	6.65	6.65	6.65	6.64	6.64	6.64	6.63	6.63	6.63	6.63	6.63	6.62
3	5.01	4.63	4.47	4.39	4.34	4.30	4.27	4.25	4.23	4.22	4.18	4.16	4.14	4.13	4.12	4.11	4.09
4	4.40	3.90	3.69	3.58	3.50	3.45	3.41	3.38	3.36	3.34	3.28	3.25	3.22	3.20	3.19	3.17	3.15
5	4.09	3.54	3.30	3.17	3.08	3.02	2.97	2.94	2.91	2.89	2.81	2.78	2.74	2.72	2.70	2.68	2.66
6	3.91	3.32	3.07	2.92	2.83	2.76	2.71	2.67	2.64	2.61	2.53	2.49	2.44	2.42	2.40	2.37	2.35
7	3.80	3.18	2.91	2.76	2.66	2.58	2.53	2.49	2.45	2.42	2.33	2.29	2.24	2.21	2.19	2.16	2.13
8	3.71	3.08	2.81	2.64	2.54	2.46	2.40	2.35	2.32	2.29	2.19	2.14	2.09	2.06	2.03	2.00	1.97
9	3.65	3.01	2.72	2.56	2.44	2.36	2.30	2.26	2.22	2.19	2.09	2.03	1.97	1.94	1.91	1.88	1.85
10	3.60	2.95	2.66	2.49	2.37	2.29	2.23	2.18	2.14	2.11	2.00	1.94	1.88	1.85	1.82	1.78	1.75
11	3.57	2.91	2.61	2.44	2.32	2.23	2.17	2.12	2.08	2.04	1.93	1.87	1.81	1.78	1.74	1.70	1.67
12	3.54	2.87	2.57	2.39	2.27	2.19	2.12	2.07	2.02	1.99	1.88	1.81	1.75	1.71	1.68	1.64	1.60
13	3.51	2.84	2.54	2.36	2.23	2.15	2.08	2.02	1.98	1.95	1.83	1.76	1.69	1.66	1.62	1.58	1.54
14	3.49	2.81	2.51	2.33	2.20	2.11	2.04	1.99	1.94	1.91	1.79	1.72	1.65	1.61	1.57	1.53	1.49
15	3.47	2.79	2.48	2.30	2.17	2.08	2.01	1.96	1.91	1.87	1.75	1.68	1.61	1.57	1.53	1.49	1.44
16	3.46	2.77	2.46	2.28	2.15	2.06	1.99	1.93	1.88	1.85	1.72	1.65	1.58	1.54	1.49	1.45	1.40
17	3.44	2.76	2.44	2.26	2.13	2.04	1.96	1.91	1.86	1.82	1.69	1.62	1.55	1.50	1.46	1.41	1.36
18	3.43	2.74	2.43	2.24	2.11	2.02	1.94	1.89	1.84	1.80	1.67	1.60	1.52	1.48	1.43	1.38	1.33
19	3.42	2.73	2.41	2.22	2.09	2.00	1.93	1.87	1.82	1.78	1.65	1.58	1.49	1.45	1.40	1.35	1.30
20	3.41	2.72	2.40	2.21	2.08	1.98	1.91	1.85	1.80	1.76	1.63	1.55	1.47	1.43	1.38	1.33	1.27

续表

ν_2	ν_1																
	1	2	3	4	5	6	7	8	9	10	15	20	30	40	60	120	∞
21	2.40	2.71	2.39	2.20	2.07	1.97	1.90	1.84	1.79	1.75	1.61	1.54	1.45	1.41	1.36	1.30	1.25
22	3.39	2.70	2.38	2.19	2.05	1.96	1.88	1.82	1.77	1.73	1.60	1.52	1.43	1.39	1.34	1.28	1.22
23	3.39	2.69	2.37	2.18	2.04	1.95	1.87	1.81	1.76	1.72	1.58	1.50	1.42	1.37	1.32	1.26	1.20
24	3.38	2.68	2.36	2.17	2.03	1.94	1.86	1.80	1.75	1.71	1.57	1.49	1.40	1.35	1.30	1.24	1.18
25	3.37	2.68	2.35	2.16	2.02	1.93	1.85	1.79	1.74	1.70	1.56	1.48	1.39	1.34	1.28	1.23	1.16
26	3.37	2.67	2.35	2.15	2.02	1.92	1.84	1.78	1.73	1.69	1.54	1.46	1.37	1.32	1.27	1.21	1.15
27	3.36	2.66	2.34	2.14	2.01	1.91	1.83	1.77	1.72	1.68	1.53	1.45	1.36	1.31	1.26	1.20	1.13
28	3.36	2.66	2.33	2.14	2.00	1.90	1.82	1.76	1.71	1.67	1.52	1.44	1.35	1.30	1.24	1.18	1.11
29	3.36	2.65	2.33	2.13	1.99	1.89	1.82	1.75	1.70	1.66	1.51	1.43	1.34	1.29	1.23	1.17	1.10
30	3.35	2.65	2.32	2.12	1.99	1.89	1.81	1.75	1.70	1.65	1.51	1.42	1.33	1.28	1.22	1.16	1.08
31	3.35	2.64	2.32	2.12	1.98	1.88	1.80	1.74	1.69	1.64	1.50	1.41	1.32	1.27	1.21	1.14	1.07
32	3.34	2.64	2.31	2.11	1.98	1.88	1.80	1.73	1.68	1.64	1.49	1.41	1.31	1.26	1.20	1.13	1.06
33	3.34	2.63	2.31	2.11	1.97	1.87	1.79	1.73	1.68	1.64	1.48	1.40	1.30	1.25	1.19	1.12	1.05
34	3.34	2.63	2.30	2.10	1.97	1.87	1.79	1.72	1.67	1.63	1.48	1.39	1.29	1.24	1.18	1.11	1.04
35	3.34	2.63	2.30	2.10	1.96	1.86	1.78	1.72	1.66	1.62	1.47	1.38	1.29	1.23	1.17	1.10	1.02
36	3.33	2.62	2.30	2.10	1.96	1.86	1.78	1.71	1.66	1.62	1.47	1.38	1.28	1.22	1.16	1.09	1.01
37	3.33	2.62	2.29	2.09	1.95	1.85	1.77	1.71	1.65	1.61	1.46	1.37	1.27	1.22	1.15	1.08	1.09
38	3.33	2.62	2.29	2.09	1.95	1.85	1.77	1.70	1.65	1.61	1.45	1.37	1.27	1.21	1.15	1.08	1.99
39	3.33	2.62	2.29	2.09	1.95	1.84	1.76	1.70	1.65	1.60	1.45	1.36	1.26	1.20	1.14	1.07	0.99
40	3.32	2.61	2.28	2.08	1.94	1.84	1.76	1.70	1.64	1.60	1.44	1.36	1.25	1.20	1.13	1.06	0.98
41	3.32	2.61	2.28	2.08	1.94	1.84	1.76	1.69	1.64	1.59	1.44	1.35	1.25	1.19	1.13	1.05	0.97
42	3.32	2.61	2.28	2.08	1.94	1.83	1.75	1.69	1.63	1.59	1.44	1.35	1.24	1.18	1.12	1.05	0.96
43	3.32	2.61	2.28	2.07	1.93	1.83	1.75	1.69	1.63	1.59	1.43	1.34	1.24	1.18	1.11	1.04	0.95
44	3.32	2.60	2.27	2.07	1.93	1.83	1.75	1.68	1.63	1.58	1.43	1.34	1.93	1.17	1.11	1.03	0.94
45	3.31	2.60	2.27	2.07	1.93	1.83	1.74	1.68	1.62	1.58	1.42	1.33	1.23	1.17	1.10	1.03	0.94
46	3.31	2.60	2.27	2.07	1.93	1.82	1.74	1.68	1.62	1.58	1.42	1.33	1.22	1.16	1.10	1.02	0.93
47	3.31	2.60	2.27	2.06	1.92	1.82	1.74	1.67	1.62	1.57	1.42	1.33	1.22	1.16	1.09	1.02	0.92
48	3.31	2.60	2.26	2.06	1.92	1.82	1.74	1.67	1.62	1.57	1.41	1.32	1.22	1.15	1.09	1.01	0.92
49	3.31	2.59	2.26	2.06	1.92	1.82	1.73	1.67	1.61	1.57	1.41	1.32	1.21	1.15	1.08	1.00	0.91
50	3.31	2.59	2.26	2.06	1.92	1.81	1.73	1.67	1.61	1.56	1.41	1.31	1.21	1.15	1.08	1.00	0.90
60	3.30	2.58	2.25	2.04	1.90	1.79	1.71	1.64	1.59	1.54	1.38	1.29	1.18	1.11	1.04	0.95	0.85
80	3.28	2.56	2.23	2.02	1.88	1.77	1.69	1.62	1.56	1.51	1.35	1.25	1.14	1.07	0.99	0.90	0.77
120	3.27	2.55	2.21	2.00	1.86	1.75	1.66	1.59	1.54	1.49	1.32	1.22	1.09	1.02	0.94	0.83	0.68
240	3.26	2.53	2.19	1.98	1.84	1.73	1.64	1.57	1.51	1.46	1.29	1.18	1.05	0.97	0.88	0.76	0.56
∞	3.24	2.52	2.17	1.96	1.81	1.70	1.62	1.54	1.48	1.43	1.25	1.14	1.01	0.92	0.82	0.65	0.00

附表 6 两样本率比较时所需样本数(单侧)

上行:$\alpha=0.05$,$1-\beta=0.80$ 中行:$\alpha=0.05$,$1-\beta=0.90$ 下行:$\alpha=0.01$,$1-\beta=0.95$

较小率(%)	$\delta=$ 两组率之差(%)													
	5	10	15	20	25	30	35	40	45	50	55	60	65	70
5	330	105	55	35	25	20	16	13	11	9	8	7	6	6
	460	145	76	48	34	26	21	17	15	13	11	9	8	7
	850	270	140	89	63	47	37	30	25	21	19	17	14	13
10	540	155	76	47	32	23	19	15	13	11	9	8	7	6
	740	210	105	64	44	33	25	21	17	14	12	11	9	8
	1370	390	195	120	81	60	46	37	30	25	21	19	16	14
15	710	200	94	56	38	27	21	17	14	12	10	8	7	6
	990	270	130	77	52	38	29	22	19	16	13	10	10	8
	1820	500	240	145	96	69	52	41	33	27	22	20	17	14
20	860	230	110	63	42	30	22	18	15	12	10	8	7	6
	1190	320	150	88	58	41	31	24	20	16	14	11	10	8
	2190	590	280	160	105	76	57	44	35	28	23	20	17	14
25	980	260	120	69	45	32	24	19	15	12	10	8	7	
	1360	360	165	96	63	44	33	25	21	16	14	11	9	
	2510	660	300	175	115	81	60	46	36	29	23	20	16	
30	1080	280	130	73	47	33	24	19	15	12	10	8		
	1500	390	175	100	65	46	33	25	21	16	13	11		
	2760	720	330	185	120	84	61	47	36	28	22	19		
35	1160	300	135	75	48	33	24	19	15	12	9			
	1600	410	185	105	67	46	33	25	20	16	12			
	2960	750	340	190	125	85	61	46	35	27	21			
40	1210	310	135	76	48	33	24	18	14	11				
	1670	420	190	105	67	46	33	24	19	14				
	3080	780	350	195	125	84	60	44	33	25				
45	1230	310	135	75	47	32	22	17	13					
	1710	430	190	105	65	44	31	22	17					
	3140	790	350	190	120	81	57	41	30					
50	1230	310	135	73	45	30	21	15						
	1710	420	185	100	63	41	29	21						
	3140	780	340	185	115	76	52	37						

附表 7　两样本率比较时所需样本数(双侧)

上行:$\alpha=0.05$，$1-\beta=0.80$　　中行:$\alpha=0.05$，$1-\beta=0.90$　　下行:$\alpha=0.01$，$1-\beta=0.95$

较小率(%)	$\delta=$两组率之差(%)													
	5	10	15	20	25	30	35	40	45	50	55	60	65	70
5	420	130	69	44	31	24	20	16	14	12	10	9	9	7
	570	175	93	59	42	32	25	21	18	15	13	11	10	9
	960	300	155	10	71	54	42	34	28	24	21	19	16	14
10	680	195	96	59	41	30	23	19	16	13	11	10	9	7
	910	260	130	79	54	40	31	24	21	18	15	13	11	10
	1550	440	220	135	92	68	52	41	34	28	23	21	18	15
15	910	250	120	71	48	34	26	21	17	14	12	10	9	8
	1220	330	160	95	64	46	35	27	22	19	16	13	11	10
	2060	560	270	160	110	78	59	47	37	31	25	21	19	16
20	1090	290	135	80	53	38	28	22	18	15	13	10	9	7
	1460	390	185	105	71	51	38	29	23	20	16	14	11	10
	2470	660	310	180	120	86	64	50	40	32	26	21	19	15
25	1250	330	150	88	57	40	30	23	19	15	13	10	9	
	1680	440	200	115	77	54	40	31	24	20	16	13	11	
	2840	740	340	200	130	92	68	52	41	32	26	21	18	
30	1380	360	160	93	60	42	31	23	19	15	12	10		
	1840	480	220	125	80	56	41	31	24	20	16	13		
	3120	810	370	210	135	95	69	53	41	32	25	21		
35	1470	380	170	96	61	42	31	23	18	14	11			
	1970	500	225	130	82	57	41	31	23	19	15			
	3340	850	380	215	140	96	69	52	40	31	23			
40	1530	390	175	97	61	42	30	22	17	13				
	2050	520	230	130	82	56	40	29	22	18				
	3480	880	390	220	140	95	68	50	37	28				
45	1560	390	175	96	60	40	28	21	16					
	2100	520	230	130	80	54	38	27	21					
	3550	890	390	215	135	92	64	47	34					
50	1560	390	170	93	57	38	26	19						
	2100	520	225	125	77	51	35	24						
	3550	880	380	210	130	86	59	41						

附表8 λ值表(多个样本率比较时所需样本例数估计用表)

($\alpha = 0.05$)

ν	β								
	0.9	0.8	0.7	0.6	0.5	0.4	0.3	0.2	0.1
1	0.43	1.24	2.06	2.91	3.84	4.90	6.17	7.85	10.51
2	0.62	1.73	2.78	3.83	4.96	6.21	7.70	9.63	12.65
3	0.78	2.10	3.30	4.50	5.76	7.15	8.79	10.90	14.17
4	0.91	2.40	3.74	5.05	6.42	7.92	9.68	11.94	15.41
5	1.03	2.67	4.12	5.53	6.99	8.59	10.45	12.83	16.47
6	1.13	2.91	4.46	5.96	7.50	9.19	11.14	13.62	17.42
7	1.23	3.13	4.77	6.35	7.97	9.73	11.77	14.35	18.28
8	1.32	3.33	5.06	6.71	8.40	10.24	12.35	15.02	19.08
9	1.40	3.53	5.33	7.05	8.81	10.71	12.89	15.65	19.83
10	1.49	3.71	5.59	7.37	9.19	11.15	13.40	16.24	20.53
11	1.56	3.88	5.83	7.68	9.56	11.57	13.89	16.80	21.20
12	1.64	4.05	6.06	7.97	9.90	11.98	14.35	17.34	21.83
13	1.71	4.20	6.29	8.25	10.23	12.36	14.80	17.85	22.44
14	1.77	4.36	6.50	8.52	10.55	12.73	15.22	18.34	23.02
15	1.84	4.50	6.71	8.78	10.86	13.09	15.63	18.81	23.58
16	1.90	4.65	6.91	9.03	11.16	13.43	16.03	19.27	24.13
17	1.97	4.78	7.10	9.27	11.45	13.77	16.41	19.71	24.65
18	2.03	4.92	7.29	9.50	11.73	14.09	16.78	20.14	25.16
19	2.08	5.05	7.47	9.73	12.00	14.41	17.14	20.56	25.65
20	2.14	5.18	7.65	9.96	12.26	14.71	17.50	20.96	26.13
21	2.20	5.30	7.83	10.17	12.52	15.01	17.84	21.36	26.60
22	2.25	5.42	8.00	10.38	12.77	15.30	18.17	21.74	27.06
23	2.30	5.54	8.16	10.59	13.02	15.59	18.50	22.12	27.50
24	2.36	5.66	8.33	10.79	13.26	15.87	18.82	22.49	27.94
25	2.41	5.77	8.48	10.99	13.49	16.14	19.13	22.85	28.37
26	2.46	5.88	8.64	11.19	13.72	16.41	19.44	23.20	28.78
27	2.51	5.99	8.79	11.38	13.95	16.67	19.74	23.55	29.19
28	2.56	6.10	8.94	11.57	14.17	16.93	20.04	23.89	29.60
29	2.60	6.20	9.09	11.75	14.39	17.18	20.33	24.22	29.99
30	2.65	6.31	9.24	11.93	14.60	17.43	20.61	24.55	30.38

ν	β								
	0.9	0.8	0.7	0.6	0.5	0.4	0.3	0.2	0.1
31	2.69	6.41	9.38	12.11	14.82	17.67	20.89	24.87	30.76
32	3.74	6.51	9.52	12.28	15.02	17.91	21.17	25.19	31.13
33	2.78	6.61	9.66	12.45	15.23	18.15	21.44	25.50	31.50
34	2.83	6.70	9.79	12.62	15.43	18.38	21.70	25.80	21.87
35	2.87	6.80	9.93	12.79	15.63	18.61	21.97	26.11	32.23
36	2.91	6.89	10.06	12.96	15.82	18.84	22.23	26.41	32.58
37	2.96	6.99	10.19	13.12	16.01	19.06	22.48	26.70	32.93
38	3.00	7.08	10.32	13.28	16.20	19.28	22.73	26.99	33.27
39	3.04	7.17	10.45	13.44	16.39	19.50	22.98	27.27	33.61
40	3.08	7.26	10.57	13.59	16.58	19.71	23.23	27.56	33.94
50	3.46	8.10	11.75	15.06	18.31	21.72	25.53	30.20	37.07
60	3.80	8.86	12.81	16.38	19.88	23.53	27.61	32.59	39.89
70	4.12	9.56	13.79	17.60	21.32	25.20	29.52	34.79	42.48
80	4.41	10.21	14.70	18.74	22.67	26.75	31.29	36.83	44.89
90	4.69	10.83	15.56	19.80	23.93	28.21	32.96	38.74	47.16
100	4.95	11.41	16.37	20.81	25.12	29.59	34.54	40.56	49.29
110	5.20	11.96	17.14	21.77	26.25	30.90	36.04	42.28	51.33
120	5.44	12.49	17.88	22.68	27.34	32.15	37.47	43.92	53.27

附表 9　标准正态曲线下的面积分布表

u	0.00	0.01	0.02	0.03	0.04	0.05	0.06	0.07	0.08	0.09
0.0	.0000	.0040	.0080	.0120	.0160	.0199	.0239	.0276	.0319	.0359
0.1	.0398	.0438	.0478	.0517	.0557	.0596	.0636	.0675	.0714	.0754
0.2	.0793	.0832	.0871	.0910	.0948	.0987	.1026	.1064	.1103	.1141
0.3	.1179	.1217	.1255	.1293	.1331	.1368	.1406	.1443	.1480	.1517
0.4	.1554	.1591	.1628	.1664	.1700	.1736	.1772	.1808	.1844	.1879
0.5	.1915	.1950	.1985	.2019	.2054	.2088	.2123	.2157	.2190	.2224
0.6	.2258	.2291	.2324	.2357	.2389	.2422	.2454	.2486	.2518	.2549
0.7	.2580	.2612	.2642	.2673	.2704	.2734	.2764	.2794	.2823	.2852
0.8	.2881	.2910	.2939	.2967	.2996	.3023	.3051	.3078	.3106	.3133

续表

u	0.00	0.01	0.02	0.03	0.04	0.05	0.06	0.07	0.08	0.09
0.9	.3159	.3186	.3212	.3238	.3264	.3289	.3316	.3340	.3365	.3389
1.0	.3413	.3438	.3461	.3485	.3508	.3531	.3554	.3577	.3599	.3621
1.1	.3643	.3665	.3686	.3708	.3729	.3749	.3770	.3790	.3810	.3830
1.2	.3849	.3869	.3888	.3907	.3925	.3944	.3962	.3980	.3997	.4015
1.3	.4032	.4049	.4066	.4082	.4099	.4115	.4131	.4147	.4162	.4177
1.4	.4192	.4207	.4222	.4236	.4251	.4265	.4270	.4292	.4306	.4319
1.5	.4332	.4345	.4357	.4370	.4382	.4394	.4406	.4418	.4429	.4441
1.6	.4452	.4463	.4474	.4484	.4495	.4505	.4515	.4525	.4535	.4545
1.7	.4554	.4564	.4573	.4582	.4591	.4599	.4608	.4616	.4625	.4633
1.8	.4641	.4649	.4656	.4664	.4671	.4678	.4686	.4693	.4699	.4706
1.9	.4713	.4719	.4726	.4732	.4733	.4744	.4750	.4756	.4761	.4767
2.0	.4772	.4778	.4783	.4788	.4793	.4798	.4803	.4808	.4812	.4817
2.1	.4821	.4826	.4830	.4834	.4838	.4842	.4846	.4850	.4854	.4857
2.2	.4861	.4864	.4868	.4871	.4875	.4878	.4881	.4884	.4887	.4890
2.3	.4893	.4896	.4898	.4901	.4904	.4906	.4909	.4911	.4913	.4916
2.4	.4918	.4920	.4922	.4925	.4927	.4929	.4931	.4932	.4934	.4936
2.5	.4938	.4940	.4941	.4943	.4945	.4946	.4948	.4949	.4951	.4952
2.6	.4953	.4955	.4956	.4957	.4959	.4960	.4961	.4962	.4963	.4964
2.7	.4965	.4966	.4967	.4968	.4960	.4970	.4971	.4972	.4973	.4974
2.8	.4974	.4975	.4976	.4977	.4977	.4978	.4979	.4979	.4980	.4981
2.9	.4981	.4982	.4982	.4983	.4984	.4984	.4985	.4985	.4986	.4986
3.0	.4987	.4987	.4987	.4988	.4998	.4989	.4989	.4989	.4990	.4990
3.1	.4990	.4991	.4991	.4991	.4992	.4992	.4992	.4992	.4993	.4993
3.2	.4993	.4993	.4994	.4994	.4994	.4994	.4994	.4995	.4995	.4995
3.3	.4995	.4995	.4995	.4996	.4996	.4996	.4996	.4996	.4996	.4997
3.4	.4997	.4997	.4997	.4997	.4997	.4997	.4997	.4997	.4997	.4998
3.5	.4998	.4998	.4998	.4998	.4998	.4998	.4998	.4998	.4998	.4998
3.6	.4998	.4998	.4999	.4999	.4999	.4999	.4999	.4999	.4999	.4999
3.7	.4999	.4999	.4999	.4999	.4999	.4999	.4999	.4999	.4999	.4999
3.8	.4999	.4999	.4999	.4999	.4999	.4999	.4999	.4999	.4999	.4999
3.9	.5000	.5000	.5000	.5000	.5000	.5000	.5000	.5000	.5000	.5000

附表 10　开放型单向质反应序贯试验边界系数

（上行为 $\alpha=\beta=0.05$ 的 a 值，中行为 $\alpha=\beta=0.01$ 的 a 值，下行为 b 值）

P_0 (%)		P_1 (%)																		
		5	15	20	25	30	35	40	45	50	55	60	65	70	75	80	85	90	95	100
0	$a_{0.05}$	0.740	0.630	0.750	0.510	0.490	0.470	0.450	0.440	0.430	0.410	0.400	0.390	0.380	0.370	0.360	0.340	0.320	0.300	0.210
	$a_{0.01}$	1.160	0.980	0.890	0.790	0.760	0.730	0.710	0.690	0.670	0.650	0.630	0.610	0.590	0.570	0.550	0.530	0.500	0.470	0.290
	b	0.013	0.022	0.031	0.049	0.059	0.068	0.078	0.089	0.100	0.112	0.125	0.139	0.155	0.173	0.194	0.219	0.253	0.304	0.500
5	$a_{0.05}$		3.940	1.890	1.600	1.400	1.270	1.160	1.070	1.000	0.940	0.880	0.830	0.780	0.730	0.680	0.630	0.570	0.500	0.300
	$a_{0.01}$		6.150	2.950	2.490	2.190	1.980	1.810	1.670	1.560	1.460	1.370	1.290	1.210	1.140	1.060	0.980	0.890	0.780	0.470
	b		0.072	0.110	0.128	0.146	0.163	0.181	0.199	0.218	0.238	0.258	0.280	0.304	0.330	0.360	0.394	0.438	0.500	0.696
10	$a_{0.05}$			3.630	2.680	2.180	1.870	1.640	1.470	1.340	1.230	1.130	1.050	0.970	0.890	0.820	0.750	0.670	0.570	0.320
	$a_{0.01}$			5.670	4.180	3.400	2.910	2.560	2.300	2.090	1.920	1.770	1.630	1.510	1.390	1.280	1.170	1.050	0.890	0.500
	b			0.145	0.166	0.186	0.206	0.226	0.247	0.268	0.289	0.312	0.335	0.361	0.389	0.420	0.456	0.500	0.562	0.747
15	$a_{0.05}$			8.451	4.630	3.320	2.640	2.220	1.920	1.700	1.520	1.380	1.250	1.140	1.040	0.940	0.850	0.750	0.630	0.340
	$a_{0.01}$			13.190	7.230	5.180	4.120	3.460	3.000	2.650	2.370	2.150	1.950	1.780	1.620	1.470	1.320	1.170	0.980	0.530
	b			0.174	0.197	0.219	0.240	0.262	0.284	0.306	0.329	0.352	0.377	0.403	0.432	0.464	0.500	0.544	0.606	0.781
20	$a_{0.05}$				10.24	5.460	3.840	3.000	2.480	2.120	1.860	1.640	1.470	1.320	1.180	1.060	0.940	0.820	0.680	0.360
	$a_{0.01}$				15.97	8.530	5.990	4.680	3.880	3.310	2.900	2.560	2.290	2.060	1.850	1.660	1.470	1.280	1.060	0.550
	b				0.224	0.248	0.271	0.293	0.316	0.339	0.363	0.387	0.412	0.439	0.468	0.500	0.536	0.580	0.640	0.806
25	$a_{0.05}$					11.72	6.140	4.250	3.280	2.680	2.270	1.960	1.710	1.510	1.340	1.180	1.040	0.890	0.730	0.370
	$a_{0.01}$					18.28	9.580	6.630	5.120	4.180	3.540	3.060	2.680	2.360	2.090	1.850	1.620	1.390	1.140	0.570
	b					0.275	0.298	0.322	0.345	0.369	0.393	0.418	0.444	0.471	0.500	0.532	0.568	0.611	0.700	0.827

续表

P_0 (%)	\multicolumn{19}{c}{P_1 (%)}
	5	15	20	25	30	35	40	45	50	55	60	65	70	75	80	85	90	95	100
30						12.900	6.660	4.550	3.480	2.810	2.350	2.010	1.740	1.510	1.320	1.140	0.970	0.780	0.380
						20.130	10.400	7.110	5.420	4.380	3.670	3.130	2.710	2.360	2.060	1.780	1.510	1.210	0.590
						0.325	0.349	0.373	0.397	0.422	0.447	0.473	0.500	0.529	0.561	0.597	0.639	0.696	0.845
35							13.790	7.040	4.760	3.590	2.870	2.380	2.010	1.710	1.470	1.250	1.050	0.830	0.390
							21.520	10.980	7.420	5.610	4.490	3.710	3.130	2.680	2.290	1.950	1.630	1.290	0.610
							0.375	0.399	0.424	0.449	0.474	0.500	0.527	0.556	0.588	0.623	0.665	0.720	0.861
40								14.380	7.260	4.860	3.630	2.870	2.350	1.960	1.640	1.380	1.130	0.880	0.400
								22.440	11.330	7.580	5.670	4.490	3.670	3.060	2.560	2.150	1.770	1.370	0.630
								0.425	0.450	0.475	0.500	0.526	0.553	0.582	0.613	0.648	0.688	0.742	0.875
45									14.670	7.340	4.860	3.590	2.810	2.270	1.860	1.520	1.230	0.940	0.410
									22.890	11.450	7.580	5.610	4.830	3.540	2.900	2.370	1.920	1.460	0.650
									0.475	0.500	0.525	0.551	0.578	0.607	0.637	0.671	0.711	0.762	0.888
50										14.670	7.260	4.760	3.480	2.680	2.120	1.700	1.340	1.000	0.430
										22.900	11.330	7.420	5.420	4.180	3.310	2.650	2.090	1.560	0.670
										0.525	0.550	0.576	0.603	0.631	0.661	0.694	0.732	0.782	0.900
55											14.380	7.040	4.550	3.280	2.480	1.920	1.470	1.070	0.440
											22.440	10.980	7.110	5.120	3.880	3.000	2.300	1.670	0.690
											0.575	0.601	0.627	0.655	0.684	0.716	0.753	0.801	0.911
60												16.790	6.660	4.250	3.000	2.220	1.640	1.160	0.450
												21.520	10.400	6.630	4.680	3.460	2.560	1.810	0.710
												0.625	0.651	0.678	0.707	0.738	0.774	0.819	0.922

续表

P_0 (%)	5	15	20	25	30	35	40	45	50	55	60	65	70	75	80	85	90	95	100
65													12.900	6.140	3.840	2.640	1.890	1.270	0.470
													20.130	9.580	5.990	4.120	2.910	1.980	0.730
													0.675	0.702	0.729	0.760	0.794	0.837	0.932
70														11.720	5.460	3.320	2.180	1.400	0.490
														18.280	8.530	5.180	3.400	2.190	0.670
														0.725	0.752	0.781	0.814	0.854	0.941
75															10.240	4.630	2.680	1.600	0.510
															15.970	7.230	4.180	2.490	0.790
															0.776	0.803	0.834	0.872	0.951
80																8.450	3.630	1.890	0.530
																13.190	5.670	2.950	0.830
																0.826	0.855	0.890	0.960
85																	6.360	2.430	0.570
																	9.930	3.800	0.890
																	0.876	0.909	0.969
90																		3.940	0.630
																		6.150	0.980
																		0.923	0.978
95																			0.740
																			1.160
																			0.987

P_1 (%)

附表 11　开放型双向质反应序贯试验数值用表

$(2\alpha = \beta = 0.05)$

试验标准 θ_1 或 θ_0	边界系数			所需平均"不同对数"		
	a_1	a_2	b	$\bar{n}\,1/2$	$\bar{n}\theta_1$	$\bar{n}_{max}$
0.55	36.25	29.61	0.050	870	660	1080
0.60	17.94	14.65	0.101	215	160	270
0.65	11.75	6.60	0.152	95	70	115
0.70	8.59	7.01	0.206	51	40	63
0.75	6.62	5.41	0.262	31	25	38
0.80	5.25	4.29	0.322	21	17	25
0.85	4.19	3.42	0.388	15	12	17
0.90	3.31	2.70	0.465	10	9	11
0.95	2.47	2.02	0.564	7	7	7

附表 12　开放型双向质反应序贯试验数值用表

$(2\alpha = 0.01, \beta = 0.05)$

试验标准 θ_1 或 θ_0	边界系数			所需平均"不同对数"		
	a_1	a_2	b	$\bar{n}\,1/2$	$\bar{n}\theta_1$	$\bar{n}_{max}$
0.55	52.30	29.81	0.050	928	965	1563
0.60	25.88	14.75	0.101	229	240	386
0.65	16.95	9.66	0.152	101	106	168
0.70	12.39	7.06	0.206	54	59	91
0.75	9.55	5.44	0.262	33	37	56
0.80	7.57	4.31	0.322	22	25	36
0.85	6.05	3.45	0.388	16	18	25
0.90	4.78	2.72	0.465	11	13	17
0.95	3.56	2.03	0.564	7	10	11